アトゥール・ガワンデ

死すべき定め

死にゆく人に何ができるか

原井宏明訳

みすず書房

BEING MORTAL

Medicine and What Matters in the End

by

Atul Gawande

First published by Metropolitan Books, 2014

サラ・バーシュテルへ——

今この目に見える――世界が疾く過ぎるのが
　　　　　　　　――カルマの戦士・マハバーラタ

彼ら（救急車）はどこの道端にも止まる
間に合うようにどの通りにも現れる
　　　　――フィリップ・ラーキン「救急車」
　　　　　（児玉実用ほか訳『フィリップ・
　　　　　ラーキン詩集』国文社，1988）

死すべき定め　目次

序

医学部ではたくさんのことを学んだ。しかし、死は学んだうちに入っていなかった。一年生の前期、乾いて皮が固くなった屍体があてがわれたが、それは人体解剖学の学習だけが目的だった。加齢や老衰、死について、教科書はほとんど何も触れていない。どのようにして死が訪れるのか、死にゆく人はどんなことを経験するのか、そしてまわりの人たちはどのような影響を受けるのか、こうしたことは知るべき項目から外されていた。自分たち学生にとっても、また教授たちにとっても、医学教育の目的は命を救う方法を教えることであって、命が尽きるのを手助けすることは関係がない。

一度、授業中に死について話し合うことがあったのを覚えている。トルストイの短編小説「イワン・イリイチの死」[1]を取り上げた一時間の授業があった。学生を角が取れた人間的な医師にするため、大学が「患者と医師」と名づけて毎週開催する特別セミナーの中でだった。そのうち何週間かは、身体所見をとるときのエチケットについて、次の何週間かは、社会経済的階層や人種が健康に与える影響についてだった。ある日の午後、診断がつかないまま、治療の施しようもなく、悪化していく病いを患い臥せっているイワン・イリイチの苦悩について、みなで考えた。

小説の中では、イワン・イリイチは四五歳、しがない社会的地位を保つために大半の人生を賭けてきた、ペテルブルグに住む中堅クラスの判事である。ある日、はしごから足を踏み外してわき腹をぶつけ、痛みを覚えるようになった。痛みは消えず、次第に悪化し、働くこともできなくなった。以前は、「知的で、洗練され、快活でみなからも愛されていた男」であった彼が、心身ともに弱っていく。友人や同僚は彼を避けるようになる。妻は高い金を払い、つぎつぎと医者を呼んで診させた。医者の診断はどれも一致せず、施された治療によって変わったことは何もなかった。イリイチにとっては、どれもが拷問だった。自分の置かれた状況を呪い、腹を立てていた。

「イワン・イリイチを一番苦しめたのは」トルストイはこう書く、「嘘であった。つまり、彼は単なる病気であって、死ぬわけではないから、ただ落ち着いて治療に専念していれば、なにかとてもよい結果が出るだろう、といった、なぜかみなに受け入れられている嘘であった」。ひょっとすると快方に向かうかもしれないという希望がイリイチの頭をよぎることもあった。しかし、日々彼の体は弱り、やせ細る。何が起こっているかは彼にはよくわかっていたのだ。なのに、死は主治医や友人、家族が認めるところではなかった。そうした嘘が彼をもっとも苦しめた。

「誰も彼が願っているほど彼に同情してくれない」トルストイは続ける。「たとえば痛みが長く続いた後など、彼がなによりも願うのは——打ち明けるのはいかにも恥ずかしいのだが——ちょうど病気の子どもを哀れむように、誰かに哀れんでもらうことだった。子どもをあやして慰めるように、優しく撫でて、口づけして、哀れみの涙を流してほしかったのだ。もちろんれっきとした公職にいて、ひげも白くなろうという身の彼には、そんなことは望むべくもないのはわかっていた。だがそれでもそうしてほしかったのだ」

授業を受けていた学生から見れば、イワン・イリイチの周囲が、彼の身に起こっていることに気づかず、慰めることもしなかった理由は、その人たちの性格と文化のせいだということになる。トルストイが描く一九世紀末のロシアは残酷で野蛮なようにも見えた。現代医学ならば、イワン・イリイチの病気をおそらく治せるだろうと信じていたし、正直と親切が現代の医師に課せられた基本的な義務だとも思っていた。もし私たち学生が同じような状況に遭遇したとすれば、もっと親身に振る舞うことができる自信があった。

医学生の頭を悩ませたのは知識についてであった。どのように同情すればよいかはわかっている。しかし、どうやれば正しく診断し、治療できるかがよくわからない。学生は体の内部のプロセスや病理のメカニズムの細部、そして、それらをストップさせるための発見やテクノロジーの膨大な集積を学ぶために医学部の授業料を払っている。これ以上、他にも学ぶべきことがあるとは想像しなかった。だから、イワン・イリイチのことは忘れることにした。

卒業して二、三年がたち、外科のトレーニングと臨床を経験するようになると、衰え死ぬという事実と向き合わざるをえない患者を担当するようになった。このような患者を援助するには自分はまだ未熟だということを認識するまでには、時間はかからなかった。

物書きの仕事を始めたのは、外科のレジデント〔後期研修医〕になって三年目だ。[2] 一番最初に書いたエッセイは、ジョセフ・ラザロフと私が名づけた人物の物語である。彼は市の役人で、二、三年前に肺がんのために妻を亡くしている。六〇代で、今は彼自身が不治のがんに侵されていた。広範囲に転移した前立腺がんである。二〇キロ以上体重が減り、腹部や陰嚢、下肢は浮腫のために膨れあがっていた。ある朝目覚めると、彼は右足を動かせず、便は垂れ流しになっていた。病院に担ぎ込まれ、私がインターンをしていた神経外科病棟に入院した。がんは胸椎にまで拡がり、脊髄を圧迫していた。がんを治すことはできないが、脊髄への圧迫は治せるのではないかと医療チームは考えた。緊急放射線療法を行ったが、がんは縮小しなかった。そこで主治医の神経外科医は二つの選択肢を患者に提示した。緩和医療か、それとも脊椎の腫瘍を取り除く手術か。ラザロフは手術を選んだ。神経外科でのインターンとしての私の仕事は、彼が手術のリスクを理解し、手術を受けることに賛成であることを証明する同意説明文書にサインしてもらうことだけだった。

カルテを汗で湿った手で持ちながら、彼の病室のドアの前に立ち、どうやってこの話を切り出したものか私は考えていた。希望は手術によって脊髄を侵している腫瘍の成長をとめることである。それによってがんが治るわけではなく、麻痺が元に戻るわけでもなく、以前のような生活に戻れるわけでもない。医療チームが何をやったとしても、彼の命はもって二、三カ月である。そして、手術自体に危険が伴う。頸椎に到達するためには、開胸し、肋骨を除去し、肺を虚脱させなければならない。出血量は多い。回復は困難だろう。彼の衰弱を考慮すると、術後の重大な合併症のリスクからは逃れられない。手術には状態を悪化させ、死期を早めるリスクがある。しかし、主治医の神経外科医はこうした危険を今までにも乗り越えてきたし、ラザロフははっきりと手術を受けたいと言っていた。私がすることは、病室に入り、書類を片づけるだけである。

自分のベッドに臥せったラザロフは土気色でやせ細っていた。私は自分がインターンであり、手術の同意書を書いてもらいにきたと話した。手術のリスクを患者が理解していることを証明するために必要な書類である。手術によって腫瘍は取り除けるが、麻痺や脳卒中のような重い合併症が起こり、そのために死ぬ可能性があることを話した。厳しすぎず、しかも明確に伝わるように努めた。しかし、私の話は彼をおののかせた。部屋で同席していた彼の息子も同じだった。その大胆な手術はよいアイデアなのか？　と息子が尋ねてきた。ラザロフはそれ以上、話すことを嫌った。

「諦めずに治療してほしい」ラザロフは言った、「どんなチャンスでもいいから、なんでもやってほしい」。

サインをもらった後、部屋の外で、息子が私を捕まえて話し出した。母親はＩＣＵ（集中治療室）で人工呼吸器に繋がれながら亡くなった。そのとき、父親は自分はこんな死に方はしたくない、と話していた。しかし今、父親は「なんでもやる」ことにこだわっている。

このとき、ラザロフの選択は間違っていると思った。それは今も変わらない。そう考える理由は、手術に伴う危険ゆえではない。手術によって彼が本当に欲していたこと、失禁が止まって、力が戻り、もとの生活に戻れる、それが得られるチャンスがなかったためである。長く苦しい死のリスクと引き替えに、ほとんどファンタジーとしか思えない希望を彼は求めていた。そして、彼が手にしたものは長く苦しい死そのものだった。

手術自体は技術的には成功だった。医師団による八時間半以上の手術によって、胸椎を侵していた腫瘍は除去され、胸椎はアクリルセメントで再建された。脊髄への圧迫はなくなった。しかし、ラザロフが手術から回復することはなかった。ICUで、呼吸不全が起こり、敗血症になり、身体不動のために血栓が生じ、それを治療するために使った抗凝固剤のために出血が始まった。毎日、医療チームは新しい事態への対処に追われた。最終的には彼の死を受け入れざるを得なくなった。一四日目、息子がもう止めてくれと医療チームに訴えた。

ラザロフの命をつなぎとめている人工呼吸器を止める役割が私に回ってきた。モルヒネの点滴をチェックし、量を増やした。窒息の苦しみを防ぐためである。体を近づけ、私の声が彼に聞こえるようにし、今から呼吸チューブを抜くと伝えた。抜いたとき、二、三回、彼は咳き込み、瞬間、目を見開き、そして閉じた。努力性の呼吸が起こり、止まった。胸に聴診器を当てて、鼓動が止まっていくのを聴いた。

ラザロフの物語を書いてから一〇年以上経った今でも、私の心にも引っかかっている最大の懸念は、彼の判断が悪かったかどうかではなく、手術という選択肢について正直に話すことを私たち医師が避けてきたことである。治療によって生じる特定可能なさまざまなリスクを説明することにはなんら困難を感じなかった。しかし、病気そのものの事実には一度も触れなかった。腫瘍医や放射線治療医、外科医、他の医師のみなが何カ月もかけて、治せないと知りつつ彼の診療をしていた。彼の状態についてのもっと大きな事実、すなわち医療の究極的な限界について医師の間で話し合うことはまったくなかった。人生の終焉に近づいたとき彼にとってもっとも大切なものは何かも取り上げなかった。もし彼が妄想を追いかけていたとしたら、それは私たち医師も同じだ。患者は入院し、体全体に拡がったがんのために体の一部に麻痺が生じている。わずか二、三週間前であっても、以前のような生活に患者が戻れる可能性はゼロである。しかし、このことを認め、患者が対処できるように援助することは医師の能力を超えているように感じる。医師の方から認めたり、慰めたり、導いたりすることはない。患者が耐えられる間はまた別の治療を施すだけである。そうすればもしかすると、とてもよいことがいつか起こるかもしれない。

一九世紀のイワン・イリイチの野蛮な医師と私たちはたいして変わらない。いや、実際にはもっと悪いだろう。自分たちの患者に施している新型の身体的拷問のことを考えてみてほしい。いったい、どちらの医者が野蛮なのか、読者も考えるはずだ。

現代の科学技術の能力は人の一生を根本的に変えてしまった。人類史上、人はもっとも長く、よく生きるようになっている。しかし、科学の進歩は老化と死のプロセスを医学的経験に変え、医療の専門家によって管理されることがらにしてしまった。そして、医療関係者はこのことがらを扱う準備を驚くほどまったくしていない。

人生の終焉が人にとって身近なものでなくなるにつれて、この事実は隠されるようになった。一九四五年、ほんの少し前のことだ、ほとんどの人は自宅で亡くなった。[3] 一九八〇年代には一七パーセントの人だけになった。[4] 自宅で亡くなった人はたいていの場合、あまりに死が早くて病院に間に合わなかっただけである。たとえば、重い心臓発作や脳卒中、激しい外傷などである。あるいは、医療を受けるのが難しいような僻地に住んでいたかである。米国だけでなく、先進工業国全体で、長く延びた老化と死は病院とナーシング・ホームで起こるできごとになった。[5]

私が医師になったとき、病院の通常の入り口とは反対側にあるドアを通ってみた。私は二人の医師を両親として育ったのだが、そこで目にしたものすべてが新しかった。それまで人が死ぬところを見たことがまったくなかった。そして、見たときのショックは大きかった。自分自身が死ぬことを考えたからではない。なぜかはわからないが、そのような考えが自分に起こることはなかった。自分と同じ年齢の人が死ぬのを見たときでもそうだった。私は白衣を着ており、死ぬ人は病衣を着ている。その逆を想像することはまったくなかった。一方、自分の家族が家にいる様子を想像することはできる。私の家族の何人かが、妻や両親、子どもたちが、重い、命に関わる病気にかかり、乗り越えてきたのを見てきた。こうした大変な状況にあって、医療は私の家族を引き戻してくれた。私にとってショックだったのは、医療が人を引き戻せない場面を見たからである。理論的には両親も死ぬということをもちろん私も知っている。しかし、実際の場面ではまるで規則違反のように見えた。試合のルールが破られたかのようだった。いったいどんな試合を戦っているのか考えていないのに、いつも私たち医師が勝つことになっていた。

衰え死ぬことにすべての新米医師と看護師が直面しなければならない。最初のとき、泣き出す者もいる。黙ったままの者もいる。何も変わらない者もいる。私が一番最初の死を見たとき、泣き出さないように自分を過剰にガードしていた。しかし、夢に出てきた。自宅の自分のベッドに患者の遺体が横たわっているのを発見する悪夢に繰り返し苛まれた。
「どうやって患者が入ってきたんだ?」私はパニックになった。
これは大きなトラブルになる、場合によっては犯罪行為だと私は知っていた。誰にも捕まらずに病院に死体を戻さなくては大変なことになる。自分の車のトランクに死体を積み込もうとした。しかし、重すぎた。たとえ積み込めても、トランクから血がまるで黒い油のようにあふれ出してきた。あるいは、病院に死体を持ち込みストレッチャーに乗せたとしても、廊下を押して行けたとしても、その患者を入れるべき部屋がどうしても見つからない。「おい!」と誰かが叫び、私を追いかけてくる。真っ暗闇の中、私は目が覚めた。妻が横に寝ている。嫌な汗でじっとり汗ばみ、激しい動悸を感じる。患者を私が殺したと感じた。私は失敗したのだ。

死はもちろん失敗ではない。死は正常である。死は敵かもしれないが、同時に物事の自然な秩序である。私はこの事実を抽象的には知っていたが、具体的には知らなかった。この事実が他の誰かのものだけでなく、私の目の前にいる人のものでもあり、私が責任を持っている人のものでもあることを。

外科医である故シャーウィン・ヌーランドは、古典ともいえる著書『人間らしい死にかた——人生の最終章を考える』[6]で次のように嘆いている。「われわれの先達は、自然による最終的な勝利の必要性を期待し、受け入れてもいた。医師は負けのサインを今のわれわれよりも積極的に認め、それを否定するような傲慢さをわれわれほどには持たなかった」。華麗なテクノロジーによる武器を使いこなす訓練を受けるようになったこの二一世紀に入って、傲慢さを持たないということは実際に何を意味するのかを私は考えるようになった。

医師になるのは、その仕事から満足を得られると想像するからである。そして、それはいずれ自分自身の能力に対する満足感に変わる。その満足感は、たとえば家具職人が繊細なアンティーク家具を再生させたときに感じるものだったり、理科の教師が小学五年生に原子の概念をひらめきのように理解させたりしたときに感じるものとよく似ている。他者の助けになることにも部分的にはつながっている。また、技術を磨いて難しく入り組んだ問題を解決できるようになることにもつながっている。技術の上達によってアイデンティティが確かなものになる。臨床家にとって、治せない病いをもつ患者は自分が何者であるかをもっとも脅かすような存在である。

生まれ落ちたその日から、私たち全員が老化しはじめる。この人生の悲劇から逃れるすべはない。この事実を理解し、受け入れている人もいるだろう。私の場合も、亡くなったり、亡くなりつつある担当患者が夢に出てくることはもうなくなった。しかし、だからといって、治せないことに対処する方法を身につけたわけではない。治せる能力ゆえに成功している専門職に私はついている。治せる問題ならば、医師はそれに対して何をすればよいのかを知っている。治せないということに対して十分な答えを医師が持ち合わせていないことがトラブルや無神経さ、非人間的な扱い、言語を絶する苦しみの原因になっている。

死すべき定めを医学的経験にするという実験はまだ二、三〇年の歴史しかない。まだ未熟なのだ。そして実際の結果は、実験に失敗しつつあることを示す。

この本は、死すべき定めについての現代の経験を取り扱う。衰え死ぬべき生物であることが何を意味するのか、医学が死という経験のどこをどう変え、どこは変えていないのか、そして人の有限性の扱い方のどこを間違えて、現実の取り違えを起こしてしまったのかを考える。外科医の臨床を十数年経験し、中年期にさしかかった自分自身からみても、今の状況は私にとっても患者にとっても耐えがたいものである。しかし、同時に答えはどうあるべきかは私にもわからないし、そもそも適切な答えがあるのかどうかすらわからない。しかし、私には作家として、また科学者としての信念がある。ベールを剝がし近くから見ることで、もっとも迷わせるものは何か、変なものは何か、受け入れがたいものは何か？　について人は理解できるようになると考えている。

わずかな間だけでも高齢者や終末期の患者と一緒に過ごせば、援助すべき相手に対して医学がどれだけ失敗を犯しているかがわかるだろう。命が尽きていく日々は治療によって乗っ取られてしまう。脳は混濁させられ、何かを得られたかもしれないごくわずかなチャンスも吸いとられてしまう。施設の中で人は死ぬまでの日々を過ごす。ナーシング・ホームやＩＣＵの中で。人の顔が見えないルーチン化された治療手順によって人生において大切なものすべてから引き離される。老化と死という経験を率直に検討することを躊躇することで、私たちは患者の苦痛を増し、患者がもっとも求めている基本的な癒しを与えないようにしている。人生の最後の日までをどうすれば満ち足りて生きていけるかを全体から見る視点が欠けているから、私たちは自分の運命を医学やテクノロジー、見知らぬ他人が命じるまま、コントロールするがままにしている。

この本を書いたのは、何が起こったのかを理解したいという望みからである。死すべき定めは、危険な題材にもなる。避けられない衰弱と死について医師が書くということだけでも嫌がる人がいるだろう。この話題は、どれだけ書き方に気をつけたとしても、社会が病者と老人を犠牲にしようとした時代の亡霊を多くの人の脳裏に浮かび上がらせるだろう。しかし、もし病者と老人が今すでに犠牲者になっているとしたら？　生死のサイクルがもつ非情さを私たちが受け入れず、拒むことで犠牲になっているとしたら？　そしてもし、他にもっとよいアプローチがあり、それは私たちの目の前にあって、見つけてもらうのを待っているとしたら？

死すべき定め

1　自立した自己

私は大人になるまで、老いや重病による苦労を目の当たりにすることがまったくなかった。両親は医師をしていて、壮健で病気とは縁がなかった。二人ともインドからの移民で、オハイオ州アテネの小さな大学町に住み、そこで私と妹を育てあげた。だから祖父母は遠い存在だった。ふだん会う高齢者といえば、中学生のときにピアノのレッスンをしてくれた通りの向かいに住む老婦人ぐらいだった。後に、先生は病気になり、遠方に引っ越していった。その後、老婦人がどうなったか、私に知ろうとする気は起きなかった。現代の高齢者の体験は私の眼中になかったのだ。

学生時代、同じ寮にいたキャサリーンという女子学生とつきあうようになった。一九八五年のクリスマスにバージニア州アレクサンドリア市にある彼女の実家に行き、そこで彼女の祖母であるアリス・ホブソンに会った。七七歳だった。アリスの快活さと独立心には驚いた。老いを隠そうとすることがまったくなかった。ベティ・デイヴィスの髪型のように、まっすぐに漉いた白髪を片側に垂らしていた。手は老人斑に覆われ、皮膚には皺が寄っていた。シンプルでこぎれいにアイロンをかけられたブラウスとスカートをまとい、口紅を軽く引き、他の人が適度と思うよりはるかに高いハイヒールを穿いていた。

何年か経って私も知ることになるのだが――結局、キャサリーンとは結婚することになった――、アリスは観賞用植物とキノコの生産で知られるペンシルバニアの田舎町で育った。彼女の父はカーネーションとマリーゴールド、ダリアを何エーカーもの温室で生産している観賞用植物農家だった。一家の中で最初に大学に入ったのがアリスの兄妹たちだった。デラウェア大学で、アリスは土木工学専攻のリッチモンド・ホブソンに出会った。大不況時代のあおりをうけて、二人が結婚できたのは卒業から六年後のことだった。最初のころ、二人はリッチの仕事のために何度も転居した。のちに私の義父になるジムとチャックの二人の子をもうけた。リッチは陸軍工兵部隊に雇われて、大規模ダムと橋梁建設の専門家になった。一〇年後、ワシントンDC郊外にある司令部で主任エンジニアに昇進し、そこで定年まで勤め上げた。リッチとアリスはアーリントンに家を買った。車も買い、あちこちにドライブをし、そして貯金もした。そのおかげで大きな家に移ったり、聡明な子どもたちを学資ローンを組まずに大学に行かせたりすることができた。

ある日、シアトルへの出張中に、リッチは心臓発作を起こした。以前に狭心症を起こしたことがあり、時々起きる胸痛発作のためにリッチはニトロの錠剤を持参していた。しかし一九六五年のことであり、当時は心臓病に対して医師ができることは限られていた。リッチはアリスが病院に到着する前に亡くなった。彼はまだ六〇歳、アリスは五六歳だった。

陸軍工兵部隊からの遺族年金のおかげで、アリスはアーリントンの家に住みつづけることができた。私が彼女に会ったとき、グリーンキャッスル通り沿いの家にアリスは二〇年間住みつづけていた。私の義父母にあたるジムとナンは近所に住んでいたが、アリスは誰にも頼らず一人暮らしをしていた。自分で庭の芝生を刈り、水道の修理もできた。友だちのポリーとスポーツジムに通っていた。縫い物と編み物が好きで、服やスカーフを作り、そしてクリスマスには家族全員のために、ボタンの鼻がついたサンタクロースと家族の名前が入った赤と緑の靴下を丹念に編んだ。ケネディー舞台芸術センターの年間チケットを購入して一緒に観劇する同好会をつくっていた。ダッシュボードの先を見るために運転席にクッションを載せた、大きなV8エンジンを積んだシボレー・インパラを運転していた。ちょっとした用事を自分でこなし、家族を訪問し、友だちを自分の車にのせてやり、カートにのせた食事を身体の弱った友人のために運んだりしていた。

時が経つにつれて、あとどのくらいの間、アリスが一人でやっていけるかを考えずにはいられなくなる。もともと一五〇センチ強の小柄な女性で、人にそれを言われると白目をむいて怒るのだが、年を追うごとに背が低くなり、体力も衰えていった。彼女の孫娘と結婚したとき、満面の笑みを浮かべながら私をきつくハグし、どれだけこの結婚を幸せに感じているかを語ってくれた。しかし、関節炎のために私とダンスをすることはできなかった。それでも、自宅で一人暮らしを続けていた。

アリスに最初に会った日、彼女が一人暮らしをしていることに私の父は驚いた。父は泌尿器科医である。結果的に大勢の高齢者を診ていて、高齢者の一人暮らしには困惑していた。父からすれば、今はまだ大丈夫だとしても、いつかは重大な事態が必ず起こる。インド出身の父にとっては高齢者を引き取り、一緒に暮らして世話することが家族の義務だった。一九六三年にレジデント・トレーニングのためニューヨークに住み着いてから、父はアメリカ文化のありとあらゆるものを取り込んだ。菜食主義を放棄し、デートすることを知った。インド出身だが父とは言葉が通じない小児科レジデントと出会い、彼女にした。祖父が決めた見合い結婚を無視して、父が彼女と結婚したのは家族の一大スキャンダルになった。父はテニスにはまり、地域のロータリークラブ会長になり、下ネタのジョークも飛ばすようになった。父がもっとも誇らしく思う日々の一つは、豚のオークション場とスタントカーレース場の間にあるアテネ郡広場で何百人もの喝采を上げる人々の中で、一九七六年七月四日、米国の建国二百年記念日に米国市民権を認められた日だ。しかし、一つだけ父にとって、どうしても受け入れられないものがあった。それは弱ったお年寄りに対するアメリカ人の対応である――一人暮らしをさせたり、どこかの施設をたらい回しにしたり、意識のある最後の瞬間を本人の名前すらうろ覚えの看護師や医師と過ごさせたりすることだ。父が育った世界と比べたとき、これほど違うことは他にない。

私の祖父の老年期は伝統的と呼べるものだった。西洋人の目からみれば牧歌的にみえるだろう。シタラム・ガワンデはムンバイから三百マイルぐらい内陸に入った場所にある、ウティという村の農夫だった。そこで何世紀もの間、祖先が畑を耕してきた。両親と妹と一緒に祖父を訪ねたことを覚えている。アリスに会ったのと同じころだった。そのとき、祖父は百歳以上だった。私がそれまでに会ったことのある人の中で、祖父はダントツの最高齢者だった。折れ曲がった麦わらのように腰がまがり、杖をつきながら歩いていた。ゴムチューブを通して耳元で叫ばないと伝わらないぐらいの難聴だった。かなり弱っていて立ち上がるときに手助けが必要なときもあった。しかし、祖父には威厳があった。白いターバンをきつく巻き、アイロンがかかったアーガイル柄のカーディガンをまとい、厚いレンズが入ったマルコムXのようなスタイルの時代遅れの眼鏡をかけていた。いつも家族に囲まれ、支えられ、そして崇拝されていた。高齢にかかわらずではなく、高齢ゆえにである。結婚や土地争い、事業の決断などすべての重要なことがらについて祖父に相談が上がっていた。そして一家の上座にいた。食事のとき、最初に祖父に皿が出た。若い人が家に来たときには、祖父にお辞儀をし、頭を垂れて足に触れた。

アメリカなら、もうほとんど確実に祖父はナーシング・ホームに入れられていただろう。医療従事者には対象者の生活機能レベルに合わせてどうするかを定めたきちんとした基準がある。もし、排泄したり、食べたり、更衣したり、入浴したり、髪を揃えたり、ベッドから立ち上がったり、椅子から立ち上がったり、歩いたりなど——八つのADL（日常生活動作レベル）を手助けなしにできないのであれば、その人は基本的な独立生活の機能を欠いている。買い物や食事の支度、部屋の掃除、洗濯、薬の管理、電話をかける、一人だけで旅行、家計の管理——八つの自立ADLという——ができていなければ、自分一人で安全に生活する能力を欠いていることになる。

自立に必要な八つのうち、私の祖父は基礎的なもののいくつかができるだけで、難しいものはほとんどできなかった。しかし、インドではそうだからといって決定的な事態になることはない。危機に際しての家族会議が開かれることはないし、祖父を誰がどう扱うかについて悩ましい議論が交わされることもない。祖父が望むところに沿うように家族が尽くすことではっきりしていた。私の叔父の一人とその家族が祖父と一緒に住み、他の子どもたちや孫、姪や甥も近所におり、手助けに欠くことはまったくなかった。

祖父の生活のために用意された環境は現代社会に住む高齢者にとってはほとんど手に入らないものである。たとえば、家族は彼が土地を所有し管理することを許している。その土地はゼロから積み上げたものだ。いや、ゼロよりも悪いだろう。ある大不作の年、曾祖父はすべてを金貸しにとられてしまい、残ったのは抵当に入った二エーカーの土地と二頭のやせた牛だけだった。曾祖父はほどなく亡くなり、長男のシタラムには借金が残された。結婚したばかりの一八歳のシタラムは父が残した二エーカーの土地で年季奉公に入ることになった。このとき、彼と妻が手に入れることができた食物はパンと塩だけだった。飢死寸前だったのである。しかし、彼は祈り耕し、そしてその祈りは天に通じた。大豊作だった。食卓に食べ物を置くことができただけでなく、借金の返済もできた。続く年に土地を二エーカーから二〇〇以上に広げた。村でもっとも裕福な地主になり、金貸しにもなった。三人の妻を娶り、その三人とも看取り、一三人の子をもうけた。教育と勤勉、倹約、自給自足、言行一致を重視し、まわりの者にも同じようにさせた。一生を通じて、夜明け前に起き出し、夜は馬にのって自分の土地を一アールも残さず見回り終わるまでは床につくことはなかった。百歳を超えてからも、これを続けたのである。叔父は落馬を心配した。体力が弱り、不安定だったからだが、続けることが祖父にとって大切なこともわかっていた。そこで小型の馬を買い、誰かがそばについていくようにした。祖父は亡くなるその年まで見回りを続けたのである。

もし仮に、祖父が西洋の住人であったとしたなら、この話はばかばかしく聞こえるだろう。見回りは危険だと主治医は警告した。しかし、祖父は続け、落馬し、腰骨を折って救急病院に運ばれた。病院は彼を家に帰らせなかった。ナーシング・ホームに入るべきだと主張した。しかし、祖父の住む前近代社会にとっては、どう生きたいかを決めるのは彼の自由であり、その自由をかなえることが家族の義務だった。

祖父はあと少しで一一〇歳というときに亡くなった。バスから転落し、頭を打った後である。仕事のために近隣の町にある裁判所に行く途中だった。これだけでも非常識に聞こえるだろうが、祖父にとっては大切なことだった。降りようとしているときに、バスが動き出し、家族が付き添っていたのだが、転倒した。おそらく頭蓋骨内での出血である、硬膜下血腫を起こしたのだろう。叔父が家に連れて帰ってから、二、三日後に亡くなった。祖父は最後の最後まで家族に囲まれながら、自分の望み通りに生きた。

人類の歴史の中の大半において、そこまでの高齢に達するまで生きた人はわずかなのだが、そうした人たちにとってはシタラム・ガワンデの経験は常識的だ。多世代システムの中で高齢者はケアを受けてきた。三世代が一つ屋根の下に住むというのはよくあることだった。核家族が大家族制度に取ってかわったころでも

（数世紀前に北欧で起こったように）、高齢者が年齢による不自由さを一人で堪え忍ぶようなことはなかった。[1]子どもたちは大きくなるとたいてい親元を離れて自分の家庭をもつようになる。しかし、親が長生きすれば普通は子どものうち一人はそのまま親元に残った。[2]たいていは末の娘である。一九世紀中ごろを生きたマサチューセッツ州アマーストの詩人、エミリー・ディキンソンの場合も同じである。[3]彼女の兄は家を出て、結婚し家庭を持ったが、彼女と一番下の妹は親が亡くなるまで一緒に住んでいた。父親が亡くなったのは七一歳、そのとき彼女は四〇代だった。そして彼女の母親はさらに長く生きた。ディキンソンと妹は一生を実家で終えた。

アメリカでのエミリー・ディキンソンの両親の人生とインドでのシタラム・ガワンデのそれの間には違いはあるが、高齢者のケアをどうするかという問題に対する容易な解決法だという点では共通している。どちらも、ナーシング・ホームの空きを確保したり、食事を用意したり、運んだりする必要がない。育てた子どもたちの一人か二人に支えられながら、老いた親がわが家に住みつづけるというやり方である。対照的に、近代社会になってから、加齢と介護は、多世代で共同して責任をもつというシステムから、個人的な問題に変わった。一人で過ごすか、医師や施設の助けを借りながら過ごすものになったのである。このような変化はどうやって起こったのだろうか。シタラム・ガワンデの人生からアリス・ホブソンの人生にどうやって変わったのだろう。

一つの答えは歳を取ること自体が変わったからだ。昔は、高齢まで生きながらえることが珍しく、長く生きた者は伝統や知識、歴史の擁護者としての特別な役割をもつことができた。[4]一家の主としての地位や権威を死ぬまで保つことが多かったのである。[5]たいていの社会で、高齢者は敬われ、付き従われるだけでなく、神聖な儀式を執り行ったり、政治的権力をふるったりした。高齢者がそれほどまでに敬われる結果、年齢を聞かれたときに、若くではなく、老けたほうに偽ることが多かったのである。どんな時代でも人は年齢にサバを読む。人口学者はこの現象を「エイジ・ヒーピング」（年齢集積）と呼び、複雑な計算の工夫を行い、国勢調査の際にみられる年齢詐称を修正するようにしている。また、人口学者によれば一八世紀の米国とヨーロッパで、詐称の方向が逆転するという現象がみられた。今は若い方にサバを読むのだが、過去の国勢調査によれば昔は老けた方にサバを読んでいた。長老の権威を誰もが望んでいたのである。

しかし、高齢は希少価値を失った。一七九〇年、米国で六五歳以上の高齢者は人口の二パーセント以下だった。[6]今では一四パーセントである。[7]ドイツやイタリア、日本では二〇パーセントを超える。[8]中国は人類史上、最初に高齢者人口が一億人を超えた国である。[9]

高齢者による知識と知恵の独占もくずれていく。[10]情報伝達技術の発展のおかげである。書記から始まり、インターネットから、さらに広がっている。新技術は新職種を作り、新しい専門家が必要になる。これが長い経験と古老の判断の価値を奪ってしまう。昔は、古老に教えを請い、世界を解説してもらっていた。今はグーグルで検索し、もしコンピュータが使えなければ、ティーンエージャーに教えを請う。

おそらく、もっとも重要なことは平均寿命の延長によって高齢者と若年者の関係がシフトしたことだ。[11]伝統的には、安心を求める若い家族に対して上の世代の親が安定した基盤と助言、経済的支援を提供していた。そして、地主は死ぬまで土地を所有しつづけるゆえに、その子は親の介護のためにすべてを犠牲にし、土地のすべてを相続するか、少なくとも実家を出た子よりも広い土地を相続できるようにした。しかし、親が著しく長命になることで緊張関係が生まれた。若年者にとって、伝統的な家族制度は安心装置というよりも土地や財産、そしてどのような人生を送るかという基本的な決断に関わるトラブルの種になったのである。

実際、私の祖父、シタラムの伝統的な一家の中での世代間の軋轢は決して止むことはなかった。親が百歳を超え、自分自身が高齢者になったとき、叔父たちがどう感じたか想像してみるといい。そのときでも土地の相続と経済的独立を期待していたのである。村に住む一族の高齢者と成人した子どもたちの間で土地と金をめぐって峻烈な闘いがあったことを聞いた。祖父が最後を迎えた年、祖父と同居していた叔父たちの間で怒声が飛び交った。もともとの理由ははっきりしない。おそらく、叔父が祖父のいないところで仕事上の決断をしたか、祖父が外出しようとしたときに家族の誰も付き添いをしようとしなかったか、窓を開けたまま祖父が寝ようとしたら、他は閉めたいと言い出したか、そんなところだろう。理由はどうあれ、口論がエスカレートして（話し手によってどうなったかが違う）、闇夜の中をシタラムが家を飛び出したか、家から無理矢理追い出されるかした。どうにかして何キロか先の別の親戚の家にたどりつき、二カ月間そこから動こうとしなかった。

グローバル経済の発展によって若年者のチャンスは劇的に広がった。一国の繁栄は一家の期待という小屋から逃げ出し、自分の道を行くという若者の向上心にかかっている。場所を問わずに仕事をさがし、自分がやりたい仕事をやり、自分が望む相手と結婚する。それがウティからオハイオ州アテネまで来た私の父がしたことだった。ナグプールにある大学のために村を出たのも、専門家としてのチャンスのために米国に行ったのも、父が最初である。米国で成功すると、父は大金を実家に仕送りするようになった。祖父と叔父たちが家を新築するのを援助し、村に水道と電話をもたらし、灌漑施設を導入して、雨期の雨が足りなくても収穫を確保できるようにした。祖母の名前をつけた田舎の大学を近くに創設したほどである。しかし、父が家を出て、二度と戻らなかったことは否定できない。

米国における高齢者に対する扱いを父は受け入れられなかったが、祖父が伝統的な老年期を過ごせたのは、父の兄弟が父と違って家を出なかったからこそである。私たちは、私の祖父が過ごしたような老後を自分もしたいとノスタルジーを感じる。しかし、そんな老後がないのは、結局のところ私たち自身がそれを望んでいないからである。歴史上のパターンは明白である。資金とチャンスに恵まれるや否や、人は伝統的な生活を捨て去ってしまう。

興味深いのは、ある程度時間が経ってしまえば、高齢者は子どもが出て行くのを残念に思うわけではないことだ。歴史学者によれば、産業化社会における高齢者は経済的困難に悩まされることはなく、独居になっても不幸になるわけではない。[12] むしろ経済成長に伴い、財産所有のパターンがシフトした。子どもたちがチャンスを求めてどこかに行ってしまうのと同様に、長命になった親も資産を相続させるのではなく、人に貸したり、売却したりすることができるようになった。収入が増え、年金制度が充実したことで、以前よりも多くの人が貯金や資産を蓄えられるようになった。その結果、老後における経済的自由を保てるようになり、死ぬまで、あるいは完全に動けなくなるまで働く必要がなくなった。革新的な「引退」の概念が始まったのである。

一九〇〇年代に五〇歳以下だった平均寿命は、栄養や衛生、医療の改善に伴い、一九三〇年には六〇歳以上に延びた。[13] 家族のサイズは、一八〇〇年代中ごろは平均七人の子どもがいたのが、一九〇〇年には三人強にまで縮んだ。[14] 母親が最後の子どもを生むのも早くなった。閉経期から三〇代以下になったのである。[15] この結果、大多数の人が自分の子どもたちが大人になるのを見届けられる年まで生きるようになった。二〇世紀の初頭、末っ子が二一歳になるとき、その母親は平均して五〇歳になっていた。一世紀前なら、そのころには母親は六〇歳を超えていた。親自身や子どもたちが老後の心配をせずに過ごせる時間が、何年、あるいは一〇年、二〇年と持てるようになったのである。

この結果、親たちは子どもたちと同じように前に進むようになった。親も子どももこのチャンスをとらえて、分離の自由を得られたと考えたのである。経済的な安定さえあれば、親も子どもも社会学者が言うところの「スープの冷めない距離」[16]を選ぶようになった。二〇世紀初頭の米国では、六五歳以上の高齢者の六〇パーセント以上は子どもと住んでいたが、一九六〇年代には二五パーセント、一九七五年には一五パーセント以下に落ち込んだ。[17]このパターンは世界全体に見られる。[18]ヨーロッパの八〇歳以上のうち一〇パーセントだけが子どもと住んでおり、ほぼ半数は配偶者もなく独居している。[19]私の父の感覚と同じく、親を一人にさせておくことを恥とする伝統があるアジアにおいても、同じようにラジカルな転換が起きている。中国や日本、韓国における国勢調査で、独居老人の割合が急速に上昇している。

実際のところ、これは大きな進歩である。高齢者の選択肢が増えたのだ。アリゾナ州の不動産開発業者、デル・ウェブは「退職後のコミュニティ」という概念を流行らせた。[20]一九六〇年、彼は最初に、入居者を退職者だけに限定したコミュニティ、「サン・シティ」をフェニックス市で立ち上げた。当時は議論を呼んだ。高齢者は他の世代との接触を望んでいると他の業者のほとんどは信じていたのである。ウェブは反対した。人生の終章にある人たちは、他の家族を足下に従えるような、私の祖父のような生き方を望まないはずだと信じたのである。ウェブは老後を「レジャーのための人生」と呼び、第二の人生に対して別の見方ができる場所としてのサン・シティを建設した。そこにはゴルフコースやショッピング・アーケード、レクリエーション・センターがあり、同じような立場の人たちと娯楽やディナーを共にできるようになっている。ウェブのビジョンは結果的にとてもポピュラーなものになった。ヨーロッパや米国大陸、アジアにおいてすら、退職後のコミュニティはあってあたりまえの存在に変わったのである。

そういうところに移住する気がない人たちにとって――アリス・ホブソンもその一人だ――自分が望むか

ぎり、わが家に留まり、自立生活をすることが当然かつ可能にもなった。この事実は祝ってもよいことだろう。歴史上、今ほど高齢者が恵まれた時代はないだろう。世代間の権力の境界線は、以前一時信じられていたのとは違う形で引き直された。高齢者は地位や力を失うのではなく、若年者と共有するようになった。近代化によって高齢者の地位が下がったのではない。下がったのは家族システムである。近代化によって老いも若きも等しく、生き方の自由と自律に恵まれた。その中には他の世代に束縛されない自由もある。敬老精神は失われたかもしれないが、それは若年崇拝によって取って代わられたからではない。自立した自己への崇拝が取って代わったのである。

この生き方には一つ問題が残っている。自立を尊ぶ気持ちは人生にまつわる現実を見落としている。遅かれ早かれ、自立生活は不可能になる。重い病気か障害が襲ってくる。日が沈むのと同じく不可避である。そこで新しい疑問が生じる――もし、自立が私たちが目指すものであるならば、それを続けられなくなったときに、私たちはどうしたいと考えるのだろうか?

一九九二年、アリスは八四歳になった。驚くほど達者だった。義歯や白内障になった両眼の手術が必要になった。それだけだった。大病はせず、入院もしなかった。友人のポリーとスポーツジムに通い、買い物も家事も一人で済ませた。ジムとナンの夫婦が自宅の地下室を居室に改造し、そこで同居することを勧めた。そのほうが楽だろうと言うわけだ。アリスは二人の言うことを聞かなかった。一人暮らしを諦める気はさらさらなかった。

しかし、物事は移り変わる。家族と山荘でのバカンスでのある日、アリスは昼食に顔を見せなかった。彼女は他人のコテージの中に座っていて、みながどこにいるのか、わからなくなっていた。こんなに混乱している彼女を見るのは初めてのことだった。家族は二、三日の間、彼女の様子を見張っておくことにしたが、それからは何事も起こらなかった。このことはなかったことになった。

そして、ある午後、アリスの家を訪ねたナンは彼女の足に青黒くなった打ち身の痕を見つけた。転んだのだろうか。

いいえ、最初のうちアリスはそう言っていた。しかし後から、地下に降りる木製の階段でいきなり転げ落ちたことを白状した。単に足を滑らせただけ、とアリスは言い張った。誰にでもあることよ、次からはもっと気をつけるから、と言った。

しかし時を置かずして、彼女はもっと転ぶようになった。骨を折ることはなかったが、家族は心配するようになった。そして、ジムは今どきの家族なら誰でもやりそうなことをした。医師に診せたのである。

医師は検査をした。骨の菲薄化《ひはくか》を見出し、カルシウムの摂取を勧めた。彼女に出されている薬をあれこれ見なおして、新しい処方箋を出した。しかし実のところ、何をしたらいいのか医師には見当がつかなかった。治せる問題が持ち込まれたのではない。アリスの歩行は不安定で、記憶力は衰えていた。問題は増えるばかりである。いまから遠くないうちに彼女は自立を保てなくなる。しかし、医師からは答えや進むべき方向、ガイダンスもなかった。この先、何が起こるかも説明できなかった。

2　形あるものは崩れ落ちる

医療と公衆衛生は人の命の行く末を変えた。[1] ごく最近まで歴史の上では死は日常的で、いつどこでも起きうることだった。年齢が五歳だろうが五〇歳だろうが関係ない。毎日がサイコロを投げるようなものである。人の健康状態の変化をグラフにプロットすれば、次のようになるだろう（図1）。

生と健康は見事に歩調を揃えていて、何の問題もない。いつか病いが襲いかかり、仕掛け部屋で床が抜けるようにどん底に突き落とされる。それが私の祖母、ゴピカバイ・ガワンデに起こったことだ。まだ三〇歳にもならないとき、それまでまったく健康だった彼女は、致死性のマラリアに罹患して亡くなった。あるいは、出張中に心臓発作を起こしてそのまま亡くなった、リッチ・ホブソンも同じだ。

何十年の医学の進歩に伴い、床が抜けることはどんどん後になった。水洗化などの公衆衛生の進歩によって、感染症によって死ぬ可能性は特に幼児期において急激に低下した。そして、臨床医学の進歩によって、出産と外傷による死亡率が劇的に下がった。二〇世紀中頃までは、工業国の人口一〇〇人のうちちょうど四人が三〇歳になる前に亡くなっていた。[2] それから二、三〇年が経ち、医学は心臓発作や呼吸器感染症、脳卒

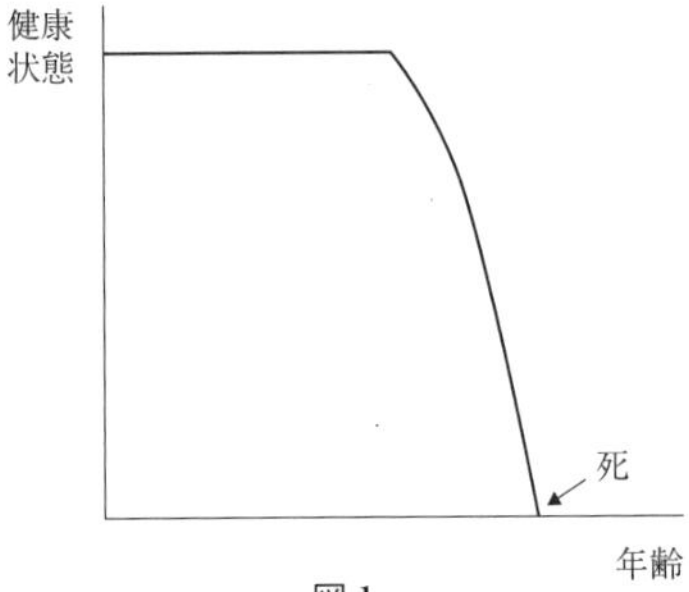

図1

中など成人を襲う種々の病気による死亡率を下げる手段をみつけた。もちろん、最終的には何かの理由で私たちみなが死ぬ。しかしそういうときでも、医学によって種々の病気による最後の瞬間を後へ後へと伸ばすことができるようになった。たとえば、治療不能のがん患者の場合、診断がついてからもかなり長い間、元気に過ごすことができる。[3]治療を受ける。症状がコントロールされる。日常生活を再開する。具合の悪いところはない。しかし病いそのものは緩慢になったものの、進行を続ける。まるで夜襲の部隊が静かに防御線から侵入してくるかのように。いつかは、がんははっきりその姿を現し、肺や脳、脊椎を侵す。ジョゼフ・ラザロフがそうだったように。このときからは悪化は以前と比べるとかなり早く、大きくなる。死が後回しになっただけで、進む方向は昔と同じだ。何カ月か、あるいは何週間かで身体はがんに圧倒される。診断は何年も前についていたとしても、死そのものに驚かされるのはこのせいである。道が先までまっすぐ、平らかに続いているように見えたのが、突然に途絶え、人は奈落に突き落とされる。

しかし、多くの慢性疾患で悪化のパターンが変わってしまった。肺気腫や肝疾患、うっ血性心不全などがいい例である。治療によって下に突き落とされる時期が後になるだけでなく、下り坂を崖ではなく、山を下る段々坂のようなものにすることが可能になった（図2）。

この坂道にはめまいを起こすような落とし穴があるが、同時に長い回復期の平路もある。ダメージは免れないかもしれないが、死を免れることはできる。薬や点滴、手術、ICUを使って人を生かしつづけることができる。入院するときにはひどい状態になっていて、医師がする治療にはさらに悪化させたかのようにみえるものもある。しかし、患者が最後の息をしたかと見えた瞬間にそこで持ち直す。退院して家に帰ることまで可能だ——前よりも弱り、できないことが増えているのだが。患者がもとのベースラインに戻ることは決してない。病気が進行し、内臓のダメージが蓄積すると、その患者は些細な問題であっても受け流すことができなくなる。単純な感冒さえも致命的になる。最終的な経過はやはり急な下り坂であり、回復がまったく見込めないときにいたるまで続いていく。

しかし、医学の進歩によって変化した病気の経過は多くの人の場合、今述べた二つのどれにも当てはまらない。代わりに大多数の人が寿命をまっとうし、老衰で死ぬようになった。老衰は診断ではない。死亡診断書に記す病名として、直接の原因になる他の診断名が必ずある——呼吸不全や心停止などだ。けれども、事実から言えば、単一の病気によって死に至ったわけではない——容疑者は身体のシステム全体の崩壊の蓄積であり、医学はそれを補ったり、繕ったりしている。医師は血圧が上がれば下げ、骨粗鬆症をもとに戻し、病気をコントロールし、経過を追い、壊れた関節や弁、ピストンがあれば置換し、中央制御装置が壊れていくのを見守る。命は時間をかけてゆっくりと衰える（図3）。

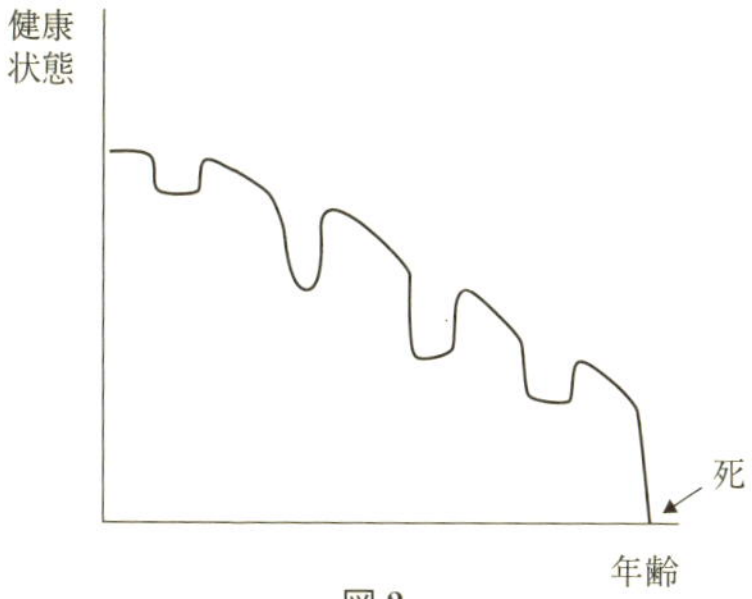

図2

医学と公衆衛生の進歩は驚異的だ——かつてないほど人は長生きになり、健康的になり、生産的な人生を送れるようになった。しかし、こんなふうに変わってしまった道を歩みながら、衰えてゆくのをどこか恥ずべきことのようにみている。長期間の介護が必要になるのは人にとってよくあることなのだが、それを新しい正常であり、誰にでも当然起こることと見るよりも弱さとして見なす方が多い。九七歳の女性がフルマラソンを完走というストーリーに飛びつき、誰でもそうなると期待していいもののように扱い、生物学的幸運に恵まれた人の奇跡だという点は無視してしまう。そして、私たちの身体がそんなファンタジーについて行けなくなってくると、そのことをまるで申し訳ないと謝らなくてはいけないことのようにしてしまう。

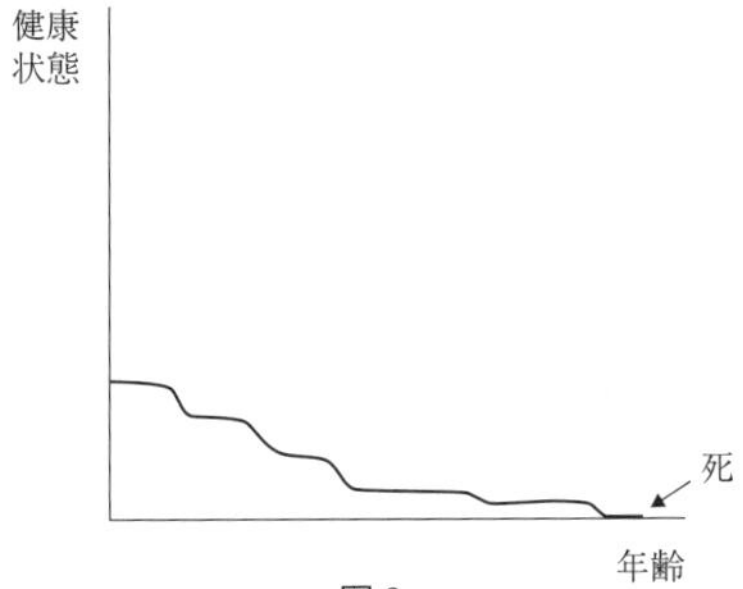

図 3

医療関係者は役に立たない、なぜなら、治せるようなはっきりした問題をもっているのでなければ、医師は患者に興味を示さないからだ。ある意味、近代医学の進歩は二つの革命を起こした――人生の経過についての生物学的変容と、経過をどう受け止めるかについての文化的変容である。

老化の物語は人のパーツの物語である。歯のことを考えてみてほしい。[4] 人体でもっとも固い物質は、歯を覆う白いエナメル質である。歳とともに摩耗し、軟化し、下の黒い層が透けて見えるようになる。その間に歯髄と歯根への血流が萎縮し、唾液の流れも減っていく。歯茎に炎症が生じやすくなり、歯から離れていく。特に下の歯に目立つ。専門家に言わせれば、一本の歯を検査するだけで人の年齢を五年以内の誤差で言い当てることができる。検査する歯が一本でも残っていればの話だが。

几帳面な歯科ケアによって歯の喪失を止めることができるが、加齢は待ってはくれない。関節炎や振戦、微小な脳梗塞などによって、歯磨きやフロスをすることが難しくなる。そして加齢とともに神経が鈍感になることで、虫歯や歯茎の病気に手遅れになるまで気づかない。正常な人の一生の間に、顎の筋肉量は四〇パーセント減少し、下顎骨の骨量も二〇パーセント減り、脆く、弱くなる。[5] 嚙む力が弱くなり、柔らかい食事にシフトするようになる。こうした食事は発酵しやすい炭水化物の含有量が一般に多く、虫歯を起こしやすい。米国のような工業国では、人は六〇歳になったとき、平均して三分の一の歯を失っている。[6] 八五歳以降になると、人口のほぼ四〇パーセントには歯が一本もない。

骨や歯が軟化するのに合わせて、体の他の部分は硬化する。血管や関節、筋肉、心臓弁、そして肺までもカルシウムが蓄積して柔軟さを失う。顕微鏡で覗くと、血管や軟部組織に骨と同じような構造をしたカルシウムを見いだすことができる。[7] 高齢者の外科手術中に大動脈や他の大血管を扱うと、ガチガチしたものが手に触れる。コレステロールの量よりも、骨量の減少の方が動脈硬化による死亡の予測因子として優れていることを見いだした研究もある。[8] 加齢とともにカルシウムは骨格から漏れ出して、他の組織に移行するのだ。

狭くなり、固くなった血管に今までと同じ量の血液を流すためには、心臓は圧力を上げなければならない。この結果、人間の半分は六五歳までに高血圧を発症する。[9] 圧力に耐えてポンプ動作をするために心臓の壁は肥厚し、運動したときの需要に応えられなくなる。三〇歳を過ぎると、心臓の最大拍出量は右肩下がりになる。徐々に以前のようには速く走れなくなり、階段を急いで登ると息が切れるようになる。

心筋の肥厚につれて、他の筋肉は薄くなる。[10] 四〇歳ごろから、筋肉量と筋力が低下しはじめる。八〇歳になると、筋肉の重量が四〇パーセント弱減ってしまう。

手を見ても、こうした変化のプロセスが全部、見て取れる[11]――手にある筋肉量の四〇パーセントは拇指球、すなわち親指の付け根にある。高齢者の手のひらを開き、親指の付け根をよく観察すれば、筋肉の盛り上がりがなく、平らになっていることがわかるだろう。単純X線写真では、動脈に石灰化による棘と骨の透明化を見ることができる。骨量は、五〇歳以降、ほぼ毎年一パーセントの割合で減少する。手には二九の関節があり、それぞれが変形性関節炎による破壊を受ける結果、関節の表面はガタガタになり、すり切れたような外見になる。関節腔が潰れてしまう。骨と骨が直接触れるようになる。関節のまわりに腫れを感じるようになり、手首を動かせる範囲が制限され、握力が低下し、痛みが生じる。手には四八本の名前がついた神経枝がある。指の腹の表皮にある物理刺激受容体の老化の結果、触覚の感覚が失われていく。運動神経の喪失によって不器用になる。手書きの字が下手になる。手の速度と振動覚が失われていく。普通のスマートフォンの小さなボタンやタッチスクリーンを扱うことが、徐々に難しくなっていく。

これは正常である。[12] プロセスを遅くすることはできる。食事や運動によって差が生じるのだが、止めることはできない。肺の機能的な容量が減少する。腸の動きが遅くなる。腺が分泌しなくなる。脳もまた萎縮する——三〇歳では脳は一・四キロあり、頭蓋骨にギリギリ収まるぐらいの大きさである。七〇歳になると、灰白質の喪失のために二センチ以上の隙間が空いてしまう。私の祖父がそうであったように、頭部への衝撃で高齢者が脳出血を起こしやすいのはこのせいである——頭蓋骨の中で脳がゴロゴロ回ってしまう。最初に萎縮を起こす部分は一般には前頭葉である。判断と計画を司るところだ。次が海馬、記憶が整理されるところだ。この結果、記憶力と多数のアイデアをまとめて比べる能力——マルチタスクのようなもの——は中年期にピークに達した後、徐々に衰えていく。計算速度は四〇歳のかなり前から衰えはじめる（通常の数学者や物理学者が最良の仕事をするのが若年期なのは、そのせいである）。八五歳になると作業記憶と判断がかなりやられてしまい、四〇パーセントの人は「教科書通りの認知症」になる。

なぜ、私たちが老化するのかは激しい論争の的になっている。[13] 昔からある見方は、老化はランダムな消耗と傷のために生じるというものである。

もっとも新しい見方は、老化をもっと規則正しく、遺伝的にプログラムされたものだと考える。この見方の支持者は、同じような消耗と傷を受ける似た種類の動物の間で、平均寿命に大きな差があることを根拠にしている。カナダガンの寿命は二三・五年である――皇帝ガンは六・三年しかない。おそらく、動物も植物と同様に、かなりの部分では内部的に一生が規定されているのだろう。たとえば、竹の一種は一箇所に密集して生え、百年に一度だけ花を咲かせたあと枯れてしまう。

生き物は徐々に消耗していくのではなく、シャットダウンするのだというアイデアを支持する人が最近増えてきた[14]。Cエレガンスと名づけられた、今や有名な虫（一〇年間で二回、ノーベル賞がこの小さな線虫を使った研究者たちに与えられた）の遺伝子の一つを変えるだけで、寿命を通常の二倍にし、老化を遅延できることが研究で明らかになった。そして、ミバエやネズミ、酵母の場合でも、遺伝子一つを変えることで寿命を延ばせることが科学研究でわかった。

こうした発見はあるにはあるが、人の寿命は最初からプログラムされているという考えを否定する証拠もたくさんある。数十万年の人類の歴史を思い起こしてほしい――たった二、三百年前までは――人間の平均寿命はずっと三〇年以下だった[15]（ローマ帝国の住人を調べた研究によれば、平均寿命は二八歳だった）。老いる前に死ぬのが自然だったのである。歴史上の大半の間、どの年代であっても死のリスクがあり、死と老化の間には関連がまったくなかったのである。モンテーニュが一六世紀末の生活について次のように書いている、「老衰による死はまれかつ単独に起こる例外的な死である、他の死と比べるととても不自然なことだ。それは死に方の中でも最終的で極端なものだ[16]」。大半の社会で平均寿命が八〇歳を超えようとしている今日、多くの人は定められた寿命を超えて生きている奇妙な存在である。老化についての研究で私たちが理解しようとしているものは、自然なプロセスというよりも、むしろ不自然なプロセスと呼ぶべきだ。

長生きについて遺伝が及ぼす影響は驚くほど小さい。[17] ドイツのロストックにあるマックス・プランク研究所の人口研究部のジェイムズ・ヴォペールは平均よりもどれだけ長生きできるかについて、親の寿命から説明できるのは三パーセントに過ぎないとしている。対照的に、どれだけ背が高くなるかについては親の身長から九〇パーセント説明できる。遺伝子が同じ一卵性双生児でも寿命は大きく違う——一五歳以上異なることが一般的である。

遺伝子で説明できる要因が予想よりも小さいとすると、古典的な消耗・傷モデルが思っていたよりも当てはまることになる。[18] シカゴ大学の研究者、レオニド・ガヴリロフはすべての複雑なシステムが崩壊するのと同じ道を通って、人も斃《たお》れると主張する。ランダムかつ徐々に壊れるのである。単純な機器は老化しないことをエンジニアは昔から知っている。中核的な部品一つが壊れるまでは確実に動きつづける。その一つが壊れたらその時点で全体が死んでしまう。ゼンマイ仕掛けのおもちゃを例に取れば、歯車が錆びるかゼンマイがはじけるまでは、スムースに動き、そしてそうなればうんともすんとも言わなくなる。しかし、複雑なシステムでは——たとえば発電所では——何千もの中核的かつ脆弱性を抱えた部品を持ちながら、生きつづけ、働きつづけなければならない。したがって、エンジニアはこうした機器に何重もの冗長性を持つように設計する——バックアップ・システムを組み込み、そのまたバックアップ・システムをさらに組み込む。本来の部品と比べると、バックアップ・システムの機能は低いかもしれないが、そのおかげでダメージが重なっても機器は働きつづける。これこそが遺伝子が規定する範囲内で、人体が動きつづける姿だとガヴリロフは主張する。人は余分な腎臓、余分な肺、余分な生殖腺、余分な歯を持っている。通常の状況下でも、人の細胞の中のDNAはたびたびダメージを受けているが、細胞はさまざまなDNA修復システムももっている。もし、中核的な遺伝子に致命的なダメージが加われば、普通は他に予備の遺伝子のコピーが用意されている。

そして、もし細胞全体が死に至れば、他の細胞が置き換わる。

しかし、複雑なシステムでも故障が積み重なると、たった一つのさらなる故障だけでシステム全体を止めてしまうようなときがくる。衰弱状態《フレイル》と呼ばれるものである。発電所や車、大組織で起こる。そして、人にも起こる。いつかは、あまりにたくさんの関節にダメージがたまり、あまりにもたくさんの血管に石灰化が起こる。もうバックアップは残っていない。もうこれ以上消耗する余地がなくなるまで消耗する。

このようなパターンは目が回るほど多い。たとえば、髪が白くなるのは単純に髪の毛に色をつける組織細胞が数を減らし、なくなっていくからである。[19] 頭皮の色素細胞の寿命は通常二、三年しかない。表皮下にいる幹細胞が異動し、色素細胞を置き換えるのを待つしかない。しかし、しだいに幹細胞の補充もなくなってしまう。五〇代までには、人の半分の髪はグレーになる。

皮膚細胞の内部でも老廃物を外に出すシステムが徐々に壊れていき、残余物がかたまり、黄土色の色素、リポフスチンと呼ばれるものになる。[20] これが皮膚で目につく老人斑である。汗腺にリポフスチンが蓄積すると汗を出せなくなり、これが原因で高齢者は熱中症などにかかりやすくなる。

目はまた別の理由でやられていく。[21] 蛋白が結晶化した水晶体は高い耐久性を持つが、時間が経つにつれて化学的に変化し、柔軟性を失う。それが四〇代に大半の人が起こす老眼につながる。同様に色が黄変する。白内障（加齢や紫外線への過度な暴露、高コレステロール血症、糖尿病、喫煙などによって水晶体に起こる白っぽい濁り）が起きなくても、網膜に到達する光の量は、健康な六〇歳で、二〇歳の場合の三分の一になる。

ニューヨークにあるパーカー・ユダヤ研究所で老年科医長を二四年間務めてきたフェリックス・シルバーストーンと話をした。老化について百以上の研究を発表している。彼が言うには「老化のプロセスにはすべてに共通する単一の細胞内メカニズムなんてものはない」。リポフスチンと酸素フリーラジカル、ＤＮＡの突然変異、そのほか数えきれない細胞内のトラブルが体に蓄積するのだ。このプロセスはゆっくり確実である。

シルバーストーンに、老年科専門医として、なにか特異的で再現可能な老化の経路を知っているかと尋ねた。「ノー」と彼は答えた、「単に壊れていくだけだ」。

これは控えめに言っても、嬉しい話ではない。みんな老衰についての話題は避けたがる。加齢についての本にはベストセラーになったものがいくつもあるが、タイトルはたとえば『来年さらに若く』や『歳の泉』、『エイジレス』、あるいは、個人的には好みなのだが、『セクシーな歳月』などになりがちである。一方、現実から目をそらすことによる害もある。社会として変化に適応すべきなのだが、それを後回しにしてしまう。そして、個々人の老化の経験をよりよいものにできるチャンスに目をつぶり、見逃してしまう。

医学の進歩が寿命を延ばしてくれるにつれて、起こっている結果は生存の「長方形化」と呼ばれるものである。[22]人類史上、大半の時期で、社会の人口構成はピラミッドのような形をしていた——幼い子どもたちがもっとも大きな部分、つまり三角形の底辺をなしている。そして年かさになるにつれて人口が徐々に減っていく。一九五〇年、五歳以下の子どもは米国総人口の一一パーセントだった。四五—四九歳の大人は六パーセント、八〇歳以上は一パーセントだった。今日では、五五歳の大人と五歳の子どもの人口は同じだ。三〇年後には、五歳以下の子どもの数よりも、八〇歳以上の人の数の方が多くなるだろう。同じパターンが他のどの工業国でも起こっている。

この新しい人口構成に対処している国はわずかだ。私たちは六五歳定年という固定観念にしがみついている——六五歳以上が人口の二、三パーセントだったときには合理的な考えだが、二〇パーセントに近づいている今となっては維持困難である。[23] 大恐慌の時代から今までをたどると、老後のための貯蓄額は今が一番少なくなっている。超高齢者の半数以上が配偶者なしで暮らしていて、子どもの数も今まででもっとも少なくなっているのに、老後をどうやって独りで暮らすか、私たちはおおよそ何の考えももたずにいる。

さらにあまり認識されていないことだが、医学自身がもたらしたこうした変化に対して医学が向き合おうとするスピードが遅いことも気がかりである。[24] 老年期をどうすればよりよいものにできるかについての知識の応用も遅れている。高齢者の人口は急速に増えているのに、医療職の中での老年期専門医の有資格者は一九九六年から二〇一〇年の間に二五パーセント減少している。成人対象プライマリ・ケアの研修プログラムに申し込む医師の数は激減しているのに、形成外科や放射線医学への申し込みは最高記録を更新している。これは部分的にはお金にも関係している。老年科医と成人対象プライマリ・ケア医の収入は医師の中では最低クラスである。また、ある意味、認めるかどうかは別として、医師の多くは高齢者をケアすることが好きではない。

「メイン・ストリームの医者は老年科医には向いていない、それは、年寄りとつきあう技術を持っていないからだ」、老年科医のフェリックス・シルバーストーンが説明してくれた。「年寄りは耳が聞こえない。目もかすんでいる。年寄りの記憶力もところどころやられている。ゆっくりしてやらないといけない。そうしないとさっき言ったことや質問を繰り返さないといけなくなる。そして、年寄りにはそもそも主訴なるものがない――一五の主訴があるんだ。いったい全体、どうやればその全部を解決できる？――圧倒されるだけだ。その上、この主訴のかなりものは五〇年以上続いている。五〇年以上抱えているものを治そうなんて思ったらいけない。高血圧あり、糖尿病あり、関節炎あり。こんな病気を治療してワクワクするはずがない」

しかし、専門家たちが育ててきた技術というものは存在している。問題を治してしまうことはできないかもしれないが、なんとかすることはできる。自分が勤める病院の老年科に行って、スタッフの仕事ぶりを見てみるまでは、専門技術の中身とそれが私たち全員にとってどれだけ大切なことなのかを私はしっかりとはわかっていなかった。

老年科部門は――私の病院では熟年成人健康センター（八〇歳以上の高齢者を専門にしたクリニックであっても、「老年」や「高齢」という言葉を患者が嫌がる）――私のいる外科部門のすぐ下の階にある。何年もの間、そこを通過してきたのだが、そこに何があるかを一瞬でも考えた覚えがない。しかし、ある朝、階下に降り、患者の許可を得てユーゲン・ブルドー医長の診察に何度か陪席させてもらった。

「今日は、どうされたんですか？」その朝、一番の患者であるジーン・ガブリルに医師が尋ねる。彼女は八五歳、縮れた短い白髪で、楕円形の眼鏡をかけ、ラベンダー色のニットシャツを羽織り、目が合うと優しい笑みがさっと浮かんだ。小柄だが体格がしっかりしており、診察室には自分から安定した歩き方で入り、片側の脇には財布と上着が挟まれていた。娘は後からついてきていて、藤色の矯正靴の他には支えは不要だった。彼女はかかりつけの内科医が受診を勧めたから、と答えた。

何でも特に気になることは、と医師が尋ねた。

答えはイエスであり、ノーのようでもあった。彼女が最初に触れたことは、数カ月前からの腰痛である。そのせいで時々下肢が動かなくなり、ベッドから出ることや椅子から立ち上がることが難しい。かなり悪化した関節炎もあり、自ら指をみせてくれた。指の付け根が腫れ、指は外側にねじれている。スワンネック変形と呼ばれる状態である。一〇年ほど前に、両膝の人工関節手術を受けている。高血圧があり、「ストレスのせいなんです」と言ってから、ブルドー医師に服薬中の薬のリストを渡した。緑内障があり、四カ月ごとに検診を受けている。今まで、「下《しも》の問題」はまったく経験したことがなかったのだが、最近になって、尿漏れパッドをつけはじめたことを明かした。大腸がんのために手術を受けた。今、肺に腫瘤があり、X線検査では転移がんの可能性が指摘されている――生検を勧められている。

ブルドー医師は彼女の生活史について尋ねた。聞いているうちに私は義父母のところで最初にあったころのアリスの生活を思い出した。ガブリルによれば、ボストンの西ロックスベリー地区の一戸建てで、ヨークシャー・テリア一匹を勘定にいれなければ、独居生活をしている。夫は二三年前に肺がんのために亡くなった。車の運転はしない。地区内に息子が住んでおり、週に一度買い出しに行ってくれて、毎日、家をのぞきに来てくれる。「私が生きてるかどうか確かめに来ているだけよ」と冗談めかす。もう一人の息子と二人の娘は遠方に住んでいるが、同じように助けてくれる。その他の点では、身の回りのことをおおよそ自分でやれていた。料理も掃除も自分でできる。薬や月々の支払いも自己管理できていた。

「私のシステムがあるのよ」と彼女は言った。

高卒で、第二次世界大戦中には、チャールストン海軍工廠でリベット工として働いていた。ボストンのダウンタウンにあるジョーダン・マーシュ百貨店でもしばらく働いていた。しかし、それは何年も前のことだ。今は家に引きこもっていて、自分の庭とテリア犬、家にやってくる家族だけが彼女の世界だ。

ガブリルの一日の暮らしぶりについて医師は詳細に尋ねた。起きるのは普通、五時か六時、と答えた――それ以上の睡眠は要らないようだった。腰痛がよければ起き出し、シャワーを浴び、着替える。一階に降りて、服薬し、犬に餌を与え、朝食をとる。その日の朝食メニューをブルドー医師が尋ねた。シリアルとバナナ一本、と答えた。バナナは嫌いなのだけど、カリウムが豊富と聞いて続けている。朝食後、庭に犬を出して、少し歩く。家事もしている――洗濯や掃除などである。昼前に休みをとって、テレビの前に座ってクイズ番組「ザ・プライス・イズ・ライト」を見る。お昼には、サンドイッチとオレンジジュースをとる。天気がよければ、食後は庭に出て座って過ごす。庭仕事が大好きだったのだが、今はもうできなくなった。午後はのんびりしている。いくつか家事をこなす。昼寝したり、電話で話したりする。最後に夕食の用意をする――サラダとベイクド・ポテトかスクランブル・エッグになるだろう。夜はメジャーリーグのレッドソックスかアメリカン・フットボール・リーグのペイトリオッツの試合を見るか、大学バスケットボールの試合を見る――彼女はスポーツ観戦が大好きである。一二時ごろに就床する。

医師は彼女を診察台の上に座らせた。台に上がろうとするとき、ガブリルはバランスを崩し、医師が手をとって支えた。血圧を調べたら、正常範囲だった。眼と耳を調べ、開口させた。聴診器を出して心音と呼吸音の聴診をテキパキと済ませた。彼女の手を見たときに、医師の動きが急にゆっくりになった。爪はきれいに切ってあった。

「誰が爪を切った?」医師が尋ねる。

「私よ」ガブリルが答えた。

私はこの診察で何がわかるのか、できるのかを見つけようと考えていた。年齢からすればよい状態であるが、進行中の関節炎と失禁、そしておそらく転移性の大腸がんからくるさまざまな症状にさらされている。四〇分間の診察では、生命を脅かす可能性がもっとも高い問題(転移がんの可能性)、あるいは生活をもっとも妨げている問題(腰痛)にブルドー医師が注目し、除外診断を行うはずだと考えた。しかし、明らかにこれは彼がしようとしていることではなかった。この二つの問題について彼はほとんど尋ねなかった。代わりに、診察時間のほとんどを彼女の足のためにつかった。

「本当に必要なの?」ガブリルは尋ねた。医師が靴と靴下を脱ぐように指示したときである。

「そうです」と医師は答えた。ガブリルの退室後に「足の診察は毎回しないといけない」と私に教えてくれた。蝶ネクタイをし、動きもキビキビし、身なりがきちんとしているように見える紳士が来たときの話をしてくれた。足を診たとたん、真実が判明した――足に手が届かず、そのために何週間も足を洗っていなかった。放置による危険が迫っていた。

靴を脱ぐのにガブリルは手間取った。彼女の格闘をしばらく観察してから、ブルドー医師は体を寄せて手伝った。靴下を脱がせ、片足ずつ手にとった。一インチごとに足を調べた――足裏からつま先、趾骨の間、そして靴下と靴を履くのを手伝い、ガブリルと付き添ってきた長女に結果を説明した。

驚くほどお元気です、と彼は言った。頭は冴えているし、身体的にも強い。今できることができなくなることが危機だろう。今直面している最大の危険は肺の腫瘤や腰痛ではない。転倒だ。毎年、三五万人のアメリカ人が転んで、腰の骨を折っている。[25]四〇パーセントはナーシング・ホームに入り、二〇パーセントはそれから二度と歩けない。転倒のリスクの三大因子は、バランスの不良と五種類以上の処方薬、筋力低下だ。この三つがない高齢者の転倒する可能性は一年間で一二パーセントだ。三つ揃えてもっていればほぼ一〇〇パーセントだ。ジーン・ガブリルは最低でも二つもっている。バランスが不良。歩行器は不要だが、入室するときに足を左右に広げて歩いてきたのを彼は見ていた。足は腫れていた。足爪は伸びたままだった。つま先に傷がいくつかあった。踵の皮膚は厚く、丸く硬く盛り上がっていた。

薬も五種類飲んでいた。それぞれが有用なことは間違いないが、一緒になれば、ふらつきのような副作用を生じてしまう。さらに、降圧剤の一つが利尿剤で、しかも飲水量が少ないようだった。脱水のリスクがあり、それでフラつきがひどくなる。ブルドー医師が診たとき、舌は骨のように乾燥していた。

よかったのは、筋力低下が軽いことだ。椅子から立ち上がるとき、肘掛けを手で押さずに体を起こしていましたからね、と医師は言った。単に立ち上がった――筋力がよく保たれていることのサインだ。しかし、聞いた範囲の一日の暮らしぶりからは、食べる量が体力を維持するのに必要なカロリーに達していないようだ。最近、体重に変化がないか、医師は彼女に尋ねた。この半年で三キロ体重が減ったと言う。

どんな医者でも医者の仕事は、QOL、生活の質をサポートすることだ、ブルドーは後で私に話してくれた。それには二つの意味がある――できるかぎり、疾病による破壊を受けないようにすることと社会に積極的に関わっていけるような十分な能力を確保することだ。大半の医師は疾病を治療し、後はそれだけでなんとかなると思っている。そして、もしそうならなかったら――もし患者が老衰し、介護施設に向かっていっているとしたら――まあ、それ自体は実際には医学的問題ではないね？

でも、老年科医にとってそれが医学的問題だ。体と精神が加齢することは誰にも止められないが、なんとかする方法はあるし、最悪な結果だけからは逃れることもできる。それで、ブルドー医師は足専門の医師に紹介状を書き、ガブリルが四週ごとに受診し、足の状態が保たれるようにした。薬の中で省けるものはなかったが、利尿剤を脱水を起こさないような降圧剤に変えた。昼にスナック菓子を食べるように彼女に勧めて、家の食料置き場から、低カロリー・低コレステロールと銘打った食品をなくしてしまうこと、家族や友人が食事に付き合ってくれるかどうか聞いてみることも促した。「一人で食べるのは刺激がないからね」と彼は言う。そして、これでうまく行ったかどうかチェックするために三カ月後にまた受診するように話した。

約一年後、ガブリルと長女にまた会った。彼女は八六歳になっていた。よく食べるようになっていて、一キロ体重が増えたぐらいだった。人の手を借りずに自宅での気楽な一人暮らしをしていた。転ぶことはまったくなかった。

アリスが転ぶようになったのは、私がユーゲン・ブルドーやジーン・ガブリルに会い、できたかもしれない可能性を理解したときよりもずっと前のことだ。私を含めて家族の誰一人として、彼女の転倒が重大な警告であったことや、ちょっとしたシンプルな工夫で彼女が望んでいた自立した生活を維持できたり、もう少し長く延ばせたりできたことに気づいていなかった。主治医もまったく理解していなかった。事態はただ悪くなるばかりだった。

つぎは転倒ではなく、交通事故だった。自宅のガレージからシボレー・インパラを出すときに道路を突っ切ってしまい、縁石を乗り越え、前庭も通り過ぎ、隣家の生け垣に突っ込むまで車を止められなかった。ブレーキとアクセルを踏み間違えたのだろうと家族は考えた。アリスはアクセルがひっかかって戻らなかったと主張した。運転が上手だと信じており、年齢のせいで問題が起こったと他人が考えるのが嫌だった。

ツタが壁を這うように体も衰えていった。一日一日では変化には気づかない。適応してしまう。そして何かが起こり、もはや前と同じではないことがとうとう明白になる。転倒ではなかった。交通事故でもなかった。代わりを詐欺師がやってくれた。

交通事故からあまり経っていないころ、アリスは庭仕事のために二人の男を雇った。値段は相場どおりだったが、二人はアリスはいいカモになると考えた。作業を終えた後、アリスに一〇〇〇ドルを払えと言い出した。彼女は躊躇した。お金について注意深く、よく考えるほうだったのである。しかし、二人の男は怒り、脅し、彼女を追い詰めて、小切手を切らせた。アリスは震え上がったが、同時に恥ずかしくてこのことを誰にも話さなかった。自分だけの秘密にしておこうと考えたのである。翌日の夕方、二人の男がまたやってきて、もっと払えと要求した。逆らったが、最後はまた小切手を切ることになった。最終的に合計額は七〇〇〇ドル以上になった。彼女は誰にも言わなかったが、近所の人がアリスの家の玄関での大声を聞いて、警察を呼んだ。

警察が来たときには二人の男は立ち去っていた。警官はアリスから調書をとり、さらに捜査すると約束した。それでもまだ彼女は起こったことを家族に言いたがらなかった。しかし問題だとはわかっていて、しばらくしてから、とうとう私の義父、ジムに話した。

ジムは犯罪を通報してくれた近所の人から話を聞いた。みな、アリスのことを心配していた。一人でやっていけるようには見えなかった。インパラが生け垣に突っ込んだ以外にも、あれやこれやがあった。ゴミ出しのように日常のことでもうまくできなくなっているのがご近所には見えていた。

警察は二人の詐欺師を見つけ、重窃盗罪で逮捕した。二人は有罪になり、刑務所に入れられた。これでアリスも満足するはずだった。しかし、全体の成り行きをみれば彼女が弱っているのは明らかだった。彼女が終わったことにしようとしても、できごとは蘇り、いつまでも残っていた。

詐欺師が捕まって間もないころ、ナーシング・ホームに一緒に行こうとジムはアリスを誘った。どんなところか見るだけだ、とジムは言った。しかし、二人ともこれからどうなるか知っていた。

衰えは人の運命である――いつの日か死がやってくる。しかし、人の中の最後のバックアップ・システムが壊れるまでは、そこまでの道を医療によって変えることができる。一気に下る断崖にすることも、緩やかな下り坂にして、生活の中でもっとも大切なことができるようにすることも可能である。医療に携わるわれわれのほとんどがこの可能性を考えていない。特定の個別の問題を取り上げるのは得意である――大腸がんや高血圧、膝関節炎など、一つの病気を担当させてもらえれば、それに対して何かできる。しかし、高血圧と膝関節炎、他のいろいろな病気を抱えた高齢女性を担当させられたら――今まで満喫してきた生活を奪われるかもしれない高齢女性である――われわれは何をしたらいいのかわからず、しばしば事態を悪化させるだけに終わる。

数年前、ミネソタ大学の研究者が七〇歳以上の五六八人の男女を対象にした臨床研究を行った。[26] 介護なしで一人で生活できているが、慢性疾患や最近発症した病気、認知症のために、生活機能障害に陥るリスクが高い人たちである。同意を得て、半数の対象者をランダムに選び、老年科の看護師と医師のチームによる治療を受けさせた。老年期管理の科学とスキルに長けたスタッフばかりである。残りの半分は通常の内科医が治療を担当した。生活機能障害のリスクのことは伝えてある。一八カ月間で両方のグループの一〇パーセントが亡くなった。しかし、老年科チームに診てもらった患者は機能障害に陥る割合が二五パーセント低く、うつ病を起こす割合が半分だった。訪問看護を必要とする割合も四〇パーセント低かった。

これは目を瞠る結果である。もし、科学者が何かの装置を開発してこの結果を得たのなら――自動虚弱《フレイル》解消装置とでも呼べばよい――、寿命を延ばすことはないが、ナーシング・ホームに入ったり、惨めなうつ状態になったりする可能性をカットすることもできる。みんな欲しがるだろう。開胸手術を受け、心臓にその装置を埋め込まれることになっても文句は言わないだろう。七五歳以上のすべての人が装置を手に入れられるようにピンク・リボンのキャンペーンをするかもしれない。国会はなぜ四五歳の中年には装置を埋め込めないのか、その理由についての公聴会を開くことになるだろう。医学生は虚弱《フレイル》解消専門医になることをジョークのネタにするだろう。そして製造メーカーの株はウォール街によって仕手株にされるだろう。

実際は装置ではなく単なる老年科である。老年科チームは肺生検や腰椎手術、自動虚弱《フレイル》解消装置を埋め込んだりしない。やることは薬をシンプルにすることだけだ。関節炎が収まっているかどうかチェックする。足爪が切られているか、食事がきちんとしているかを確かめる。孤立のシグナルに気を配り、ソーシャルワーカーを訪問させて家が安全かどうか確かめる。

こうした仕事に社会はどう報いているのだろうか？　ミネソタ大学スタディの主任研究者である老年科医チャッド・ボールトが教えてくれる。専門的な老年科医療によって人の生活をどれだけ改善できるかを示す研究結果を発表した二、三カ月後に、大学は老年科を閉鎖した。

「大学は赤字を支えられないとだけ言っていたね」、今はボルティモアにいるボールトは言う。ジョンズ・ホプキンス大学公衆衛生学部に移籍したのである。ボールトの研究によれば、老年科医療を提供することで経費節約分を考慮しても患者一人あたりの平均で一三五〇ドルの余計な負担が病院側にかかる。メディケア〔高齢者医療保険〕はこの費用をカバーしてくれない。おかしなダブル・スタンダードである。二万五〇〇〇ドルかかるペースメーカーや冠動脈ステントが医療費支払側にとって節約になるという主張は聞いたことがない。患者にとってよいかもしれないぐらいでカバーしてもらえる。一方で、実力証明済みのミネソタ大学老年科チームの二〇人強は求職活動を余儀なくされた。米国内のあちこちの医療センターが老年科部門を縮小したり、閉鎖したりしている。ボールトの知り合いの大半が、老年科研修の経歴を表に出さないようになった。高齢患者が多くなりすぎると困るからである。「経営的に難しすぎるんだ」ボールトは言う。

しかし、老年科の惨憺たる財政状態はもっと深刻な現実の一症状にすぎない――優先順位を変えてほしいと要求する国民がいない。みんな新しい装置を好み、保険で払ってくれと政治家に陳情する。元に戻ると約束してくれと医師に求める。しかし、老年科医には？　老年科医をもっと増やせと要求する人はいるのか？　老年科医がすること――老年期での復元力と先細りしながら生き延びる余力を強めること――は困難で、できることはたかが知れている。身体とその変化に注意を払うように老年科医は指示する。栄養や薬、生活状況にも気をつけてくれという。そして、生活を再構築するために必要な小さな変化を可能にするために、元には戻せない生活と回避不可能な衰弱について私たち各人がよく考えてくれという。いつまでも歳を取らないことは可能だというファンタジーが世間に流行っている中で、老いることを嫌でも受け入れろと老年科医は要求する。

老化とそれによる苦い現実をどう扱うかはフェリックス・シルバーストーンにとってのライフ・ワークである。半世紀の間、国を代表する老年科のリーダーだった。私が彼に会ったとき、彼自身も八七歳だった。自分の心と身体がくたびれてきていることを自分で感じていて、彼が自分のキャリアをかけて研究してきたことはもはや他人事ではなかった。

フェリックスは運がよかった。六〇代のとき心臓発作を起こし、その結果、心機能が半分になったが、その後も仕事を止めずにすんだ——七九歳のときに心停止になりかけたが、それでも仕事をやめなかった。

「ある夕方、家でくつろいでいるとき、急に動悸がするのに気づいたんだ」、彼は私に話してくれた。「読書していただけなのに、二、三分後には息苦しくなった。ちょっとしてから、胸が重苦しくなった。自分で脈をとったら、二〇〇を越えていた」

フェリックスは激しい胸痛のさなかでも自分の脈を取れるような男である。

「救急車を呼ぶべきかどうか、妻とちょっと話し合って、結局呼ぶことにしたんだ」

フェリックスが病院に着いたとき、心拍を回復させるために担当医は電気ショックを行わなければならなかった。心室性頻脈があり、胸部に自動除細動器が埋め込まれた。二、三週後には気分が元に戻り、主治医はフルタイムの仕事に戻ってよいと伝えた。心臓発作と何回かのヘルニアの手術、胆石手術、熱中していたピアノ演奏を止めざるを得なくなった関節炎、一七〇センチの身長を八センチ縮めた脊椎の圧迫骨折、難聴の後も臨床を続けた。

「電子聴診器に変えたんだ」彼は言った。「面倒だが、とてもよくできているよ」

八二歳になり、とうとう引退しなければいけなくなった。彼の健康のせいではない——妻のベラのためだった。結婚して六〇年以上になる。ブルックリンのキングス郡病院でフェリックスがインターンをしているとき、栄養士だったベラに出会った。フラットブッシュで二人の息子を産み育てた。二人が家を出た後、ベラは教員免許をとって学習障害のある子どもたちのための仕事をするようになった。七〇代のとき、網膜障害のために視力が低下し、仕事を止めざるを得なかった。一〇年後、ほぼ全盲になった。妻を一人で家に置いておくのは危険だと感じて、二〇〇一年にフェリックスは臨床を諦めた。マサチューセッツ州カントン市、ボストンの郊外にある退職者コミュニティのオーチャード・コーヴに二人は引っ越した。息子たちとも近くなった。

「これだけのことを乗り越えられるとは思ってもいなかったな」、フェリックスは話し出した。加齢による生活の変化がどれだけ大変なことか、患者の診療を通じてフェリックスは知っていた。

最後の患者を診察しながら引っ越しの片づけをする間、フェリックスは死にゆくような気になっていた。

「自分の人生が奪われ、家も奪われ」、彼は語る。「辛かったね」

オーチャード・コーヴのメイン・ロビーにある図書室にフェリックスと私は座っていた。絵が描かれた窓から光がこぼれ、壁には趣味のよい絵が飾られ、布貼りされたフェデラル・スタイルの肘掛け椅子が置かれていた。歩いている人に七五歳未満が一人もいないことを除いて、上品なホテルのようだった。フェリックスとベラは森が見える広い2LDKのアパートメントを借りていた。居間にはフェリックスのグランドピアノと机、いまだに購読している医学雑誌の山があった——「心の栄養だ」、彼は言う。夫婦の部屋は自立生活ユニットだった。掃除とシーツ交換、夕食は毎夕に施設がしてくれる。必要が生じれば介護付きに変更することができ、毎日介護士が三食と一時間世話をしにきてくれる。

　これは平均的な退職者コミュニティではないが、平均的なものでも年間で三万二〇〇〇ドルの賃料がかかる。その上、入所時一時金に六万から一二万ドルかかるのが普通だ。その一方で、八〇歳以上の世帯の収入の中央値は一万五〇〇〇ドルに過ぎない。長期療養型施設に住む高齢者の半数以上は費用を賄うために貯蓄のすべてを取り崩し、政府の補助——福祉に頼らざるを得ない。最終的には一年以上をナーシング・ホーム（インディペンデント・リビング〔食事付き高齢者住宅〕の五倍以上の費用がかかる）で過ごすのが平均的なアメリカ人である。フェリックスはなんとしてでも、そうなるのを避けたかった。

　彼は日々経験する変化を客観的に記録するようにしていた。老年科医がするのと同じである。自分の皮膚が乾燥していくのに気づいた。匂いの感覚がなくなった。夜間の視覚が衰え、疲れやすくなった。歯がなくなっていった。しかし、自分にできることは自分でした。皮膚のひび割れを防ぐためにローションをつけた——暑熱から身を守った——週に三回、運動用自転車《エクササイズバイク》をこいだ——年に二回歯科受診した。

　彼がもっとも気にしたのは脳の変化である。「前のようにクリアには考えられないんだ」と言う。「前はニューヨーク・タイムズを三〇分で読めたんだ。今は一時間半かかる」。それでも、以前のように内容を理解できているかどうかわからず、記憶の障害もあった。「前に読んだところに戻って見ると、そこを読んだ覚えはあるんだが、内容をまったく覚えられないときがあるんだ」、彼は言う。「短期記憶の問題だ。信号を受信し、脳に留めておくのが難しくなっている」

　以前に自分の患者に教えていた方法を彼は使っていた。「自分がやっていることに注意を意図的に向けるよう努めている、自動的にやるのではなく」、彼が教えてくれた。「自動的な動作はまだ大丈夫だが、昔のようにはそれに頼っていられない。たとえば、何か別のことを考えながら、服を着て、それで全部ちゃんと身につけているかを確認するのは無理なんだ」。普段より丁寧に動作するという戦略はいつも上手く行くわけではないと彼もわかっていた。会話の間、同じ話を二回することが何度かあった。どれだけ新しい道に戻そうとしても、彼の思考の流れは同じ轍《わだち》の中にはまり込んでしまい、そこから抜け出せない。老年科医としてのフェリックスの知識ゆえに、彼は自分の衰えを認識できていたが、だからといって受け入れられるわけではない。

「ときどき、気分がブルーになるね」と彼は言う。「反復性うつ病エピソードに罹っているんだと思う。何もできなくなるほどじゃないけど、でも……」。どう表現するかしばらく迷っていた。「不快だね」

限度があるとわかっていても彼が続けられるのは目的を持っているためだ。医学を続けたのとまったく同じ目的だと彼は言う――身の回りの人の役に立つこととある意味で同じだ。彼自身がオーチャード・コーブに入る二、三カ月前まで、同所での健康サービスを向上させる委員会に入っていた。退職した医師のためのジャーナル・クラブを作った。若い老年科医師が最初の独自研究をするのを指導したりした。DNR〔蘇生措置拒否〕指示についてのレジデントの態度についての調査だった。

さらに大切なのは、子どもや孫に――その上何よりもベラに――対する責任感である。失明と記憶障害のために、ベラは何事も人に頼る必要があった。夫がいなければ彼女はナーシング・ホームに入っていただろう。フェリックスは妻の着替えを手伝い、薬を管理していた。朝食と昼食をつくってやっていた。散歩と医師の診察に連れ出した。「今は彼女が私の目的だ」と言う。

ベラは夫のやり方がいつも好きだったわけではない。

「常に口論しているよ――二人とも何かにつけて自分が、となるんだ」。フェリックスは言う。「でも、同じように譲り合う」

この責任を彼は重荷と感じていなかった。自分自身の生活の幅が狭くなりながら、妻の面倒をみることがフェリックスの自尊心を支える中心になった。

「私は妻の専属介護者だ」と言う。「嬉しいんだ」。そして、この役割があることで、自分の能力の変化に注意深くあらねばならないという彼の感覚が高められていた。彼自身が自分の限界について正直でなければ、妻の役には立てない。

ある夕、フェリックスは私を食事に誘ってくれた。ダイニング・ホールはフォーマルなレストラン風で、予約席とテーブル・サービスがあり、上着着用が義務づけられていた。私は病院の白衣を着ていたので、給仕長から紺色のブレザーを借りなければ席に着けなかった。フェリックスは茶色のスーツと薄いグレーのオックスフォードシャツを着て、ベラに腕を貸していた。彼女はフェリックスが選んだ膝丈の青い花柄ドレスを着ていた。ベラは感じがよく、おしゃべりで、若々しく見える目をしていた。しかし、いったん席に着くと、メニューはもちろん目の前の皿も見つけられなかった。フェリックスは彼女にワイルド・ライスのスープとオムレツ、マッシュ・ポテト、マッシュ・カリフラワーを注文した。「塩抜きで」とウェイターに頼んだ。ベラには高血圧がある。自分にはサーモンとマッシュ・ポテトを注文した。私はスープとロンドン風チキン・グリルを頼んだ。

料理が来ると、フェリックスはそれぞれの料理が時計の時刻の位置にあるようにし、ベラに取り方を教えた。手にフォークを持たせた。そして自分の食事を食べはじめた。

二人ともゆっくり嚙むように気をつけていた。最初にベラが喉につめた。オムレツだった。彼女の目に涙が浮かんだ。咳き込みはじめた。フェリックスは彼女の口元に水の入ったコップを持って行った。一口のんで、なんとかオムレツを流し込んだ。

「歳を取るにつれて、脊柱前弯症のせいで頭が前にせり出してしまう」。フェリックスは私に説明した。「だから、まっすぐ前を見ようとすると首の位置がまるで天井に誰かいるのを探しているような感じになる。上を見ているときに飲み込むのを試してみたらいい――おそらく喉に詰めてしまうだろう。これは高齢者にはあたりまえに起こる問題だ。まわりの音をよく聞け」。ダイニング・ホールでほぼ一分おきに誰かが食事を喉に詰めている音がするのに気づいた。フェリックスはベラに向き直った。「なあ、おまえ、いいか、下を見ながら食べるようにするんだ」

しかし、二、三口食べた後、フェリックス自身が喉に詰めてしまった。サーモンだった。咳き込みはじめた。顔が真っ赤になった。なんとか咬み残りを吐き出すことができた。呼吸が落ち着くまでに一分かかった。

「自分が自分のアドバイスを守ってなかった」と言った。

フェリックス・シルバーストーンが加齢による障害をものともしていないことは疑う余地がない。そもそも八七歳まで生きていることだけでも単純に凄い。そして、人生を通じてセルフ・コントロールを保っていることも特筆すべきだ。彼自身が老年科診療を始めたとき、彼のような病歴をもった人が八七歳になるまで自立して生活し、障害をもった妻を世話し、医学研究に貢献しつづけるというのは、ほとんど想像もできなかったのである。

一つにはフェリックスが幸運だったからだ。たとえば、記憶力はそこまで悪くなっていない。しかし、加齢の管理も自分でうまくやってきていた。彼の目標は控えめである――医学的知識と彼の体が許すまでの妥当な生き方である。貯蓄し、早期退職せず、それゆえ経済的に余裕がある。社会的なつながりを保ち、孤立を避けた。骨と歯、体重のチェックを続けた。そして、自分の自立を助けてもらえるような、老年期医療のスキルがある医師を探し出した。

老年期医学教授のチャッド・ボールトに、急増する高齢者に対して十分な老年科医を確保するためには何ができるだろうかと尋ねた。「何もない」と答えた。「もう遅すぎる」。老年科のスペシャリストを育成するには時間がかかるし、今でもはるかに少なすぎる。老年期研修を修了する医師は米国全体で年間三百人を下回る。[27] 引退する医師を補うだけでもとても足りない。この先一〇年間の需要には及びもつかない。老年科精神科医や看護師、ソーシャルワーカーも同様に必要だが、同じように足りていない。米国以外の国での状況は多少違うが、たいていのところでは米国よりも悪い。

しかし、ボールトはまだ別の戦略をたてる時間があると信じている——老年科医に対して、自分自身で診療するのではなく、プライマリケアの医師や看護師に対して超高齢者に対するケアのトレーニングを行うように仕向けるのだ。たとえ、それが身の丈に合わない注文だとしても——医学生の九七パーセントは老年期医学の授業を受けていないし、この計画のためには老年科専門医の診療行為ではなく、教育行為に対して国が対価を支払うという変化が必要になる。しかし、もしそうなれば、すべての医学部や看護学校、ソーシャルワーク学部、内科研修プログラムに老年科コースを設置できるだろうとボールトは予測している。「われわれは何かしなくちゃいかん」。彼は続ける、「高齢者の生活を現在よりもよくすることは可能なのだから」。

「まだ運転ができるんだよ」、一緒に夕食を取った後に、フェリックス・シルバーストーンは私に教えてくれた。「運転も上手いんだ」

二、三マイル離れたストートンまで行って、ベラの処方を受け取りに行く用事に、私も付き添わせてくれと頼んだ。彼の車は一〇年目のトヨタ・カムリ、オドメーターは三万九〇〇〇マイルを刻んでいたオートマ車である。外観も内装も新品同様だった。狭い駐車スペースからバックで車を出し、ガレージから手際よく出た。手に震えはなかった。新月の闇に包まれたカントンの通りを走りながら、赤信号ではきちんと車を止め、そうすべき場所ではウィンカーを出し、右左折にためらいはなかった。

正直、私は事故を起こすのではと身構えていた。八五歳以上のドライバーが重大な交通事故を起こすリスクは一〇代のドライバーの三倍を越える。[28] 超高齢者は道路では最高に危険なのだ。アリスが車を廃車にしたことを思いだし、近所の庭で子どもが遊んでいなかったことはどれだけ運がよかったか考えていた。一、三カ月前、ロサンゼルスでジョージ・ウェルナーが殺人罪で有罪になった。[29] アクセルとブレーキペダルを踏み間違えて、サンタモニカ・ファーマーズ・マーケットの買い物客の行列に彼のビュイックを突っ込ませたのだ。一〇人が死亡し、六〇人以上が怪我をした。彼は八六歳だった。

しかし、フェリックスの運転には問題がなかった。運転中に一回だけ、工事中の交差点であいまいな道路標示のために車線がわからなくなり、対向車線に入って行きそうになった。フェリックスは速やかに車の向きを変え、もとの正しい車線に戻した。自分の運転能力に頼ることができるのは、あとどのくらいの間なのかは言わずもがなだろう。いつの日か、愛車のキーを捨てなければならない時が来る。

けれども、今、この場では彼は気にしていなかった――車を走らせることを単純に喜んでいた。一三八号線に入ったとき、夕方の交通量は少なめだった。四五マイル時の速度制限をちょっと超えるぐらいのスピードでカムリを駆った。窓ガラスを下ろして肘を窓枠にかけた。風は透明で涼しく、舗装路に響くタイヤの音を二人で聞いていた。

「素晴らしい夜だ、そうだろう?」彼は言った。

3
依　存

高齢者にとって怖いものは死ではない、と超高齢者が教えてくれる。死よりも、いずれ起こってくること――聴覚や記憶、親友、自分らしい生き方を失うことが怖い。フェリックスが私に言ったように、「老いるとは喪失の連続だ」。小説『エブリマン』の中で、フィリップ・ロスがもっと辛口に言い表している――「老いは闘いではない。老いは虐殺だ」。

運と几帳面さがあれば――食事に気をつけ、運動し、血圧を保ち、必要なときには受診したりしていれば――かなりの人が人の手を借りずに長く生きていける。しかし最後には、身体的にも精神的にも自分一人では日々の些事を処理できなくなるぐらい能力が衰えていく。突然ころっと死ぬ人はごくわずかで、大半の人は自立が不可能なぐらい衰え、弱った期間を長く過ごさなくてはいけない。

このような最後を考えるのが好きな人はいない。その結果、大半の人は備えをしていない。介護が必要になったときにどう生きるかについては、何をするにしてももう手遅れというときまで、一瞥する程度でめったに注意を払わない。

フェリックスがこの曲がり角にさしかかったとき、補整靴を履くべき足は彼の足ではなかった。ベラの足である。一年一年、不自由になっていく彼女を私も見ていた。フェリックスは九〇代になっても驚くほど健康だった。医学的な危機はなく、毎週の運動メニューをこなしていた。神学校の学生相手に老年期医学の授業とオーチャード・コーヴの保健委員を続けた。車の運転もやめなかった。しかし、ベラは衰えつづけた。視力を完全に失った。聴力は悪化した。記憶障害は顕著になった。夕食を一緒にしたとき、私が前に座っていることをベラに二度以上教えなければならなかった。

フェリックス夫婦は失ったものを惜しんだが、同時にまだあるものを喜んでいた。ベラは私や他のよく知らない人のことを覚えられないかもしれないが、人とともに過ごし、会話することを楽しみ、求めていた。さらに、二人には何十年と続く二人だけのプライベートな会話があり、それは止むことがなかった。妻を介護することにフェリックスは大きな目的を見いだしており、彼女も同様に夫のために生きていることに意味を感じていた。お互いが実際に存在していることがお互いの癒やしになっていたのである。フェリックスがベラを着替えさせ、風呂に入れ、食事介助をした。歩くときは手をつないだ。夜は互いに腕枕をして横になった。しばらく身体を互いにすり寄せ合ってから、深い眠りに落ちた。この瞬間が、フェリックスは言う、残っているとても大切なものの一つだ。連れ添ってからもうすぐ七〇年になる今までの年月の間で今が一番、二人がお互いをよく知り、愛し合っている、と言う。

しかし、ある日の経験から、この生活がいかに脆くなっているかを二人は目の当たりにすることになった。ベラが風邪を引き、分泌物が耳に溜まった。鼓膜が破れ、耳がまったく聞こえなくなった。たったこれだけで二人の間の糸は完全に断ち切られてしまった。目と記憶の障害に加えて、耳も聞こえなくなったことでフェリックスはベラとのコミュニケーションがとれなくなった。ベラの手に字を書いて伝えようとしたが、彼女には理解できなかった。単純な作業——着替えなど——が彼女を悪夢のような混乱に陥れた。基盤になる感覚を失ったことで時間の感覚も失われた。昏迷がひどくなり、時には妄想的になったり、興奮したりするようになった。フェリックスでは介護できなくなった。彼は疲れと不眠で疲弊した。

何をすればよいのかわからなかったが、このような状況に対処する仕組みはあった。施設のスタッフは彼女をケア付き介護ユニット——要介護者フロア——に移すことを勧めた。フェリックスはそれは考えることも嫌だった。ノー、と返事した。ベラは私と一緒の家で過ごすのだ。

移動させるまえに猶予期間があった。二週間半の試練のあと、ベラの右耳の鼓膜が治癒した。左耳の聴力は完全に失われたものの、右耳は再び聞こえるようになった。

「コミュニケーションはさらに難しくなったが」、フェリックスは言う。「最低限、可能だ」

もし、またベラの右耳が聞こえなくなったり、あるいは他の何か大変なことが起こったとしたら、どうするつもりかとフェリックスに尋ねると、彼はわからないと言う。「ベラの世話が私に手に負えなくなったときに何が起こるかを考えるのが怖い」、と彼は言う。「あまり先のことは考えないように努めている。来年のことは考えない。それだけでも憂うつになるから。来週のことだけ考えるようにしている」

これは世界中のすべての人が辿る道であり、その気持ちもわかる。

しかし、それは裏目にも出やすい。遅かれ早かれ、怖れていた危機がやってくる。二人が一緒に散歩しているとき、突然ベラが倒れた。フェリックスには何が起きたのか見当がつかなかった。二人はゆっくり歩いていた。地面は平らだった。彼はベラを腕で支えていた。しかし、ベラはぐしゃっと潰れるように倒れ、両側の腓骨——膝から踵の外側にある長くて細い骨——を骨折した。救急室の医師は膝の上から両足にギブスをはめた。フェリックスがもっとも恐れていたことが起こったのである。ベラが必要とする介護は彼にとっては途方もないことになってしまった。ベラを要介護者フロアに移さざるを得なくなった。二四時間、介護士と看護師が世話をしてくれる。

読者の中には、身体的介護の負担が軽くなることによって、ベラとフェリックスがほっとしたはずだと思う人がいるかもしれない。しかし、実際の経験はもっと複雑だった。一つには、介護スタッフは専門職以上でも以下でもない。フェリックスが長い間、苦心してきた作業——入浴や排泄、着替えなどなど重度の障害をもった人に必要なすべての日常生活のサポート——の大半をスタッフが引き取った。ベラといるときも、一人のときでも、自分の時間を気ままに使えるよう、フェリックスの負担がないようにした。しかし、こうしたスタッフの努力のひとつひとつのせいで、スタッフの存在自体がフェリックスとベラをいらつかせるようになった。あるスタッフはベラを人としてではなく、患者として扱うことが多かった。髪の漉き方一つをとっても、彼女なりの好みのやり方があるが、誰もそれを知ろうとはしなかった。どう食事を切り刻めばベラが難なく飲み込めるか、どう座らせれば快適に感じるか、どう着替えさせれば喜ぶか、それぞれについてベストのやり方をフェリックスが編み出していた。しかし、そのやり方をフェリックスがスタッフにどれだけ教えようとしても、ほとんどのスタッフはポイントを理解しなかった。イライラのあまり、時にはスタッフがベラにやったことをフェリックスが自分で最初からやり直すことがあり、双方に衝突と反感が生じた。

「みんなそれぞれのやり方をやっていたんだ」、フェリックスは言う。慣れない環境がベラを混乱させることも心配していた。数日後、ベラをまた元の家に戻すことに決めた。どう彼女を扱うか、自分で考えればよいと思った。

二人のアパートと要介護者フロアの場所は階が違うだけである。しかし、それが大きな変化をもたらした。どこがどう違うのかを正しく示せる人はいない。フェリックスは二四時間、ケアに当たる看護師や介護士を雇い入れることになった。そして、ギブスが外れるまでの六週間はフェリックスを身体的に疲弊させた。しかし、安心もした。

フェリックスとベラは生活を取り戻したように感じた。ベラにとっては、自分の場所で、自分のベッドにいて、夫もそばにいることが大切だった。そして、それが彼にとっても重大な意味をもった。なぜなら、ギブスが外れてから四日後、再び歩くようになってから四日後、ベラが亡くなったからだ。

ランチのために二人は座った。ベラはフェリックスに向き直り、言った、「調子がよくないの」。そして、倒れた。救急車がすぐに来て、近くの病院へ運ぼうとした。フェリックスは救急士を邪魔したくなかった。彼らのするに任せて、後から自分の車で追いかけた。救急車が病院に到着してから、彼の車が到着するまでの短い間に、ベラは息を引き取った。

三カ月後にフェリックスに会ったとき、彼はまだ気落ちしていた。「まるで自分の身体の一部がなくなったみたいに感じるよ。手足がもがれたみたいだ」、と彼は私に語る。声は枯れ、目を真っ赤に腫らしていた。しかし、一つ、大きな癒やしがあった――ベラは苦しまなかった。人生最後の数週間を長く愛した暖かみのある家で平安に過ごすことができた。介護病床の中で、自分を失い混迷した患者としてではなく。

自宅を離れることについてはアリス・ホブソンも同じように嫌がっていた。わが家こそが自分が所属し、自分が自分の人生の主人公だと感じられる場所だった。しかし、不審な男たちに金を脅し取られた事件以降、一人暮らしを続けることは安全とはいえないこともはっきりしていた。私の義父は祖母と介護施設を見学することにした。「母はどうでもいいよ、という感じだった」とジムは言っていたが、アリスはまわりに合わせるつもりだった。ジムはアリスの好みに合った場所、やっていけそうな場所を見つけると勢い込んでいた。

しかし、そうなるはずはなかった。起こったことを後で知ってから、その理由が次第に私にもわかってきた――そしてそれが、今ある要介護者・障害者に対するケアのシステム全体に対する疑問につながっているのだ。

家族が車で行き来できる範囲で、アリスの家の売却代金で賄える施設をジムが探した。「継続ケア」を提供してくれる施設をジムは望んだ――私がフェリックスとベラに会ったオーチャード・コーヴのようなところで――自立生活できるアパートメントに、何かあればすぐに人を呼べる二四時間介護付きのフロアが隣接しているものである。近所から遠方、営利から非営利まで、さまざまな見学先を見つけてきた。

最終的にアリスが選んだのは高層ビルに入った高齢者向け住宅である。ここではロングウッド・ハウスと呼ぶことにする。聖公会に所属する非営利の施設である。ジムの家からは車で一〇分しかかからない。コミュニティは活発で人も多かった。アリスと家族にとっては、ここが飛び抜けてよい場所に見えた。

「他のところはたいてい儲け主義だった」、ジムは言う。

一九九二年秋、アリスは入居した。1DKの自立生活アパートは私が思っていたよりも広かった。フルサイズのキッチンがついており、アリスのダイニング・セットを置くのに十分な広さがあり、さらに採光もたっぷりだった。私の義母であるナンは内装の塗り直しを確認してから、前から母親が使っていた部屋飾りを取りつけ、家具と絵の設置を手伝った。

「部屋に入ってから、そこに自分のものがいつもの場所にあるのを見つけるのは、とっても意味があるのよ――キッチンの引き出しに自分のナイフとフォークが入っているように」とナンは言う。

しかし、入居の二、三週間後に見に行ったとき、アリスは幸せそうにも順応したようにも見えなかった。一言も文句を言わなかったし、怒りや悲しみ、苦しみを含むことは何も言わなかったが、前には見たこともないような引きこもり方をしていた。アリスはアリスのままだったが、目の奥の光が失われていた。

最初、私は車と自由がなくなったせいだと思った。ロングウッド・ハウスに入居したとき、彼女はシボレー・インパラも持ち込んできていて、運転する気満々だった。しかし、入居して一番最初の日、近所に買い物に出かけて帰ろうとしたとき、車がなかった。警察に電話し、盗まれたと訴えた。警察官が到着し、調書をとり、捜査を約束した。しばらくしてジムが到着した。彼がふと思いついて、隣接するジャイアント・フード・ストアの駐車場を探してみた。車はそこにあった。アリスは混乱して違うところに駐車し、そのことに気づかなかったのだ。あまりに恥ずかしくてアリスは運転を諦めることにした。一日で、彼女は車とわが家を失ったのだ。

しかし、アリスの喪失感と悲哀を増したものは他にもっとあるようだった。キッチンはあったが、料理するのを止めてしまった。ロングウッド・ハウスのダイニングルームでみなと一緒に食事をとったが、わずかしか食べず、体重は減り、話し相手はいない様子だった。グループ活動も避けた。以前は楽しみにしていたものであってもである――自分の教会では参加していたような編み物サークルや読書会、ジムやフィットネスのクラス、ケネディーセンターへの外出などに参加しなかった。もし、本人の気に入るものがなければ、自分から活動を組織することも施設は認めていた。しかし、アリスは自分を閉ざしたままだった。まわりは彼女がうつ病になったと考えた。ジムとナンは母親を医者に連れて行き、薬を処方してもらった。何の役にも立たなかった。グリーンキャッスル通りにあったアリスの昔の家とロングウッド・ハウスの間の七マイルの距離のどこかで、彼女の人生は本人の望まない方向へ根本から変わってしまい、それをどうすることもできないのだった。

ロングウッド・ハウスのような居心地のよいところに住みながら不幸というのは、時代を変えれば冗談のように見える。一九一三年にコロンビア大学の大学院生のマーベル・ナッソーがグリニッジ・ヴィレッジに住む一〇〇人の高齢者の生活状況を調査した[1]――女性六五人、男性三五人である。年金や社会福祉以前の時代には、みなが貧しかった。二七人だけが生活費を自分で賄うことができた――貯金を取り崩したり、家賃収入があったり、新聞売りや清掃、傘修理などの小間仕事をしていた。大半は病気や障害のために働けなかった。

ナッソーがミセスCと名づけた六二歳の未亡人を例にあげよう。家事手伝いで、石油ストーブがひとつあるだけの小さな屋根裏部屋一室の家賃と生活費をまかなっていた。最近、病気のために仕事を止めざるを得なくなり、今は静脈瘤で腫れ上がった足を抱えて寝たきりになっている。ミスSは「尋常ならざる病」に侵され、糖尿病をもつ七二歳の兄と暮らしている。インシュリン治療以前の時代であり、兄は急速に動けなくなり、痩せこけて亡くなった。元港湾労働者の六七歳のアイルランド人、ミスターMは脳卒中で麻痺したまま放置されている。大半が単に「衰弱している」とされている。ナッソーとしては年を取り過ぎて自分の身の回りのこともできなくなった状態だったと言いたかったようだ。

家族が引き受けないかぎり、こうした人たちは当時のいわゆる「救貧院」に入る以外には事実上、選択肢がなかった。[2]こうした施設の始まりは欧米では何世紀もさかのぼる。子どもや使い崩せる資産を持たない、援助を必要とする高齢者にとっては救貧院が唯一のシェルターだった。救貧院に入れられることは気味悪い、醜悪な場所に閉じ込められることだった――当時はみながそう言っていたのである。あらゆるタイプの貧民を収容していた――年老いた貧困者やツキに見放された移民、若いのんだくれ、精神病者――そして救貧院の役割はわがまま勝手や不道徳な行為を犯したとされる「収容者」を働かせることだった。年老いた貧困者に対しては、監督は通常、ゆるめの仕事を割り当てた。しかし、それ以外は他の被収容者と変わりない。夫婦は引き離された。基本的な身体的ケアは存在しない。不潔と荒廃が当然だった。

一九一二年、イリノイ州慈善事業委員会が出した報告書は、某郡にある救貧院を「家畜の収容にもふさわしくない」と表現した。[3] 南京虫に侵されたむき出しの三メートル×四メートルの部屋に年齢などの事情を考慮した様子もなく、男と女に分けられて住んでいた。「ねずみが辺りを走り回っている……食物にはハエが群がっている。……浴槽はない」。一九〇九年のバージニアでは、栄養失調やケア不足、伝染対策の欠如から結核に感染し、看取られることもないまま高齢者が死んでいく様子が報告されている。ケアに使える費用は慢性的に不足していた。その一例として、ある報告書は、徘徊する女性を見張る職員がいないために、一三キロの鉄球と鎖を女性にくくりつけることにした院長のことに触れている。

高齢者にとって、このような施設に入れられる、という考えほど恐ろしいものはないだろう。[4] それでも、一九二〇―三〇年代まで、アリスとリッチモンド・ホブソンが若かりしころ、救貧院の入所者の三分の二は高齢者だった。「金ぴか時代」の繁栄の一方で、このような状況は社会の恥部とみなされるようになった。そして、大恐慌が国全体を巻き込んだ抗議運動を引き起こした。生活を切り詰めて働いて貯めた資産が霧散したことに中産階級の高齢者が気づいたのである。一九三五年、社会保障法が成立し、米国もヨーロッパのような国民年金を創設した国々の一つになった。突如として、未亡人の未来は安泰になり、以前は金持ちだけに許される特権だった引退が大衆現象に変わった。

時を経て、工業国では救貧院は忘れられた存在になっていったが、他では依然として残っている。途上国ではありふれた存在になっている。なぜなら、経済成長によって拡大家族制度が壊れる一方、高齢者を貧困や遺棄から守れるほどの余裕はまだないからだ。インドではそうした施設の存在は無視されていることが多いのだが、最近、ニューデリーを私が訪問したときには容易に見つけることができた。外観はまるでディケンズの本から出てきたかのようだった——あるいは、昔の州報告書の通りだった。

たとえば、グル・ヴィシュラム・ヴリ・アーシュラマはニューデリー南端のスラム街の中にある、慈善団体が運営する老人ホームである。生活排水が道路に溢れ、痩せこけた犬がゴミの山をあさっているような場所にある。ホームは元は倉庫だった——巨大なオープンスペースに、障害のある大勢の高齢者が、簡易ベッドや床に敷かれたマットレスの上で押し合いへし合いしている。まるで大きな切手を張り合わせたかのようにみえた。経営者のG・P・バガートは四〇代、てきぱきした振る舞いとプロフェッショナルらしい外見を持ち、二分おきに携帯電話の呼び出しに答えていた。八年前に神のお告げで施設を開き、寄付で運営していると彼は言う。彼によれば、空きベッドがあるかぎり誰一人として入所を断ったことがない。入所者のほぼ半数は、お金が払えなくて退職者ホームや病院から追い出された人たちである。残りの半数は、ボランティアや警察が見つけてきた道路や公園にいた人たちである。全員、機能障害や貧困などの問題を組み合わせて抱えている。

私が訪ねたとき、百人以上が入っていた。もっとも若くて六〇歳、最高齢は一〇〇歳を超えていた。一階には「中程度」の要介護者が入っていた。その中で、しゃがんだままの奇妙な姿勢で床を這っていたシーク教徒の一人に会った——手を出してつぎに足、また手を出して足とまるでゆっくり動く蛙のようだった。本人によれば前はニューデリーの上流階級地域で電器店を自営していた。娘は会計士、息子はソフトウェア・エンジニアになった。二年前、何かが起こった——彼は胸痛だと言ったが、脳梗塞が続けて起こったようだった。二カ月半入院し、麻痺が残った。医療費が跳ね上がった。家族は見舞いに来なくなった。最終的に病院が彼をここに送ったのである。バガートは、警察を通じて家族に父親が家に帰りたがっていると伝えたという。家族はそんな人は知らないと言った。

狭い階段を二階に登ると、認知症など重度の要介護者が入っていた。老いた男が壁の前に立ち、息の続くかぎりの大声で音程の外れた歌を歌っていた。隣では白内障で目が真っ白になった女性が独り言をつぶやいていた。数人のスタッフが入所者の間を移動して、食事を与えたり、可能なかぎりで体をきれいにしたりしていた。騒音と尿臭に圧倒された。通訳を通じて何人かに話しかけようとしたが、みな混乱していて質問に答えられなかった。近くのマットレスに盲目と聾啞の女性が横たわり、二言三言を繰り返し大声で叫んでいた。何を言っているのか通訳に尋ねた。通訳は首を振った——言葉に意味はない——そして通訳は階段を駆け下りてしまった。彼女には耐えられなかったのである。私の今までの経験の中ではもっとも地獄絵に近い状況だった。

「この人たちは人生の旅の最後にきているんだ」と、大量に並んだ体を見ながら、バガートは言う。「しかし、彼らが本当に必要としているような場所を用意するのは私にはできない」

アリスが生きている間に、工業国の高齢者はこのような運命に陥る恐れがなくなった。豊かさのおかげで、貧困者でもきちんとした食事と専門的な医療、身体リハビリ、そしてビンゴ・ゲームがあるナーシング・ホームに入れるようになった。何百万という障害者と高齢者にとって、救貧院の中からは想像もつかないようなきちんとしたケアと安全な環境が常識になったのである。しかしそれでも、ほとんどの人が現代のナーシング・ホームを、人生の最後を過ごす場所としては恐ろしく荒廃した醜悪とも言える場所だと見ている。私たちは何か別のものを必要とし、求めているのだ。

ロングウッド・ハウスはそのために必要なすべてを有しているように見えた。設備は最新で、安全とケアの評価は最高クラスだった。アリスの区画は彼女の自宅よりも安全で生活しやすくなっていながら、自宅のような心地よさがあった。施設側の配慮は子どもたちや親戚でも安心できるものだった。しかし、アリスには合わなかった。最後までこの場所には馴染めず、受け入れることもなかった。スタッフや家族が何をしようが、彼女はますます惨めになるばかりだった。

どうしてなのか彼女に尋ねてみた。しかし、何が不幸の原因なのか、アリスにも指し示すことができなかった。アリスが一番よく口にした不満は、他のナーシング・ホーム入所者からもよく聞くものだった——「とにかく私の家じゃないから」。アリスにとってはロングウッド・ハウスはマイホームのコピーでしかない。居場所を正真正銘のマイホームと感じられて初めて、水を得た魚のように振る舞えるのである。

二、三年前にワシントン州オリンピアのそばのセント・ヘレンズ山の麓にある自宅から退去することを拒否した八三歳のハリー・トルーマンの話を知った。[5] 一九八〇年三月、火山が噴煙を上げ、揺れ出した。第一次大戦では飛行機乗り、禁酒法時代には密造業者だったトルーマンはスピリット湖のロッジのオーナーを五〇年間続けていた。五年前に妻を亡くした。山裾の五四エーカーの彼の所有地にいるのは彼自身と一六匹の猫だけだった。三年前、雪下ろし中にロッジの屋根から転落し、足を骨折した。医師は「おまえは大馬鹿だ！」とその年齢まで働いていることを責めた。

「そっちが大馬鹿だ！」トルーマンは叫び返した。「俺は八〇歳だ、八〇歳だから自分で決めてやりたいようにする権利があるんだ」

噴火が差し迫ってくると、近辺の住民すべてに対して当局が避難を命じた。しかし、トルーマンはどこにも行く気がなかった。二カ月間、火山は噴煙を上げた。当局は避難区域を山の周囲一〇マイルまでに広げた。トルーマンは頑として動かなかった。はっきりしない、一貫しないこともある学者の言うことを信じなかったのである。彼にとっては、スピリット湖の他のロッジのように、自分のロッジに空き巣が入り、荒らされることが心配だった。そして、何が起ころうとこの家が彼の人生だった。

「もしも、ここが消え去るのだったら、わしも一緒に消え去るのみ」と彼は言った。「どうしてって、このロッジがなくなったら、一週間以内にはわしも死ぬからだ」。バーボンウィスキーとコカコーラを手にしながら歯に衣着せぬ言い方を続ける、彼の頑固一徹な態度にレポーターが引きつけられた。地元警察は彼を逮捕して保護することも考えたが、諦めた。彼の年齢と逮捕した際に警察に浴びせられる批判記事を気にしたのである。トルーマンは友人に「もしわしが明日死ぬんだったら、それで最高の人生だ。何でもやれるだけのことをわしはやったし、何でもわしのやりたいことをやったことになるからな」と話していた。

一九八〇年五月一八日午前八時四〇分に、原爆なみの威力をもった爆発が起きた。大量の溶岩で湖全体が埋め尽くされ、トルーマンと彼の猫、家は下敷きになった。その後、彼は伝説の人になった――ある老人が最後までわが家に留まり、チャンスをものにした。自由な死に方を選べる可能性がほぼ消え去ったかのような時代に、自分のやり方で自分の人生を終えたのである。近くのキャスル・ロックの住人がトルーマンの記念碑を町の入口に建て、今も残っている。アート・カーニー主演によるテレビ・ドラマが放送された。

アリスの前に火山はないが、彼女もそれと同じような状況にある。グリーンキャッスル通りのわが家を諦めることは、何十年にわたって築き上げてきた自分の人生を諦めることを意味していた。さまざまな点でロングウッド・ハウスは前の家と比べて、はるかに安全で生活しやすいのだが、そうした点がアリスにとっては耐え難い。彼女のアパートメントは「自立生活（インディペンデント・リビング）」と呼ばれているのかもしれないが、以前には一度も経験しなかったような枠を押しつけられ、監視もされている。介護者が食べる様子を見ている。看護師が健康状態をチェックする。アリスの歩行の不安定さが増してきたのをスタッフが見つけると、歩行器を使わせられる。アリスの子どもたちにとっては安心材料になるが、アリス自身は世話を焼かれたり指示されたりするのが嫌だった。そして、時が経つにつれて生活に課せられた枠は厳しくなるばかりである。アリスが薬を飲み忘れているのをスタッフが見つけて問題にし、アリスに対して、日に二回看護ステーションに降りてきて、看護師の目の前で服薬するか、そうでなければ自立生活フロアを出て、ナーシング・ホームの病棟に転棟しなければならない、と伝えた。ジムとナンはメアリーという名のパートの介護士を雇い、アリスにつかせるようにした。一人にならないように、転棟を先に延ばせるようにと考えたのである。アリスはメアリーのことが好きだった。しかし、アパートメントに一日何時間も、ほとんど何もすることがないまま一緒にいることをつづけているうちに、アリスはもっと沈み込むようになった。

アリスにとっては、いわば立ち去ることは決して許されない外国に連れて行かれたようなものである。国境警備兵はフレンドリーでにこにこしている。その国の中では、居心地よく過ごせて面倒も見てもらえることが約束されている。しかし、彼女は面倒を見て欲しいわけではなく、自分の思うように生きたいだけだと思っている。にこにこしている国境警備兵はアリスの鍵とパスポートを取り上げてしまった。彼女の家と一緒に、彼女の自由も消えてしまった。

みながハリー・トルーマンを英雄視する。スピリット湖のハリー・トルーマンがロングウッド・ハウスに移ることなどありえない。そして、バージニア州アーリントンのアリス・ホブソンにとっても、移ることはありえないことだったのだ。

超高齢者にとっての行き場所が火山に行くか、人生のすべての自由を捨てるかの二者択一になってしまったのはどうしてなのだろう。何が起こったのかを理解するためには、救貧院がどのようにして今あるような施設に置き換えられたのか、その歴史を辿る必要がある——そして、それは医療の歴史にもなっている。今あるナーシング・ホームは、弱ったお年寄りに悲惨な場所とは違う、よい暮らしを与えようという願いから始まったものではない。全体を見渡し、こんなふうにまわりに問いかけた人は一人もいなかった、「みなが知っているように、人生には自分一人では生活ができない時期というのがある、だから、その時期を過ごしやすくする手段を私たちは見つけなければならない」。このような質問ではなく、かわりに「これは医学上の問題のようだ。この人たちを病院に入れよう。医師が何かしてくれるだろう」。現代のナーシング・ホームはここから始まった。成り行き上そうなったのである。

二〇世紀の中ごろ、医学は急速な歴史的な変革を経験した。[6] それまでは重病人が来たとき、医師は家に帰らせることが通常だった。病院の主な役割は保護だった。

偉大な作家兼医師であるルイス・トーマスが、一九三七年のボストン市立病院でのインターンシップの経験をもとにこのように書いている。「もし病院のベッドに何かよいものがあるとしたならば、それはぬくもりと保護、食事、そして注意深くフレンドリーなケア、加えてこれらを司る看護師の比類ないスキルだ。生き延びられるかどうかは疾病それ自体の自然な経過にかかっている。医学それ自体の影響はまったくないか、あってもわずかだ」

第二次世界大戦後、状況は根本的に変わった。サルファ剤やペニシリン、そして数え切れないほどの抗生物質が使えるようになり、感染症を治せるようになった。血圧をコントロールしたり、ホルモン・バランスの乱れを治したりできる薬が見つかった。心臓手術から人工呼吸器、さらに腎臓移植と医学の飛躍的な進歩が常識になった。医師はヒーローになり、病院は病いと失望の象徴から希望と快癒の場所になった。

病院を建てるスピードは十分ではなかった。米国では一九四六年に連邦議会がヒル・バートン法を成立させ、多額の政府資金が病院建設に投じられることになった。[7] 法の成立後、二〇年間で米国全体では九千以上の医療施設に補助金が下りた。歴史上初めて、国民のほとんどが近くに病院をもつようになった。これは他の工業国でも同様である。

この変革の影響力はいくら強調しても強調しすぎることはない。人類が地球に出現して以来、ほとんどの間、人は自分の身体から生じる苦痛に対して自分自身で対処することが基本だった。自然と運、そして家族と宗教に頼るしかなかった。

医療はいっぺん試してみるかぐらいの種々の手段の一つに過ぎず、他の治療儀式や伝承治療薬と何も変わることがなく、有効でもなかった。しかし、医学が強力になるにつれて、近代の病院はまた別のアイデアを持ち込んできた。ここに行けば、「私を治してくれ」と言えるというわけである。受付を済ませてから、医師や看護師に自分の生活の洗いざらいをつまびらかにする――何を着て、何を食べ、身体のどこがいつうまくいかないか、である。楽しいことばかりではないが、次々と広がる問題に対して、医療は今までにはないいい結果を出すことができる。病院は成長し、感染症を除去し、悪性腫瘍を取り去り、粉々になった骨を再建することができるようになった。ヘルニアや心臓弁、出血性胃潰瘍を治すことができる。身体のトラブルを抱えた人が普通に行く場所になった。高齢者もそうである。

その間、救貧院を終わりにするためには年金制度を確立すればよいと政策立案者は考えていたが、それでは問題はなくならなかった。[8] 米国では社会保障法が一九三五年に成立した後も、救貧院の中の高齢者の数は減ることがなかった。州政府は閉鎖しようとしたが、無理だった。お年寄りが救貧院に吸い込まれてしまうのは、結局のところ単に住居に使う金がないからだけではなかった。彼らがそこにいるのは、あまりに衰え、病み、弱り、呆け、壊れてしまって自分で自分のことができなくなり、そして他のどこからも助けを得られないからである。年金のおかげで、退職後も可能なかぎり高齢者が自立した生活を続けられるようになった。しかし、限りある人生の最後の老衰段階に対しては年金は何もできなかった。

病院が林立するようになると、虚弱者が入る場所としての病院の魅力が他と比べて増してきた。救貧院が空になったのは最終的には病院が理由である。一九五〇年代にかけて、救貧院は一つまた一つと閉鎖され、高齢の「貧民」と分類された入所者は福祉施設へ、病人や障害者は病院へと移された。しかし、病院は慢性疾患による障害と加齢を解決することはできず、他にどこにも行き場がない人たちで満員になっていった。病院は政府に対してロビー活動を行い、一九五四年、「回復のために」長期の入院を必要とする患者のために、病院とは別の入所施設を建設するための補助金が法制化された。これが今あるナーシング・ホームの起こりである。老年期における依存に向かわなければならない人たちのために作られたことは一度もない。病院のベッドに空きを作るために作られたのである──だからこそ、老人ホームは米国では「ナーシング〔看護〕」ホームと呼ばれるのである。

高齢化問題に対処するとき、現代社会は同じパターンをしつこく繰り返している。用意されるシステムは、そのほとんどが元々は他の問題を解決するためにデザインされたものばかりだ。ある学者はナーシング・ホームの歴史を高齢者の視点から捉えることについて、このように表現した。「いわば米国西部開拓の始まりをラバの視点から描くようなものだ──そこにラバがいたのは確実であり、エポック・メーキングな出来事はラバたちにとっても重大事件だった。しかし、そのときにラバたちがどうしていたかに注目する人などほとんどいない」[9]

次に起こった米国でのナーシング・ホームの成長も同じように意図せざるものだった。高齢者と障害者を対象にした米国の公的医療保険であるメディケアが一九六五年に成立したとき、基本的な健康と安全の基準を満たした施設でのケアだけに保険が支払われるように法が定められた。相当数の病院が、特に南部のものがこの基準を満たせなかった。メディケアに加入している高齢患者が、この地域の病院から追い出されることになった場合に生じる反発を政策立案者は恐れた。そこで、健康保険局は「基準該当相当」という概念を発明した――もし、病院が基準に「ごく近い」レベルであり、改善させる気があれば、その病院は認められることにしたのである。このカテゴリーは、法的根拠もない完全なまやかしだったが、大きな害も起こさずに問題を解決することができた――事実上、全部の病院がよくなったのである。しかし、健康保険局の決定はナーシング・ホームの開設も促すことになった。常駐の看護師や消火設備などの最低の連邦基準も満たせないようなところもいくつかある。何千ものこうした施設が、自分たちのところも「基準該当相当」であると主張し、ナーシング・ホームの数が爆発的に増えることになった――一九七〇年には一万三千ぐらいの施設が新築された――同様に遺棄や虐待の報告も増えた。この年、私が住む町とは隣同士のオハイオ州マリエッタで、失火したナーシング・ホームに閉じ込められた三二人が亡くなった。ボルチモアでは、あるナーシング・ホームでサルモネラ感染が蔓延したために三六人が亡くなった。

時が経ち、規制が厳しくなった。健康と安全の問題にとうとう目が向けられた。出火時の避難口がないナーシング・ホームはなくなった。しかし、根本的な問題は依然として残っている。私たちの半数が、いずれは一年から二年を過ごすことがあたりまえになっている施設は、私たちのために作られたものではない。

一九九三年のある日、お昼前にアリスは自分のアパートメントで一人だけのときに転倒した。電話をかけても返事がないことを訝しんだナンがジムに連絡して見に行かせるまで、何時間もそのままになっていた。ジムが見つけたとき、アリスは居間のソファの側に倒れており、意識はほとんどなかった。病院で点滴と検査、レントゲンが行われた。骨折や頭部打撲のあとは見られなかった。すべて正常だった。虚弱《フレイル》という他には彼女が倒れた理由を見いだすことができなかった。

ロングウッド・ハウスに戻ったとき、アリスは介護付き病床に移ることを勧められた。彼女は猛反対した。とにかく行きたくなかった。スタッフは折れた。スタッフが見に行く回数を増やした。メアリーが看護する時間を増やした。しかしほどなく、またアリスが倒れたという電話がジムにあった。電話ではひどい倒れ方だということだった。救急車で病院に運ばれた。ジムが病院についたとき、アリスはもう手術中だった。レントゲン写真では腰骨が折れていた――大腿骨の上部が草の茎を折ったのと同じように曲がっていた。整形外科医は長い金属釘を二、三個使って骨折を修復した。

彼女が車いすに乗ってロングウッド・ハウスに戻ったとき、今度は日常生活全般において援助が必要になっていた――トイレや入浴、着替えなどである。アリスにとっては介護付き病床に移る以外には選択肢がなかった。身体リハビリをすれば、また歩けるようになり、自分のアパートメントに戻れる希望はあると、まわりが彼女に伝える。しかし、アリスはそうしなかった。それからというもの、彼女は車いすとナーシング・ホームの型にはまった生活から離れることはなかった。

プライバシーと自律はすべて失われた。ほとんどの時間、病衣を身につけていた。スタッフに呼ばれてから起床し、命じられてから入浴し、着替え、食事した。そうしろと言われた他の患者と同室で過ごした。同室者はつぎつぎ変わったが、彼女の希望が入れられることはなく、そして全員が認知症を抱えていた。静かな人がいた。ある人は夜中にアリスを起こした。アリスにとっては高齢になったという理由で刑務所に入れられたような感じがしていた。

社会学者のアーヴィング・ゴッフマンは半世紀前に著した『アサイラム』の中で刑務所とナーシング・ホ

ームの類似性について述べている。[10] この二つは、軍隊の訓練キャンプや孤児院、精神科病院と並んで、「全体的施設」――他の広い社会から断絶されている場所である。「現代社会における社会構成に見られる傾向は、異なった権威の元で全体的な合目的計画がないままに、個人が独自の場所で独自の参加者とともに、寝て、遊び、働くということにある」としている。これとは対照的に、全体的施設では、ゴッフマンが例示したような生活空間の壁がすべて取り払われてしまう。

第一に、生活のすべての局面が、同じ場所で同じ権威の元に行われる。第二に、メンバーの日常生活のそれぞれの行動が多数の他のメンバーがいるところで行われる。全員が同じように扱われ、一緒に同じことをするように求められる。第三に、日常生活のすべての行動が厳しくスケジュール管理されている。あらかじめ決められた時間が過ぎると一つの行動から次の行動に移行しなければならず、明示された正式なルールと管理者による上からの組織によって行動の順序が押しつけられている。最後に、施設の公式の目標を達成するためにと称された単一のプランのために、種々の活動が盛り込まれている。

ナーシング・ホームでは、施設の公式の目標はケアである。しかし、ケアという考えのもとに発達してきたものは、アリスが生活と呼びそうなものとは意味のある類似性を何ももっていない。このように感じるのはアリス一人だけのはずがない。八九歳の女性に一度会った。彼女は自分の意思でボストンのナーシング・ホームに入所した。通常は子どもが促す側である。彼女の場合は自分で入った。うっ血性心不全と重度の関節炎を患う彼女は、転倒を繰り返すようになった後、フロリダ州デルレイ・ビーチのマンションの一室を出る以外には選択肢がなかった。「一週間で二回転んだの。それで娘に、私はもうこの家にはいられないと話したわけ」と彼女は言う。

施設は彼女自身で選んだ。評価は高く、スタッフもよかった。そして娘も近くに住んでいる。彼女が移ったのは私に会う一カ月前のことだった。安全な場所にいられてありがたいと話してくれた——ナーシング・ホームの存在理由に何か立派なものがあるとすれば、それは安全である。しかし、彼女は悲惨と言えるほど不幸だった。

その理由は彼女が安全以上のものを人生に求めているからだった。「前にできていたようなことは、もうできないとわかっているんだけど」彼女は続ける、「でも、ここはまるで病院みたい。家じゃない」。

これはほとんど普遍的な事実である。ナーシング・ホームでの主要な目標は、床ずれを防いだり、体重をコントロールしたりすることである——医学的目標としては重要であることは確かだ。しかし、これは手段であって目標ではない。自分好みにインテリアを飾った風通しのよいマンションの一室から、まるで病院の病室のような、見知らぬ他人と一緒の、ベージュ一色の小さな相部屋に老女は移った。私物は食器棚一つと棚一つに入るだけに制限された。基本的な日常生活、たとえばいつ就床するか、起きるか、着替えるか、食べるかは施設が決めたガチガチのスケジュールに合わせられる。夕食のときに自分の椅子でカクテルを楽しむことは許されない。なぜなら安全ではないからだ。

生活の中で彼女にできそうと思えることはまだまだあった。「人助けをしたいし、何か役割を果したい」と彼女は言う。自分でジュエリーを作っていたし、図書館でボランティアもしていた。今は彼女の主な活動は、ビンゴとDVDを見ること、その他どれも受動的な娯楽ばかりだった。今もっとも欲しいものは、彼女によれば友人関係とプライバシー、日々の生きがいだった。火事のときの避難口もないような、管理不十分だった時代からみれば、ナーシング・ホームはずいぶんよくなった。しかし、身体的な自由を一度失えば、自由と価値のある生き方はもう不可能という考え方に私たちは囚われすぎているようだ。

一方で、高齢者自身は完全には囚われていない。大勢が抵抗している。どのナーシング・ホームでも介護施設でも、施設側の目標と人それぞれの生きがいの間でバトルが生じている。ある人はアリスのように、非協力という形で抵抗する——定期的な活動や服薬を拒むのである。私たちは彼らを「頑固」と呼ぶ。高齢者にとっては好みの言葉だ。ナーシング・ホームの外側では、この形容詞を一定の尊敬の念をこめて使うことがある。ハリー・トルーマンのように頑なに、時には度し難いまで、自分の世界観を押し通す姿に私たちは共感を覚える。しかし、内側では誰かを「頑固」と呼ぶとき、それは褒め言葉の意味としてではない。ナーシング・ホームのスタッフは、「頑張り屋」と「威厳と自尊心」をもつ入所者が好きだし、認めもする——こうした性質がスタッフの目標に衝突しないかぎりにおいて。衝突したら、彼らは「頑固」に変わる。

スタッフと話してみれば、毎日の小競り合いのことを聞かされるだろう。ある老女は「五分おきに」トイレを手伝ってくれとスタッフを呼ぶ。スタッフは定時の巡回スケジュールを組み直して、一、二時間おきに彼女を定期的にトイレに連れて行けるようにする。しかし、老女はスケジュール通りには動かず、トイレに連れて行かれた一〇分後にベッドを濡らしてしまう。それで、スタッフはオムツを当てることにした。別の入所者は歩行器を拒み、勝手に一人で散歩に行ってしまう。また別の人は煙草と酒をこっそり持ち込む。

食事もいわば百年戦争である。重度のパーキンソン病を抱えた女性が、刻み食だけにしなさいという制限を無視し、他の入所者の食事を盗み食いして、喉に詰める。アルツハイマー病の男性が、施設の規則を破って、お菓子を部屋に溜め込む。糖尿病患者がこっそり持ち込んだ甘いクッキーとプリンを食べて、血糖値が医師の目標値を突破する。クッキー一つ食べただけで反抗したことになると、誰が思うだろうか？

悪いところでは、支配をめぐるバトルがエスカレートし、最後はベッドに拘束されたり、高齢いす〔拘束機能のある車いす」にくくりつけられたり、向精神薬でおとなしくさせられたりする。よいところではスタッフは冗談を飛ばしながら、優しさをこめた手つきで、本人が食べようとしたケーキが載った皿を隠してしまう。ほとんどどこであっても、高齢者の側に座って、今置かれた状況のなかで生きることにどういう意味があるのか、聞いて理解しようと努力してくれるような人はいない。生きることに意味があるように、今いる場所を家と感じられるように手助けしてくれることなどありえない。

これは、社会が人生の最後の段階のことを考えることを避けている結果として起こっていることだ。社会的な目標を達成するためにさまざまな施設を立ち上げてきた――病院のベッドを空けるために、家族の介護負担を減らすために、高齢者の貧困問題を解決するために――しかし、中に住んでいる人たちのための目標にはまったく目が届いていない――弱り果て、衰え果て、自分でやっていくことができなくなったときに、どうすれば生きる意義が見いだせるかについてである。

ある日ジムがアリスを訪ねると、アリスがジムの耳にささやいた。それは一九九四年の冬、腰を骨折して介護付き病床ユニットに入ってから二週間、ロングウッド・ハウスに入居してから二年経ったときだった。息子が母親を乗せた車いすを押して、施設を散歩した。ロビーに落ち着ける場所を見つけて、しばらくそこで止まっていた。二人とも無口な人で、無言で座りながら、行き交う人を見ているだけでも特に不満はなかった。そのとき、母親が車いすから身を乗り出した。彼女がささやいたのは一言だけだった。

「いつでもいいわ」母親が言った。

息子は母の目を見た。母は見返した。息子は察した。

母は死ぬ気なのだ。

「オーケー、お母さん」息子は言った。

ジムにとっては悲しい一言だった。何をしたらいいのかもわからない。しかし、それからまもなく二人は病棟の所定の記録にＤＮＲ〔蘇生処置拒否〕指示を残した。心臓や呼吸が止まったりしたときに、スタッフは救命処置を行わないという指示だ。人工呼吸や電気ショック、気道への挿管を行わない。そのままにする。

二、三カ月がたった。アリスは待ち、耐えた。ある四月の夜、腹痛を起こした。看護師にそのことを一言伝えたが、それ以上は何も言わないと心に決めた。しばらくして、吐血した。誰にも言わなかった。呼び出しボタンは押さず、同室者にも何も言わなかった。ベッドで静かに横になっていた。翌朝、看護助手が入居者を起こすために訪室したとき、彼女はすでに亡くなっていた。

4 援 助

どうして抵抗しないのか、と思う読者もいるだろう。ナーシング・ホームを燃やして灰にしてしまえばいいのにと思うかもしれない。しかし、私たちはそうしない。なぜなら私たちが老いさらばえ、弱り、介護なしには生活できなくなったとき、ナーシング・ホームよりもよい選択肢があるとは信じられないからだ。それ以外には想像することすらしていない。

一般的には、主要な選択肢は今もまだ家族である。あなたがナーシング・ホームに入らないという選択を取れるかどうかは、あなたの子どもの数に直接かかわっている[1]。そして小さな研究の結果によれば、最低一人の娘をもうけることが、子どもから受けられる援助の量を大きく決定づける。しかし、長寿化が夫婦共稼ぎの家族の増加と同時に起こったために、子どもからの援助に頼ることは関わる者全員にとっての負担と不幸をもたらすことになった。

八八歳になったとき、ロー・サンダースと娘のシェリーは将来どうするか、難しい判断を迫られた。この歳になるまで、サンダースは何とかやってこれていた。人生に多くを求めることは決してなく、ささやかな楽しみと家族と友人との付き合いで満足していた。ロシア語を話すユダヤ系ウクライナ移民の息子であるローは、ボストンの隣、ドーチェスターの労働者階層が住む地区で育った。第二次世界大戦のとき、南太平洋で空軍兵士として従軍し、復員後に結婚、ボストン郊外の工業地帯であるローレンスに住んだ。彼と妻のルースは息子と娘を一人ずつもうけ、義理の兄弟とともに器械商を営んだ。近隣の洒落た地区に三つの寝室を持つ家を家族のために買い、子どもたちには大学教育の機会を与えることができた。夫婦は人生のトラブルに一緒に立ち向かってきた。たとえば、夫婦の息子は重度の薬物中毒・アルコール中毒に陥り、さらに双極性障害と診断された。ローが四〇代のときに息子は自殺した。長年うまくいっていた器械商の自営も、全国チェーン店が展開してきたときに倒産してしまった。五〇代になってローは人生のやりなおしに迫られたのである。中高年であり、経験はなく、大学教育も受けていないのにもかかわらず、彼はレイセオン社で電気技術者として新たな職を得て、ここで残りのキャリアを過ごすことになった。六七歳で退職し、さらに二年間の再雇用も引き受けて、退職後の年金を三パーセント積み増ししてもらった。

この間、妻のルースは健康上の問題を抱えた。生涯喫煙者の彼女は肺がんと診断された。肺がんでは死なかったものの、その後も煙草を吸いつづけた（ローには理解不能だった）。三年後のローの退職時に、脳卒中を起こし、そこから全快することはなかった。妻はローにますます頼るようになっていった――移動や買い物、家事、諸々すべてのことについてである。そんなとき、ルースの脇の下にしこりができ、生検の結果転移性のがんであることがわかった。彼女は一九九四年の一〇月に七三歳で亡くなった。ローは七六歳にして寡夫となった。

シェリーは父親のことを心配した。妻を失った父親が一人でやっていけるとは彼女には思えなかった。しかし衰弱していく妻の世話をするなかで、ローは一人で生きていくすべを身につけざるをえなかった。妻の死を嘆き悲しんだが、しばらくして気づいたときには一人暮らしを苦にしなくなっていた。妻の死後の一〇年間、ローの生活は幸せで満ち足りていた。シンプルな生活習慣を保っていた。朝早く起きて朝食をつくり、新聞を読む。散歩に出かけ、その日の食料品をスーパーで買い、家に戻って昼食を作る。午後の遅くからは町の図書館に行く。図書館はこぎれいで光に満ち、そして静かな場所である。二時間ほど好きな雑誌と新聞に目を通し、スリラーを読みふける。家に戻ると、借りてきた本を読み、映画か音楽を鑑賞する。一週間のうち二晩は家の中で隣人と一緒にクリベッジ〔イギリス発祥のカードゲーム〕に興じる、といったものだった。

「父の友だちの作り方はとても面白いんです」、シェリーは言う。「父はどんな相手とでも友だちになれるんですよ」

ローの新しい知り合いの一人に、よく立ち寄るビデオ屋で店員として働くイラン人がいた。その店員ボブは二〇代であった。ローはボブが彼のためにカウンターに用意した酒場用の丸椅子の上に座った。若いイラン人と年老いたユダヤ人の二人は、そこで何時間も一緒に過ごすことができた。二人は一度一緒にラスベガスに旅行に行くほどの仲になった。ローはカジノに行くのが好きで、いろんな種類の友だちを集めて一緒に旅行に行っていた。

二〇〇三年、八五歳のとき、心臓発作に見舞われた。運がよかった。すぐに救急車で病院に運ばれ、医師がステントをタイミングよく入れて閉塞していた冠動脈を再開通させた。心臓リハビリセンターで二、三週間過ごした後、まるで何事も起きなかったかのように回復した。しかし三年後、ローは初めての転倒を経験した――それが止めようがない変化の前触れだった。娘は父親の体の震えが大きくなっていることに気づいた。神経内科医はパーキンソン病と診断した。服薬によって症状は抑えられたものの、記憶障害も始まりだした。長話をするとき父親が話の筋を時々見失うことに娘は気がついた。先ほど話したばかりの内容であっても混乱が起きるようだった。それ以外では、八八歳とは信じられないぐらい、ローは達者だった。いまだに車のハンドルを握り、クリベッジでも仲間を打ち負かしていた。家事と資産管理は相変わらず自分一人で行っていた。しかし、そんなときまた激しく転倒することがあり、ローも不安を感じるようになった。今まで徐々に積み重なってきた変化が一度に自分にのしかかってきたように感じたのだった。ローは娘に、いつかまた転んで頭を打って死ぬかもしれないと心配だ、と話した。死そのものは恐くないが、独りぼっちで死ぬことは恐い、と言った。

シェリーは父親に退職者ホームの見学についてどう思うかを尋ねた。ローにとってはそんな施設に期待するものは何もなかった。この類の場所にいる友人に会ったことがある。

「そういうところは老人でいっぱいじゃないか!」と彼は言った。そういう生き方は彼の望みではなかった。ローは娘にこんなところには入れないと約束させた。

それでもやはり自分のことを自分ではもうできなくなっていた。残された唯一の選択肢はシェリーの一家と一緒に住むことだけだった。そして、シェリーはそうする準備を始めた。

同居についてどう感じるか、私はシェリーと夫のトムに尋ねた。二人ともよいことだと言った。「この先、父が一人暮らしをするなんて、落ち着いていられないわ」。シェリーが答え、トムも賛成した。ローは心臓発作を起こした。もうすぐ九〇歳にもなる。同居は夫婦にできる最低限のことだった。そして夫婦は、この先どのぐらいの間、同居が続くのか、と考えてしまうのも確かだと認めた。

トムとシェリーはボストンの郊外、ノースレディングの手ごろな大きさのコロニアル風の家で快適に暮らしていた。しかし完璧というわけではない。シェリーは個人秘書として働いていた。トムは人員整理で雇い止めになった後、一年半は無職だった。今は旅行会社で働いているが、収入は以前の額には満たなかった。一〇代の子ども二人を抱えていて、ローが住めるような空きスペースはなかった。しかし、夫婦は居間を寝室に変えて、ベッドやアームチェア、ローの衣装タンス、薄型テレビをいれた。ローの残りの家具は売り払うか、倉庫に収めた。

二世代同居には適応が必要である。別世代同士が別々に暮らすのを好む理由は誰でもしばらくやってみればわかる。親と子の間に役割の交代が生じて、ローは自分が世帯主でなくなるのが嫌だった。また、同居は思っていたよりも淋しく感じるのだった。郊外住宅地の袋小路には、長い一日を一緒に過ごせるような相手はいないし、図書館やビデオ屋、スーパーのような場所は歩いて行けるところにはまったくなかった。シェリーは高齢住民のためのデイ・プログラムに父親を参加させようとした。その中の朝食会に連れていった。ローはすべてが気に入らなかった。彼女はデイ・プログラムに、ボストンから二時間でいけるカジノ、フォックスウッズへの日帰り旅行もあることを見つけた。ローの好みの場所ではなかったが、旅行に同意した。シェリーは興奮した。父親に友だちができたらと願ったのである。

彼女は私に、「まるで私の子どもをバスに乗せてあげるような感じだったわ」――おそらく、これがこの旅行をローが嫌った理由そのものだった。「私は、「こんにちは、みなさん！　この人はローと言います。今回が初めてだから、みなさん彼と仲よくしてあげてくださいね！」と言ったのを覚えているわ」。旅行から帰ってきたとき、友だちができたかシェリーはローに尋ねたが、ノーが返事だった。ローは自分一人でギャンブルをしていたのである。

徐々にだが、ローも馴染む方法を見つけた。シェリーとトムは「ペキン」と名づけられた中国のメスの沙皮犬《シャーペイ》を飼っていた。ローはその犬と仲よしになった。夜寝るときはローのベッドで一緒に眠り、読書やテレビを見ているときも犬がすぐそばに座っていた。犬と散歩に出かけた。犬がローのアームチェアに乗っていたら、ローは犬を邪魔せず台所から別の椅子を持ってきた。

人間の友だちも見つけた。郵便配達員に会うたびに挨拶し、そして二人は友人になった。配達員はクリベッジをたしなみ、月曜の昼の休憩時間に毎週、遊びにくるようになった。シェリーの方でも、デイブという若者に金を渡し、ローと一緒に過ごしてもらうようにしていた。お仕着せの遊び相手の類いであり、失敗するのが常なのだが——不思議なことに——二人はそりが合った。ローはデイブともクリベッジで遊び、そして週に二日、午後にデイブが遊びに来るようになった。

ローは新しい場所に落ち着き、こうやって残りの人生を過ごしていくのだと考えていた。しかし、父親がなんとか適応しようとしている一方で、シェリーの方は次第に状況が難しくなっていくことに気づいた。彼女は働き、家事をし、高校卒業に苦労している子どもたちのことを心配していた。その上、大切な家族ではあるが、驚くほど弱々しく依存的な父親の面倒を見なければならなかった。大変な重荷であった。たとえば、ローの転倒は止まらなかった。自分の部屋にいるときでも、トイレや風呂でも、食卓から立ち上がるときも、木が倒れるように突然、足を踏み外して転倒した。一年間で四回、救急車で病院に運ばれた。医師は副作用を考えて、パーキンソン病の薬を中止した。しかし、かえって体の震えがひどくなり、立っているときも不安定になった。最終的には、起立性低血圧——高齢者に見られる症状で、坐位から立位へ体位が変わるときに、脳機能にとって必要な血圧を維持できなくなった状態——と診断された。医師にできたことは、シェリーにもっと気をつけるようにと指示することだけだった。

夜、ローに夜驚症《やきょうしょう》があることにシェリーは気づいた。戦争の悪夢を見るようだった。彼は白兵戦に参加したことはないが、夢の中では敵が剣を振りかざして襲いかかり、突き刺し、腕を切り落としてしまう。夢は鮮明で恐ろしかった。ローはのたうち回り、叫び、横の壁を殴った。家族は「いやだあああ」「意味がわからん！」「くそったれ！」という声を家のどこでも聞かされることになった。

「父のこんな悲鳴は今まで聞いたことがありませんでした」とシェリーは言った。悲鳴のせいで家族は幾晩も眠ることができなかった。

シェリーへの要求はまだ序の口だった。九〇歳になるとローは体のバランスがとれず、手先も不自由になり、一人で入浴はできなくなった。高齢者支援プログラムからの助言で、シェリーは浴室に手すりを取りつけ、便器を座りやすい高さのものに変え、シャワー椅子も取りつけた。それでも十分ではなく、入浴などの身の回りのことを手伝う介護者に来てもらうことにした。しかしローは、介護者が来てくれる昼間にシャワーを浴びるのを嫌った。夜に浴びたがり、そのためにはシェリーが介護することが必要だった。結局、毎日シャワーを浴びさせることもシェリーの仕事になってしまった。

濡らしてしまったときの着替えも同じだった。ローには前立腺の問題があり、泌尿器科医が出した薬を使っても、尿が垂れたり、トイレに間に合わず漏らすことがあった。シェリーは尿漏れ防止用の使い捨て下着を穿かせようとしたが、ローは嫌がった。「それはオムツだ」と言う。大小さまざまな負担がのしかかった。ローはシェリーが家族のために作る料理が気にいらなかった。不平を漏らしはしなかった。ただ食べずに残した。彼女は父親用の別メニューで作るしかなくなった。難聴が進み、自分の部屋ではテレビの音量を頭が割れるような爆音にしていた。家族はドアを閉め切ったが、ローはそれを嫌がった――犬が出入りできないじゃないか、と。シェリーは父親の口を塞いで、一切文句を言えないようにしようとするばかりだった。結局、彼女は「テレビイアーズ」というワイヤレス・イヤホンを見つけてきた。ローはイヤホンを嫌ったが、娘は無理やりつかわせた。「このイヤホンのおかげで命が救われた」とシェリーは言う。イヤホンが救った命とは、シェリーの命なのか、父親の命なのかは話を聞いている私にはわからなかった。

今日の医療化時代、要介護の高齢者をケアするためには、医療技術者と世話人の仕事を超人的にこなさなければならない。多種多様な薬がローに処方されていて、服用状況を調べ、整理し、病院に取りにいかなければならない。定期的受診が必要な病院や施設だけで野球チームをつくれるぐらいあった——毎週受診が必要なときもあった——そしてそこに行けば、血液検査や画像検査、他の専門医・施設への受診予約をさせられ、終わることがない。ローには転倒を警告するアラーム装置が取りつけられていて、毎月、定期的に装置を検査することも必要だった。そしてシェリーにとってはアラームが何かの役に立つことはほとんどなかった。現代の介護者が引き受けている負担は、一世紀前と比べると実際には多くなっている。シェリーは一日二四時間勤務のコンシェルジェ、お抱え運転手、スケジュール・マネージャー、薬と医療機器技師、さらに加えて調理人、メイド、付き添いをせねばならず、そして、言うまでもなく外で働いて家計を支えることもしなければならない。介護者の訪問がどたん場でキャンセルされたり、受診予約の変更が起きたりすると、外での彼女の仕事の評価はボロボロになり、家の中で起こる些細なことで彼女の心はささくれだった。家族と一泊旅行をするだけでも、ローの様子を見てくれる誰かを雇わなければならず、そうしていても何かトラブルが起これば旅行を中断しなければならなかった。一度、父親をおいて、カリブ海への家族旅行に出かけたが、三日で戻らなければならなかった。ローが娘を呼び戻したのである。

シェリーは発狂しそうだと感じだした。いい娘でいたかった。父の安全を祈り、幸せにもなって欲しいと思っていた。しかし、自分にできる範囲までにしたいとも思った。ある夜、彼女は夫に、父親が入れる施設を探すべきだろうかと聞いてみた。この考えは口にするだけでも恥ずかしいことだった。父親との約束を破ることになる。

夫はあまり助けにならなかった。彼は「君ならなんとかやれるよ」と言った。「この先はそんなに長くないのだろう?」

長かった。結果はそうだった。「妻の苦労に対して私は鈍感だった」、三年前の昔のことを思い出しながら、トムは私に話してくれた。シェリーは限界にきてしまっていた。

彼女の従兄弟が高齢者介護施設を運営していた。従兄弟は看護師の自宅訪問を勧めた。看護師が現状をアセスメントし、ローに施設入所を説明し、シェリーは悪者にならずにすむわけである。看護師はローに、介護ニードが増しつつある現状からすると、在宅で可能な範囲を今は超えていると説明した。日中、ローは一人で過ごすべきではない、と彼女は言った。

ローは懇願するような目でシェリーを見、彼女には父親の考えていることがわかった。仕事をやめて日中、そばにいることはできないのだろうか? この問いは彼女の心に刺さった棘となった。彼女は涙をこぼしながら、もうこれ以上は求められても世話はできないと父親に伝えた——気持ちの面でも、経済面でも。父親はしぶしぶながら施設見学に同意した。高齢になって自由がきかなくなってしまえば、誰であっても幸せでいることは不可能と決まっているかのようだった。

一家が見学することにしたのは、ナーシング・ホームではなく、アシステッド・リビング施設〔日常生活動作支援介護付き高齢者集合住宅〕であった。今日では、アシステッド・リビングはインディペンデント・リビングとナーシング・ホームの中間点と見なされている。しかし、この概念を創出した人物の一人であるケレン・ブラウン・ウィルソンが、一九八〇年代のオレゴン州で初めての高齢者向けアシステッド・リビングを創設したときには、ナーシング・ホームへの需要を完全になくすことが目的だった。彼女はナーシング・

ホームを置き換えるものとして創設したのであり、決して中間地点としてではなかった。どれだけ肉体的に衰えてしまったとしても、ロー・サンダースのような人が自由と自律を保ったまま生活できる場所を自分には創れるとウィルソンは信じていた。単に歳を取り衰えたからといって、病院のような施設での生活に甘んじるべきではないと考えていた。彼女の頭の中には、もっとよい生活を達成可能にするためのビジョンがあった。そして、そのビジョンはローとシェリーが苦闘したのと同じ経験――不本意な依存と苦渋に満ちた介護責任――から形作られたものだった。

ウェストバージニア州で、炭鉱労働者の父と家政婦の母、どちらも中卒の両親をもった本好きの少女であったウィルソンは革命家にはなりそうなタイプではなかった。小学生のときに父親を亡くした。そして、一九歳のとき、母親のジェシーが重い脳卒中を起こした。まだ五五歳だった。脳卒中のため、ジェシーの片半身に永続的な麻痺が残った。歩くことも立つこともできなくなった。腕を持ち上げることもできない。顔は垂れ下がった。言葉はろれつが回らなくなった。知能と感覚には影響がなかったが、入浴や調理、排泄、洗濯を自分ではできなくなった――働いて稼ぐことはいうまでもない。ジェシーに介護が必要になった。しかし、ウィルソンは大学生になったばかりだった。無収入で小さな部屋をルームメイトとシェアしていた彼女には母親の世話をするのは無理だった。兄弟がいたが、誰をとっても似たようなものだった。ナーシング・ホーム以外にはジェシーが行ける場所はなかった。ウィルソンは自分の大学の近くの施設に母親を入れた。安全で親しみやすいところに見えた。しかし、ジェシーは「家に帰らせて」と娘に懇願するのを止めなかった。

「ここから出してよ」。母親は何度も何度も言った。

ウィルソンは高齢者に対する政策に興味を持つようになった。大学卒業後、ワシントン州で高齢者サービスを行っている会社に就職した。何年かの間に、母親のジェシーは子どもたちの家のそばにあるナーシング・ホームを何カ所か転々とした。ウィルソンにとってよいと思える施設はたった一つもなかった。この間に、彼女は結婚し、社会学者でもある夫は妻に大学での勉強を続けるように勧めた。オレゴンにあるポートランド州立大学の老年学博士課程に入学した。ウィルソンが母親に老年学を学び出したことを伝えると、ジェシーはこんな質問をした――「私のような人たちを助けるためにあなたが何かしたらどう?」ウィルソンはこの質問で自分の人生が変わったという。「母のビジョンはシンプルだった」。ウィルソンは後にこう記した。[2]

母、ジェシーは小さな台所と洗面所を備えたささやかな場所を望んでいた。中には母の好みのものを置くことができる、たとえば飼猫とやりかけの仕事、自分で買ったヴィックスヴェポラップ（軟膏剤）、コーヒーポット、紙巻きタバコを置いておける。母が一人ではできないときには手伝ってくれる人がいる。その想像上の場所ではドアに内鍵をかけることができ、室温を自分で調整でき、自分で買った家具を置ける。誰かが起こしに来ることはないし、母の好みのソープを切らしてしまうことはないし、服をだめにすることもない。危険だからという理由で、母が自分の「コレクション」として取りおいた古い雑誌や記念品を他人が捨ててしまうことはない。望むときにはいつでもプライバシーを保つことができ、誰かが母に無理に服を着せたり、薬を飲ませたり、好きでもない活動に行かせたりすることもない。母はもう一度ジェシーという人間にもどりたいのだ、ベッドに横たわる患者としてではなく、アパートで普通に暮らす人間に。

母親がこんなことを話してくれたとき、何をすればいいのかウィルソンにはわからなかった。母親の望みには筋が通っていたが――母親が入所している施設のルールによれば――不可能に思えた。母親の世話のために懸命に働き、なすべきことをしているに過ぎないナーシング・ホームの職員に対してウィルソンは残念さを感じると同時に、それ以上、何もできない自分自身に対して罪の意識を感じた。大学院にいる間も、母親が投げかけた難しい問いに彼女は苦しめられた。研究すればするほど母親が望んだことはナーシング・ホームでは何一つ実現できないことがさらに明確になった。この種の施設は入所者の行動のコントロールを目指して細部にわたるまでデザインされている。入所者の健康と安全を想定してデザインされているという事実――それが入所者の利益になるから――が、この施設をさらに鈍感で変化に抗うものにしていた。ケアの方が虚弱《フレイル》な高齢者をコントロールしてしまうのではなく、高齢者自身ができるかぎり自分で自分のケアをコントロールできるようにする代替案を論文にまとめることを、ウィルソンは決心した。

彼女の発想のキーワードは「家」だ。家の中こそが、本人自身の優先事項がすべての上に立てる場所である。家では、自分で自分の時間の過ごし方を決められるし、場所の使い方も決められる。自分の持ち物をどうするかも自分で決められる。家から出れば、それはできない。自由の喪失はロー・サンダースやウィルソンの母親のような人たちが恐れたことだ。

ウィルソンは夫と一緒にダイニング・テーブルの前に座り、新しいタイプの高齢者向け施設の青写真を描きはじめた。彼女の母親が待ち焦がれた場所である。そして、二人の青写真がうまくいくかどうかを試すため、施設を建ててくれる人を探そうとした。退職者コミュニティと開発業者にアプローチした。しかし、誰も興味を示さなかった。二人のアイデアは非現実的で馬鹿げているように思われた。二人は自分たちで施設を建てることにした。

二人はこの種の事業を試みた経験がまったくない大学教員だったが、一つ一つ学びながら前に進んでいった。建築家と一緒に細部まで設計を詰めた。銀行を渡り歩いて融資してくれるところを探した。どれも不首尾に終わったとき、出資者になってくれる個人投資家を見つけた。もっとも、施設の所有権の半分以上を投資家に譲ることになり、また計画が失敗したときの債務は二人が負うことになった。二人は契約書にサインした。今度は、オレゴン州当局が高齢者向け住居としての認可を保留すると脅してきた。なぜなら計画書には障害者も入居可と明記されていたからだ。ウィルソンは関係する役所の前で座り込みを開始し、特例認可を得るまで何日でも続けた。信じがたいことだが、二人はすべてのハードルを乗り越えた。そして、一九八三年、新しい高齢者のための「介護付き生活センター」がポートランドで開業した――「パーク・プレイス」と名づけられた。

開業時点で、パーク・プレイスは学術的なパイロット・プロジェクトをはるかに越えたものになっていた。一一二戸からなる大規模な不動産開発事業であり、募集後ほぼすぐに満室になった。コンセプトは過激であると同時に魅力的であった。重い障害をもつ入所者もいたのだが、誰も患者とは呼ばれなかった。全員が借家人であり、実際にもそのように扱われた。各戸にはバスタブ付きの浴室とキッチン、内鍵をかけられる玄関ドア（これは大多数の人にとっては想像しにくい仕掛けである）があった。入居者はペットを飼うことも許され、好みのカーペットと家具を選ぶこともできた。空調の設定や食事、誰がいつ訪問するかも本人の自由に任された。みな、アパートに住む普通の住人であるとウィルソンは何度も力説した。一方、障害が進行しつつある高齢者として、私の祖父がまわりの家族から得ていたような行き届いた介護も提供されていた。基本的な援助があった――食事や身の回りの世話、薬――である。看護師が常駐し、入居者は昼夜いつでも必要なときに介護を受けられる呼び出しボタンを持っていた。生活の質を保つための介護もあった――友達を作ることや外の世界とのつながりを持ちつづけること、本人がもっとも大切にしている活動を続けることである。

パーク・プレイスのサービスは多くの点でナーシング・ホームのそれと同一である。しかし、ここの介護者は自分は誰か他人の家に入っていくのだと理解しており、これが入所者と介護者の間の力関係を根本から変えた。日課や家の中のルール、冒してもよいリスクと避けたいリスクを決めるのは入所者だった。もし入所者が徹夜し日中は寝ていたいならば、もし紳士・淑女の友人を泊めたいならば、もし倦怠感を起こす薬は飲みたくないならば、もし歯を失い嚥下に問題があり、医師からは裏ごしされた半流動食しか食べてはいけないと指示されているにもかかわらず、ピザやM&Mのチョコレートを食べたいならば――別にそうしてもよかった。そしてもし、入所者の精神状態が悪化し、理性的な判断ができなくなったとしても、家族が――あるいは入所者が事前に指名した人が――受容可能なリスクと選択に関する調整を補うことができた。ウィルソンが広めたコンセプトとしての「アシステッド・リビング」が目指す目標は、施設化されたと誰にも感じさせせないことであった。

このコンセプトはただちに非難を浴びた。長年、高齢者の安全確保の必要を訴えてきた人たちは施設の設計が根本的に危険だとみなした。内鍵がかけられた状態でどうやってスタッフが安全を確保するのか？　身体的障害や記憶障害がある入所者にレンジや包丁、酒などを使うことを許可することがどうしてできるのか？　入所者が選んだペットの安全性の確認は誰がするのか？　どうやってカーペットを消毒し、尿臭や細菌などから守るのか？　入所者の状態が変わったときに、どうやってスタッフがそれを見つけるのか？

こうした疑問はもっともであった。室内清掃係の入室を拒み、喫煙し、甘い物を食べて糖尿病性昏睡を起こし救急入院になるような人は看護放棄の犠牲者なのか、自由の象徴なのか？　その二つをきれいに線引きすることはできず、ウィルソンの答えも簡単ではなかった。入所者の安全を確保する手段を考える責任はウィルソン自身とスタッフにあった。同時に彼女の哲学によれば、この場所は入所者が自宅に住んでいるのと同じ自律とプライバシーの確保を――安全上の理由や施設の都合から生じる制限を拒否する権利も――保証しているのだった。

州当局はこの実験を注意深く見守っていた。ウィルソンのグループがポートランドに二カ所目の施設を建てたとき――この施設は一四二部屋を有し、生活保護下にある貧しい高齢者も入れた――当局はウィルソン夫婦に入所者の健康状態と認知能力、身体能力、生活満足度の追跡調査を求めた。一九八八年、調査結果が公表された。[3] 入所者の健康と引き換えに自由が確保されたわけではないことが明らかになった。生活満足度の向上と同時に、健康も保たれていた。さらに入所者の身体・認知能力は改善していた。うつ病の発症率は下がった。そして生活保護にかかった費用もナーシング・ホームと比較して二〇パーセントも低下した。このプロジェクトは文句なしの成功だと証明された。

ウィルソンの仕事の核になったものは詐欺と言えるほど見た目には単純なパズルを解くことだった――歳を取り、老いさらばえて、自分の世話もできなくなったとき、何が生き甲斐を与えてくれるだろうか？　一九四三年、心理学者のアブラハム・マズローは絶大な影響力を持つ論文「人間の動機づけに関する理論」を上梓した。[4] この論文は人間の欲求段階を説明したことで有名である。これはよくピラミッドの形で表わされる。最下層には基本的な欲求――生理学的な生存に不可欠なもの（食料や水、空気など）と安全（法や秩序、安定など）がある。一つ上の段階には愛情と所属の欲求がある。その上には成長欲求――個人的目標を達成したり、知識やスキルをマスターしたり、自身の成果を認められ、報いられたりする機会がある。最後に、もっとも上位にある欲求をマズローは「自己実現欲求」と呼んだ――倫理的な理想や創造性を追求すること、それ自体を通して自己充足感を得ることである。

安全と生存は人生における重大かつ根本的な目標でありつづけるとマズローは主張している。選択肢と能力が制限されていくような状況ではなおさらである。もし本当にそうならば、高齢者施設における健康と安全に行政の政策の焦点を絞ることはこうした目標を正しく認識し、実現させるものということになる。これらの欲求が誰にとっても最優先の事柄になる。

しかし現実はもっと複雑だ。家族や国、正義といった自分を越える何かのためなら、人は自己の安全や生存を自ら犠牲にする姿をまわりにも見せようとする。そしてこれは年齢とは無関係に起こる。

さらに、人生を前に進める動機づけは、固定されたものではなく、時間とともに大きく変化するし、その変わり方とマズローが唱える古典的なヒエラルキーとは一致しない。青年期にはマズローが主張するように人は成長と自己充足感を求める。成長は外に向かって開いていくことも意味する。人は新しい経験とより広い社会的なつながり、世界に自分が生きた証を残すすべを探して求めようとする。しかし、成人期も半ばをすぎると、優先順位は劇的に変わる。たいていの人は社会的な成功や人間関係にかける時間と努力を減らす。世界を狭めていく。自由に選べるなら、若者は見知らぬ人と、言わば兄弟のようにして時間を過ごすことを好む――老人は反対である。研究によれば、人は加齢に伴って交流する相手が減り、家族や昔馴染みの友人と時間を過ごすことに力を注ごうとする。[5] 老人は誰かと「する」よりも「いる」方に、未来よりも現在に重きを置こうとする。

このような切り替わりを理解することが老年期理解に欠かせない。なぜこのような変化が起こるのか、さまざまな理論を使って説明する試みが行われてきた。長い人生経験から得た知恵の反映であると主張する人がいる。加齢による脳組織の変化による認知の変化の結果だろうという人もいる。またほかに、こうした変化は高齢者に課せられた足かせであり、心の底からの望みを反映しているわけではない、とする人もいる。狭くなっていくのは、身体と認知能力の低下による制限が、かつて抱いた夢を追い求めることを妨げたり、年齢だけを理由にまわりが押しとどめるゆえだという人もいる。高齢者は抗うよりも適応するほうを選ぶ――侘びしい言い方をすれば、あきらめてしまうのだ。

この二、三〇年間のこうした議論において、スタンフォード大学の心理学者であるローラ・カーステンセンによる創造的かつ重要な研究を越えるものはほとんどない。彼女が行ったもっともインパクトのある研究のひとつに、二百人弱について日々の暮らしにおける感情的経験を長年にわたって彼女のチームが追跡したものがある。[6]対象者の背景と年齢は広範囲にわたる（研究参加時点での年齢は一八歳から九四歳であった）。研究開始時点と、その後五年ごとに、対象者にはポケットベルが渡され、一週間の間一日二四時間それを持ち歩くように求められた。その一週間の間、ランダムなタイミングで合計三五回ベルが鳴る。鳴ったまさにその時点で経験している感情を、全部の感情をカバーしたリストの中から選ぶように求められた。

もしマズローの五段階説が正しいならば、生活の幅が狭まることは人が満足感を得るためにもっとも必要なことから遠ざかることになり、そして加齢につれてより不幸になっていくはずである。しかし、カーステンセンの研究はまったく正反対の結果になった。結果は明白である。加齢につれてより不幸になってしまうどころか、よりポジティブな感情を参加者は報告したのである。不安やうつ、怒りを感じにくくなっていった。確かに試練を経験し、辛酸を舐めた瞬間もより多い――すなわち、ポジティブな感情とネガティブな感情が入り交じった瞬間が多い。しかし、たとえ加齢が生活の幅を狭くしたとしても、全体からみれば時が経つにつれて人は生きることに対してより感情的に満足し、落ち着いた経験をするようになるのである。

この発見はさらなる疑問も生んだ。もし、加齢に伴って、達成や所有、獲得することよりも日々の喜びや人間関係を大切にするほうに切り替わるのであれば、そして、もしこのほうが満足感をより多く与えるのだとしたら、なぜ、そうなるまでにこんなに長い時間がかかるのだろうか？　なぜ老人になるまで待たなければいけないのだろうか？　人生の教訓は学び難いというのはよくある見方である。生きることもスキルのひとつだ。高齢者の落ち着きと知恵は年の功である。

カーステンセンは別の説明に惹きつけられた。ニードや願望の変化は年齢それ自体とは無関係だとしたら、どうなるだろう？　視点《パースペクティブ》——現世における持ち時間には限りがあるという個人的な知覚——による影響だけを受けていると考えたら？　このアイデアは学会内では、いささか変わったものと見なされている。しかし、カーステンセンには、個人的な知覚が中心的な役割を果たしているはずだと考える彼女自身の理由があった——彼女の人生に対する考え方を根本的に変えた臨死体験である。

一九七四年のことである。当時、彼女は二一歳で自宅で乳児と暮らし、離婚調停が進んでいた。高卒であり、誰も——とりわけ彼女自身が——将来著名な学者としてのキャリアを歩むことになるとは思いもよらなかった。ある夜中、ベビーを両親に預けて友人とともにホット・ツナというバンドのコンサートに出かけた。ショーが終わり、フォルクスワーゲンのミニバスにみなを詰め込んで帰る途中、ニューヨーク州ロチェスター郊外の高速道路で、酒に酔ったドライバーが運転を誤り、ミニバスごと土手から転がり落ちた。

彼女は何とか生き残った。重い頭部外傷があり、内出血し、多数の粉砕骨折を負った。病院で何カ月も過ごした。「漫画の一シーンみたいで、仰向けになったまま、足は宙吊りにされていたわ」と私に話してくれた。「事故から三週間ぐらいしてから考える時間が一杯できた。いろんなことが行き来し、私の意識も戻ってきたり薄れたりしていた」

「もう少しで命を落とすところだったこともわかるぐらいに回復してから、私は自分にとって何が大切か、前とはまったく違う考え方をするようになった。私の人生で大切なことはそれまでは他人だった。私は二一歳だった。以前にいつも私が考えていたことと言えば——これから次に何をしようか？　そして、どうしたら成功するのか、失敗するのか？　私は完璧な一生の親友を見つけられるだろうか？　こんな二一歳の若者にとっては典型的だと思える疑問をいつも問いかけていた。

私にとっては、突然死に向かう道の途中で呼び戻されたような感じがした。自分にとって何が大切なのかを見渡したとき、今までとはまったく違うものが大切になってきたの」

彼女の新しい視点が高齢者が普通にもっている視点とどのぐらい共通するかを彼女がすぐに認識することはなかった。しかし、同じ病室の四人の患者はすべて老女だった——股関節骨折のために足が宙吊りになっていた——カーステンセンは自分と老女の間に通じあうものがあることに気づいた。

「寝たきりのままの私は老人に囲まれていました」。彼女は言う。「この人たちを知らなくてはいけない、何がこの人たちに起きているかをわかるようにしよう」。老女たちと彼女自身との間で扱われ方が違うことに気づいたのだった。「基本的に私のところには医師や理学療法士がやってきて一日中あれこれやってくれるけど、隣のベッドに寝ているサディーさんには、手を振るぐらいもので、部屋から出るときに、「お大事に、では！」と言うだけだった」。このメッセージの意味は——若い女性の命には可能性がある。老人のにはない。

「この経験のおかげで加齢について研究するようになった」。カーステンセンは言う。しかし、そのときには将来そうなることを彼女は知らなかった。「スタンフォード大学の教授にまで続く道に私がいるなんて、その時点の私にはどう考えてもありえなかった」。しかし、寝たきりの彼女がどれだけ退屈しているかに気づいていた父親が、地元の大学に娘を入学させるチャンスにしたのである。父親が全部の授業に参加し、講義を録音し、そのカセット・テープを彼女に渡した。整形外科女子病棟の中で彼女にとって初めての大学の講義を受講することになった。

ところで、最初の授業は何だったのだろうか？　心理学入門だった。病室で寝ながら、授業で学んでいる現象を実際に今の自分が経験していることに気がついた。授業の最初から専門家のどこが正しく、どこが間違っているのかを見分けることができたのである。

一五年後、研究者になったとき、この経験に基づいて彼女はある仮説を立てた――人が自分の時間をどう使おうとするかは、自分に与えられた時間がどのくらいあると認識するかによって影響をうけるだろう。若く、健康なときには、自分は永遠に生きられるかのように信じる。自分の能力をわずかでも失うことなど心配もしない。まわりの人間は「世界は君の意のままだ」「青空は果てしなく高い」などと教えてくれる。そして快楽を後回しにする方を進んで選ぶ――たとえば何年もの時間を投資して、より明るい未来のために能力や蓄えを得ようとすることだ。知識と情報の大河の中に飛び込んでいこうとする。母親と過ごすかわりに友人など人間関係のネットワークを広げていく。先に見える水平線が一〇年単位で数えられているうちは、人間にとっては永遠と同じなのだろうが、人がもっとも強く望むものはマズローのピラミッドの一番上である――達成と創造、その他まさに「自己実現」につながるものだ。しかし、水平線が縮んでくると――自分の先の未来は有限であり、不安定だとわかったとき――人は今、現在ここにあるもの、日々の喜びと親しい人たちを大切にする方へ方向転換する。

カーステンセンは自分の仮説に「社会情動的選択理論」という、いかめしい名前をつけた。シンプルに言えば視点が重要だという主張である。このアイデアを検証するために、彼女は一連の実験を行った。[7]その一つに彼女と研究チームが二三歳から六六歳の成人男性に対して行った実験がある。対象者の一部は健康だった。しかし一部はＨＩＶ／ＡＩＤＳに罹患した終末期患者だった。知っている可能性がある人物についての説明が書かれたカードがトランプの山のように対象者の前に置かれた。人物は対象者の家族から昔読んだことがある本の著者まで、情動的親近感に幅を持たせてある。その人物と三〇分を共に過ごしたら被験者がどう感じるかに応じてカードを分類してもらった。全体として、対象者が若ければ若いほど情動的に親しい人と過ごす時間を不要とみなし、新たな情報や人間関係につながる可能性がある人と過ごす時間を大切だとした。しかしながら、病者の間では年齢による差が消えた。ＡＩＤＳにかかっている若者の好みは、老人の好みと同じだった。

　カーステンセンは自分の理論の穴を見つけようとした。別の実験では、彼女とそのチームは八歳から九三歳の健康人を対象にした。三〇分間をどのように過ごしたいかと質問したとき、年齢による好みの差が再びはっきりと現れた。しかし、これからどこか遠くに引っ越すような気持ちを想像してほしいと頼んだだけで、年齢差は再び消失した。若者は老人と同じように選択したのだった。次に研究チームは、医学の革命的進歩の結果、寿命が二〇歳延びると想像してほしいと頼んだ。再び年齢差が消失した――しかし、このときは老人が若者の選択に合わせたのである。

　同じく、文化の差もあまりない。香港人を対象にした場合の知見はアメリカ人の場合と同じだった。視点《パースペクティブ》が何よりも重要だったのだ。たまたま偶然、研究チームが香港人を対象にした研究を終えた一年後に、香港の施政権が中国に返還されるというニュースが知らされた。中国の支配によって自分と家族に何が起こるか、香港の人々はたいそう心配した。研究者たちは絶好の機会だととらえ、調査を再び行った。予想通り、対象者は社会的ネットワークを狭めるようになっており、若者と老人の間での目標の差が消えてしまうまでになっていた。施政権返還から一年後、住民の不安がだいぶ和らいだころに研究チームはまたまた調査を行った。年齢による差が復活した。米国の9・11事件の後や、二〇〇三年春に香港で大流行し、何週間かで三百人が死亡したSARSの間にも調査を行った。それぞれの場合でも結果は一定だった。研究者の言葉を借りれば「命の儚さがプライミングされたとき」、日々の生活における目標と動機づけは完全に転換してしまう。年齢ではなく、視点がもっとも重要な要因なのだ。

トルストイはこのことに気がついていた。イワン・イリイチは健康が蝕まれ、死期が近いと悟ったとき、野望もうぬぼれも消えた。彼の望みは単なる安らぎと人との絆だった。しかし、理解してくれる人はほとんどいなかった――家族や友人、列をなして診察をしにくる妻が雇った名医たち、この中には一人としていなかった。

トルストイは生命の脆さをアピールする側にいる人間の視点と、そうではない人間の視点の間には深い溝があることに気がついていた。そして、その溝の存在を知っているのは一人だけで、その一人だけで苦悩を抱え込まなければならないことも理解していた。しかし、トルストイには他のものも見えていた――死すべき定めを実感し、欲望が整理されてしまったときであっても、欲望を満たすことが不可能になったわけではない。イリイチの家族や友人、医師団、誰一人として彼が必要としているものを理解しなかったが、従者であるゲラーシムは違った。ゲラーシムはイワン・イリイチを苦悩と恐怖、孤独の中にいる一人の男として見て、憐れみ、そして、いつかは自分自身も主人と同じ運命を辿ると気づいていた。他の者がイリイチを避けているとき、ゲラーシムは彼に話しかけた。イワン・イリイチが痛みを和らげる唯一の姿勢は、ゲラーシムの肩の上に自分のやせ細った足を乗せることだと気がついたとき、ゲラーシムは一晩中そばに座って、イリイチの痛みを和らげた。イリイチを抱えてトイレまで往復させたり、下を綺麗にしたりするときであっても、ゲラーシムは自分の役目を苦にすることがなかった。ゲラーシムの介護には計算や欺瞞もなく、イリイチの望み以上の目標を押しつけることもなかった。ゲラーシムのおかげでイリイチの晩年がすべて変わった。

ゲラーシムがこのつとめを軽々と、進んで、淡々と、しかもやさしく果たしてくれるのが、イワン・イリイチにはたいそううれしかった。他の人間の健康、力、活気といったものは、すべてイワン・イリイチには不快だった。しかしゲラーシムの力と活気だけは、イワン・イリイチを傷つけず、かえって慰めてくれるのだった。

この単純だが心のこもった介護は――死期が迫った人が必要とする日々の癒やしと人の絆、小さな望みを果たすための援助を把握すること――一世紀以上たった今でも壊滅的に欠けているものである。それは、アリス・ホブソンが望んだが得られなかったものである。そしてそれは疲れが増すばかりの四年間を通じて、ロー・サンダースの娘が自分だけではとても続けることはできないと発見したものだった。しかし、アシステッド・リビングのコンセプトによって、この必要不可欠な介護をケレン・ブラウン・ウィルソンは家の中でやれるようにした。

このアイデアは驚くほどすぐに広まった。一九九〇年前後に、ウィルソンの成功に基づいてオレゴン州は同様な施設の建設を促す計画を立ち上げた。ウィルソンは夫とともに二人のモデルを拡げるとともに、他が追随することも手伝った。みなにとって有望な市場が見つかったのだ。ナーシング・ホームに入れられてしまうのを避けるためには、消費者は高い金を進んで支払うことがわかり、いくつかの州は貧しい高齢者のためにアシステッド・リビングの費用を補助するようになった。

それからほどなく、もっと建てるための資本を得ようとウィルソンはウォール街に向かった。彼女の会社、アシステッド・リビング・コンセプツ社は株式を公開した。サンライズやアトリア、スターリング、カーリントンといった名前の会社が創設され、アシステッド・リビングは米国において成長がもっとも著しい高齢者向け住居建設事業になった。二〇〇〇年までに、ウィルソンは自分の会社を従業員数百人以下から三千人以上まで成長させた。一八州にわたって一八四の施設を運営した。二〇一〇年までに、アシステッド・リビングの入所者数はナーシング・ホームのそれに迫るまでになった。[8]

しかし、その間に憂慮すべき事態も起きていた。アシステッド・リビングのコンセプトがあまりに有名になりすぎて、開発業者はなんにでもこの名前を貼りつけるようになったのである。ウィルソンのアイデアはナーシング・ホームを置き換える革命から、サービスの質を落としたさまざまな水増しバージョンを集めた見世物小屋のようなものになってしまった。ウィルソンは議会で証言台に立ち、米国全土に向けて、ねじ曲げられていくこのアイデアについて警鐘を鳴らした。

「この名称に対するあこがれが一般にも広がるとともに、アシステッド・リビングは従来の介護施設の一棟を改装しただけのものやポケットマネーで入所費用を支払うクライアントを惹きつけるために一六室の民宿を改称したものに突如として変わってしまった」とウィルソンは報告した。彼女が創立時の哲学を堅持しようとどれだけ試みても、その通りにしようとする者は他にはほとんどいなかった。

ほとんどのアシステッド・リビングは、インディペンデント・リビングとナーシング・ホームの間の移行帯のようなものになってしまった。アシステッド・リビングは今日広く普及した「ケアの継続性」のアイデアの一部になったのである。これは素晴らしく論理的なアイデアのように聞こえるが、就学前児童のような状態にできるだけ長く高齢者を留めておこうとする試みである。安全と訴訟に配慮した結果、入所者が持ち込めるものに対する制限がより厳しくなり、入所者の参加が望ましいとされる活動の義務づけが増え、そして退所処置に該当する条件も厳しくなった。「退所」と言うが、ナーシング・ホームへ移すことである。安全と生存を最優先にする医学の思考が再び占領してしまった。ウィルソンは怒りを込めて、児童の方が高齢者よりもリスクを許されていると指摘した。最悪でも児童はブランコやジャングルジムで遊べる。

一五〇〇カ所のアシステッド・リビング施設を調査した結果が二〇〇三年に発表された。虚弱《フレイル》な人々にプライバシーと入所継続に必要なサービスを提供している施設は全体の一一パーセントだけだった。ナーシング・ホームを置き換える存在としてのアシステッド・リビングのアイデアはほぼ死に絶えてしまった。ウィルソン自身の会社の取締役会の中ですら――他の企業はどれだけより安易でコストのかからないような方針を選んでいるかを引き合いに出して――彼女の基準と哲学を疑う声が出はじめていた。彼女はナーシング・ホーム以外には選択肢がないような小さな町で、小さめの施設を建設したい、メディケイドに入っている低所得者の高齢者のためのユニットも併設したいと考えた。しかし、もっと収益の上がる方針は、低所得者と高度なサービスを除外して、大きな都市に大きな施設を展開することだった。ウィルソンは母親のジェシーのような人がよりよい生活を送れることを願ってアシステッド・リビングを創設し、そして、これには収益性があることを示した。しかし、会社の取締役会とウォール街はもっと大きな収益を得られる方針を求めた。彼女の闘いは二〇〇〇年に彼女がＣＥＯを退任し、自身が創業した会社の株式のすべてを売り払うまで続いた。

それから一〇年以上がたった。ケレン・ウィルソンは中年の域に差しかかった。彼女と話したのはさほど前ではないが、乱杭歯と前屈みの姿勢、老眼鏡、白髪のせいで世界規模の会社を創立した革命的な創業者というよりも、ただの読書好きのおばあさんにしか見えなかった。長年、老年学者であった彼女は、研究に関する質問になると盛り上がり、話す内容はきわめて正確だった。今もなお、ウィルソンは見た目には解決不可能な大問題の永遠のとりこになっているような人であった。会社のおかげで夫婦は金持ちになり、そのお金で老年介護を変えていく事業の継続を目的としてジェシー・F・リチャードソン基金を設立した。基金の名前は彼女の母からとったものだ。

ウィルソンは出生地であるウェストバージニア州に戻っている――ブーンやミンゴ、マクドウェルなどの炭鉱町で過ごすことが多い。ウェストバージニア州は米国内で高齢化、貧困化がもっとも進んでいる州のひとつである。世界の他の場所と同様、若者はチャンスをもとめて外に出ていき、老人は取り残される。生まれ育った山間の場所で、ウィルソンは普通の人々が介護放棄と施設化のどちらかしか選択肢がない状況に陥ることなく、齢を重ねることができる方法に対する答えをいまだに探しつづけていた。この問いかけは私たちが直面しているもっとも不愉快な問題でありつづけている。

「アシステッド・リビングを私はまだ愛しているということをみなに知ってほしい」と彼女は言った。そしてさらに独り言のように繰り返した。「アシステッド・リビングを愛している」。この愛情がナーシング・ホームよりましな何かがあるはずだという信念と期待を作り出した、それは今でもそうだと彼女は言う。生まれたものはどれ一つとして創設者がこうあれと願ったようにはならなかった。まるで子どもの成長のように、親が期待した方向には行かなかったのだ。しかし、ウィルソンは今も彼女の創設の趣旨が生きていける場所を探しつづけている。

「私はうまく回っているアシステッド・リビングを愛している」と彼女は言う。

しかしそんなアシステッド・リビングはほとんどない。

ロー・サンダースはうまく回っているアシステッド・リビングには入れなかった。裕福でなくても入れてくれるアシステッド・リビングの施設を自宅の近くで見つけて、シェリーはラッキーだと思った。父親の貯えはほとんど尽きていた。そして、他の施設ではほとんどどこでも何千ドルもの前金を支払わなければならなかった。父親のためにシェリーが見つけた施設は行政からの補助金を受けており、そのおかげで入所費用は低廉だった。素敵な玄関があり、壁の塗装は塗り立てで、ロビーには照明がたくさんあり、きれいな図書室もあり、各戸の広さはちょうどよいぐらいだった。プロの手が入っていて、どうぞお入りくださいというような外見だった。第一印象でシェリーはこの施設を気に入った。しかし、ローは拒んだ。まわりを見渡したら、歩行器なしで移動している人はまったくいなかったからである。

「二本の足で歩ける人間は、ここでは私だけになってしまう」と彼は言った。「ここは私には合わない」。親子は自宅に戻った。

しかし、それからほどなくローはまた転んだ。駐車場で激しく転倒し、アスファルトに頭を強く打ちつけてしまった。しばらく意識が戻らなかった。経過観察のため入院した。この後、ローは事態が変わったことを受け入れた。娘が父親を例のアシステッド・リビングへの入所者待機リストに入れることに賛成した。九二回目の誕生日の直前に空きができた。もしこの空きを断ったら、施設担当者は言った、ローは待機リストの一番最後に回される。ローに拒否権はなかった。

入所させられたローは娘に怒ることはなかった。しかし、シェリーにとっては怒ってもらうほうが自然だった。父はうつっぽくなっているようだ、娘としてはそれにどうすればいいのだろうか？

気になることがいくつかあったが、それは環境の変化のせいで一時的だろうとシェリーは考えた。ローの歳になれば、変化に合わせるのが大変だ。しかし、それだけでは説明できないものが他にあることに彼女も気づいた。ローは抜け殻のようになっていた。施設の中には誰一人として知る人はなく、見渡すかぎり男性の入所者はほとんどいなかった。ローは辺りを見回しながらこんなことを考えているだろう。俺のような野郎がどこをどう間違ってこんな場所に——ビーズ・アクセサリー講座やカップケーキ・デコレーションのための午後クラス、ダニエル・スティール[訳注1]のくだらないロマンス小説で一杯になった図書室——に入ることになったのか？　家族はどこ？　郵便配達人の友人は？　愛犬のペキンは？　この場所で父はひとりぼっちだった。シェリーは施設の活動担当者に、たとえば読書クラブのような性別に合った活動を企画できないかと頼んでみた。まあ、しかし、そうね、そんなものでも役に立つでしょう、のような反応だった。

　シェリーがもっとも気になったことは、人生で父親が何を大事にしていたか、入所で何を諦めざるをえなかったのかについて施設の職員がほとんど興味を示さなかったことだった。この点について無知であることを自覚すらしていなかった。職員は自分たちのサービスをアシステッド・リビングと呼んでいるかもしれないが、誰ひとりとして父親をアシストして生活できるようにすること——父親にとってもっとも大事な人との絆や喜びをどうすれば保てるのかを考えること——を自分の仕事だと自覚しているようには見えなかった。職員の態度は残酷さよりも、無理解さの結果のようだったが、トルストイが言ったように、この二つの間に根本的な違いがあるのだろうか？

　ローとシェリーの親子は妥協点を探した。毎週、日曜日から火曜日までは父親を家に連れ帰ることにした。これで父親も家に帰るという先の楽しみを持つことができ、娘も気が軽くなった。少なくとも、週に二日間は楽しい生活を送れるのだ。

アシステッド・リビングが期待はずれに終わることが多いのはなぜか、ウィルソンに尋ねてみた。理由をいくつか挙げてくれた。一つには、人の生活を本当の意味で援助することは「言うは易く、行うは難い」。何が本当に必要とされているかを施設職員が自分の頭で考えるようにもっていくことが難しい。着替えを手伝う場合を彼女は例に挙げた。理想を言えば、入所者が自分でできることは自分でやらせるべきであり、そうすることで入所者の能力と自立心を維持することができる。しかし、とウィルソンは言う、「こちらが相手に服を着せてしまう方が、相手に自分で着させるよりも簡単ね。短い時間で済む。腹が立つことも少ないわ」。だから、入所者の能力をサポートすることが最優先されるようにしなければ、職員は着せ替え人形を着替えさせるようなことをしてしまう。そこから始まり、次第に他もすべて同じようになっていく。介護作業をどうこなすかが、入所者本人をどうするかよりも大事なことになっていく。

事態を難しくしているのは、人の生活援助の点で一施設がどの程度成功しているかを測定できる適当な尺度がないことだ。対照的に、健康と安全に関してはきわめて厳密な基準がある。その結果、高齢者のための施設を運営する側が何に注目したくなるかは想像がつくだろう――お祖父さんの体重が減っているかどうか、薬の飲み忘れがあるかどうか、転倒したかに注目が行き、孤独かどうかはないがしろにされる。

ウィルソンが言う、もっとも我慢がならない、そして重要な事実は、アシステッド・リビングは高齢者本人のためではなく、その子どもたちのために建てられていることだ。高齢者がどこに住むかを決めるのは普通はその子どもたちであり、それは施設を売り出す営業の仕方をみればわかる。営業担当者は業界用語で「ビジュアル」と呼ぶもの――シェリーの目を奪ったホテルのような美しいエントランスなど――を演出しようとする。施設内のコンピュータ室やアスレチック・ジム、コンサートや美術館ツアーの案内など――高齢者自身が望むことではなく、その子どもである中年層に焦点が当てられているような施設の美点――で勧誘してくる。さらに何にも増して、自分の施設は安全な場所だとして売り込んでくる。どのような生活を送りたいかを入所者自身が選べることを最前面に持ち出して、自分の施設を売り込もうとする営業担当者は絶対にと言ってもいいほどいない。なぜなら、子どもたちが親を施設見学につれてくる多くの理由は、選び方についての親の気むずかしさや頑固さに彼らが手を焼くようになったからだ。この点ではアシステッド・リビングはナーシング・ホームとなんら変わりはなかった。

昔、仲間がこんなことを言っていた、とウィルソンは言う。「人は自分には自律を求めるのに、大切な人には安全を求める」。これは虚弱《フレイル》になった人にとって主要な問題であり、矛盾である。「大切な人に対して、私たちがしてやりたいと望むことの大半は、自分にされたなら、自己の領分を侵すものとして断固として拒否するようなことだわ」

彼女は高齢者自身にも責任の一端があるとする。「決断を子どもに任せてしまっていることには高齢者に責任の一部がある。そうなる理由の一つは加齢と虚弱《フレイル》についての思い込みがあるからでしょう。そして老親から子孫へと連綿と受け継がれるバトンのようなものも関係すると思う。言い方としては次のような感じね。「いいか、これからはおまえが家のことを決める番だ」」

だけれど、彼女は言う、「「ここはお母さんが住みたい、好き、必要だと思うような場所だろうか？」と考えることができるような子どもはほとんどいない。子どもは自分の色眼鏡を通して、ものを見ることが普通です」。子どもはこんなふうに考える、「ここにお母さんを置いたままで私は平気だろうか？」

ローはアシステッド・リビング施設を一年たらずのうちに、嫌な場所になる前に出てしまった。最初はこの場所を上手に利用した。ジョージという名のユダヤ人男性を見つけ、二人は意気投合した。二人はクリベッジで遊び、毎週土曜日には教会に行くようになった。教会はローの今までの人生でずっと避けていたところである。数人のご婦人が彼に特別な興味を抱いたが、たいてい断っていた。しかし全部というわけではない。ある夜、自分のアパートでささやかなパーティーを開き、彼に魅せられたご婦人二人と一緒に、プレゼントされたブランデーを一本、開けた。

「それで、私の父は意識を失って、頭を床に打ちつけ、救急病院に運ばれることになった」。シェリーは言った。ローはリハビリから出た後、その事件について笑い飛ばしていた。「もう、聞いてください」と彼女は父親の言葉を繰り返した。「女が来たんだ。そして、ちょっと一杯飲んで気を失った」

シェリーの家で週三日、他の日は施設で過ごすという生活の中から——アシステッド・リビング施設の無能さにもかかわらず——ローは何とか自分の生活を組み立てていった。そうなるまでに何カ月もかかった。九二歳の彼は、徐々に毎日の生活を我慢できるまでに作り直した。

しかし、体の方がついていけなかった。起立性低血圧の症状が悪化した。気を失うことがさらに多くなった——ブランデーを飲んだときだけではない。昼夜なく、散歩中や起床するときにも起こった。何度も救急車に乗り、レントゲン検査を繰り返した。長い廊下を通り、エレベーターに乗り、食堂まで歩いて行くのはもう無理というところまできた。しかし、ローは歩行器を拒みつづけた。彼のプライドに関わる部分だった。シェリーは部屋の冷蔵庫に料理を入れて、父親が電子レンジで温めて食べられるようにしなければならなくなった。

気がつけばまた、シェリーはつねに父親のことを心配するようになっていた。食事をきちんと取っていないかもしれない。記憶力が悪くなり出している。さらに定期的な健康指導者の訪問と夕方の回診があるのに、父親はほとんど自分の部屋でじっと座っていた。父親が虚弱《フレイル》になってきているのに、施設側が十分な指導をしていないように感じられた。娘としては父親を二四時間のケアがある他の施設に移すべきかもしれない。

シェリーは近くのナーシング・ホームを訪ねた。「実はなかなかいい施設だったんです」と彼女は言った。「きれいだったし」。でも、あくまでナーシング・ホームだった。「入所者はみな車いすの中に倒れ込んでいて、廊下に並べられていたわ。ひどい様子だった」。そこは父親が何よりも避けたがっているような場所だったと彼女は言う。「父は自分の人生がベッドの中だけ、整理棚一つだけ、小さなテレビだけ、他の誰かとはカーテンだけで仕切られている部屋の片隅だけ、に狭められてしまうのを嫌がっていた」。だけれど、と彼女は言う。施設から歩いて出たときに思ったのは、「ここに入れるのが私の義務だ」。ひどい場所に見えるかもしれないが、シェリーがローを入れた場所はそこだった。

なぜ？　と尋ねた。

「私にとっては安全が第一。他の何よりも優先する。父の安全を考えるのが私の努め」と彼女は答えた。どのような成り行きでこうなるのかについて、ケレン・ウィルソンの指摘は正しい。愛と献身の結果、本人がもっとも嫌がっているところに父親を入れる以外には選択肢はないとシェリーは感じている。

少し押してみた。でもなぜ？　今の場所で父親は順応している。人生のジグソーパズルのピースを自分でまた組み立てはじめている——友人や生活習慣、何かまだやりたいことなど。ナーシング・ホームの中にいる場合と比べれば、危険なことは確かだ。転倒して大きな怪我をする恐れはまだあるし、誰かが見つけたときには遅すぎるだろう。しかし、その方がより幸せだ。本来の性格から言えば、父親は幸せな方を選ぶに違いない。なのに、なぜ違う方を選ぶのか？

どう答えたらいいのか彼女にはわからなかった。これ以上深く考えるのは手に負えないことはわかっていた。父には誰か見張ってくれる人が必要だ。安全性に問題がある。そんなところに父親を置き去りにする娘でいいのか？

これがこうなった成り行きである。私の祖父が頼っていたもの――大家族が傍らに常に付き添い祖父は自分のしたいことを自由に選べる――がなければ、私たちの高齢者は支配と監視の下に置かれた施設被収容者になる。これは治療不可能な問題に対して医学が考えた答えであり、本人の望みはすべて抹消し、安全確保だけを考えて設計された生活である。

5　よりよい生活

一九九一年、ニューヨーク州北部にあるニュー・ベルリンの小さな町でビル・トーマスという名の若い医師がある実験を試みた。自分が何をやっているのか、本当のところは彼にもわかっていなかった。まだ三一歳、家庭医学のレジデンシーを終えてから二年も経っていない、そして、重度の障害を抱えた高齢者を対象にしたチェイス記念ナーシング・ホームの医療部長として採用されたばかりである。入所者の約半数は身体障害を抱えていた——五人中四人はアルツハイマー病などの認知症を抱えていた。

それまでトーマスはナーシング・ホームのほぼ向かいに位置する、近くの病院で救急医として働いていた。救急にやってくる患者が抱える問題は明確かつ治せるものだ——足の骨を折ったとか、鼻にクランベリーが詰まったとか。もし患者が、たとえば、もし骨折が認知症が原因で起こったものだとしたら——トーマスの仕事はそれは無視するか、ナーシング・ホームのような、それを扱ってくれるところに患者を送ることだった。医療部長としての新しい仕事を何か変わったことをしてみるチャンスだと彼はみていた。

チェイスのスタッフは自分たちがいる場所に何か特別な問題があるとは思っていなかったが、新参者の目を持ったトーマスには、どの部屋をみても絶望が見て取れた。ナーシング・ホーム自体が彼を憂うつにさせた。それ自体を治すべきだと思った。最初に医師としてベストだと思うやり方で治そうと試みた。虚ろで不活発な入所者を見て、何か診断の見落としか不適切な薬の飲み合わせが原因になっているのではないかと彼は疑ったのだ。そして、入所者の身体診察を始めることにし、CTスキャンと検査をオーダーし、処方も変えた。しかし、詳しい検査と処方の変更を数週間続けた結果、彼に達成できたことは医療費を膨らませたことと看護スタッフをかんかんにさせたこと以外にはほとんどなかった。看護部長はトーマスを呼び出し、手を引くように命じた。

「私はケアと治療を混同していたんだ」と彼は言う。

でも、彼は諦めなかった。彼はナーシング・ホームに欠けているものは人生そのものだと考えるようになり、それを注入する実験をしてみようと決心した。彼がたどり着いたアイデアは気違いじみているとも子どもっぽいとも言えると同時に才気に溢れていた。そして、入所者とホームのスタッフをそのアイデアに付きあわせることができたのは一つの小さな奇跡だろう。

このアイデアを理解するためには——どこから出てきたのか、どうやって芽吹かせたのか——ビル・トーマスの人となりについて二、三、知る必要がある。最初に、トーマスは子どものとき、学校でのあらゆる物品販売コンテストで優勝していた。学校が、用意したキャンディーや雑誌、チョコレートなどを生徒が各家庭を回って売り、ボーイスカウトや部活の試合の資金集めをすることがある。最高売上げの賞を彼は必ずもらって帰ってきていた。高校では生徒会長選挙に立候補し、当選した。陸上部の主将にも選ばれた。やろうと思えば、彼自身を含むどんなものでも人に買わせることができたのである。

同時に、彼はダメ学生だった。与えられた課題をやらないことで教師と何度も喧嘩し、成績は悲惨なものだった。これは課題をこなせなかったからではない。貪欲な読書家で独学家であり、自分ひとりで三角法を学んで、ボートを建造できるような学生だった（実際に造った）。教師がやれという課題をする気にならなかっただけであり、そして、そのことを遠慮なく教師にばらしていただけだった。今なら、彼は反抗挑戦性障害と診断されるだろう。一九七〇年代では、トラブル・メーカーとみなされるだけである。

この二つの人柄――有能なセールスマンと反抗する問題児――は同じ源流から発しているようだった。子ども時代に使った特別なセールスのテクニックは？　とトーマスに尋ねてみた。答えは簡単だった、「どうぞ断ってください、という気持ちだ。それができれば有能なセールスマンになれる。断られる勇気が必要なんだ」。これはやりたいと思うことは最後まで粘り強くつづける一方で、したくないことは何としてでもやらないという彼の性格を反映している。

しかし、自分が何をしたいのかは長い間、トーマスにもわかっていなかった。ニュー・ベルリンの隣にあるニコラスという町の外に位置する谷で成長した。父親は工員、母親は電話交換手だった。どちらも大学は出ておらず、ビル・トーマスも大学に行くとは思っていなかった。高校を卒業する前は労働組合の研修プログラムに行くつもりでいた。しかし、大学から帰省してきた友人の兄とたまたま話をしたとき、ビールや女友だちのことを聞かされ、そんなに楽しいならと彼は考えを変えることにした。

トーマスは近くのニューヨーク州立大学コートランド校に入学した。そこで何かが彼を突き動かした。それは彼が高校を卒業するとき、クリスマス前には町にもどってきて車にガソリンを入れる仕事をしているだろうと予言した高校教師なのかもしれない。それがなんであれ、すべての人の予測を裏切るところまで成功した。課題をやりこなし、平均の評価も優以上を維持し、学生自治会の会長にもまたなった。体操教師になろうかとまで考えるようになったが、生物学の授業中に医学が自分に向いているかもしれないと思いはじめた。ついには、ハーバード大学医学部に進学したコートランド校の最初の卒業生になったのである。

彼はハーバードが大好きになった。労働者階級出身の子弟として喧嘩腰で周りを歩き、アイビー・リーグの教育と資産を誇りにするような気取り屋《スノブ》たちとは違うんだと見せつけることもできた。しかし、やらなかった。ハーバードを天啓の場所と考えた。科学と医学などすべてに情熱を燃やし、のめり込む人たちと一緒にいることが大好きになった。

「医学部で好きだったことの一つは、ベス・イスラエル病院のカフェテリアで毎晩、みんなと夕食を取ったことだな」。彼は教えてくれた。「それは二時間半にわたっての症例についての討論会だった――厳しくて、本当に最高だった」

そして、トーマスにはなにか大きなことを成し遂げられると信じてくれる人たちにかこまれた場所にいることも大好きだった。土曜日の朝であっても、ノーベル賞受賞者が授業をしにやってくる。トーマスたち学生が偉大さを目指していると期待するがゆえにである。

しかし、彼は他人の賞賛を勝ち取らねばならないと感じることはまったくなかった。医学部の教授は彼を、有名病院での専門医研修プログラムか大学研究所に入れようとしたが、彼はニューヨーク州ロチェスターで家庭医学のレジデントをするほうを選んだ。これは偉大さを求めるハーバードの理想とはまったく反対である。

ニューヨーク州北部のふるさとに戻ることは昔からの彼の目標だった。「私は田舎者だから」と彼は話してくれた。実際にハーバードでの四年間は、彼がニューヨーク北部以外で過ごした唯一の期間である。休暇中は、自転車でボストンからニコラスまでを往復した――片道三三〇マイルある。トーマスは自給自足が好きだった――道路沿いで適当に見つけた果樹園や畑にテントを広げ、食べられるものを何でも探した。家庭医学も同じ意味で面白かった。独立して一人でやっていける。

レジデントの間に彼はお金を貯め、自転車で通りかかったときにいつか自分のものにしたいと思うようになっていたニュー・ベルリン近くの農場を購入した。研修を終えてからは農作業をすることが彼の最上の楽しみになった。地元で開業したが、まもなく救急に集中するようになった。なぜなら、救急ならシフト勤務で勤務時間が定められており、他の時間は農作業に費やすことができたからだ。自作農場主になる夢に賭けていた——完全な自給自足である。友人と一緒に自宅を自分で建てた。食べるものも自分で栽培した。風力発電と太陽電池を使い、電気をおこした。電力会社の送電線とは完全に切り離されていた。天候と四季に合わせて生きていた。最終的に、彼とジュード、妻になった看護師は農場を四〇〇エーカーを越えるまでに広げた。牛と馬車馬、鶏、地下貯蔵室、製材所、製糖所を所有するまでになった。子どもを五人もうけたことは言うまでもない。

「自分にできうるかぎり、もっとも正統で真実の人生を生きているという感じが、本当にしていたね」トーマスが説明してくれた。

この点では、医者と言うよりも農夫というのがふさわしい。ポール・バニヤン風の髭を生やし、白衣の下にはネクタイよりも作業着を着ているほうが似合っていた。しかし、救急救命室での時間は重労働だった。「基本的に夜の仕事にはいつもウンザリさせられる」と言う。それで、ナーシング・ホームの仕事に変わったのだった。昼間の仕事である。時間は決められている。どのくらい大変だろうか？

職場での最初の日から、自分の農場で経験するめくるめくような命の豊かさと、仕事に出るたびに感じる狭い施設に閉じ込められた命の空虚さとの間の鋭いコントラストを感じた。そこで見たものは彼の気持ちを苛んだ。看護師はそのうちに慣れるわ、というが、彼にはできなかったし、自分が今目にしているものとつきあっていく気もしなかった。チェイス記念ナーシング・ホームのどこが彼の自給自足という理想に根本的に矛盾しているのか、最初から本能的には気づいていたことだが、それをきちんと言葉にできるまでには数年間が必要だった。

トーマスはよい人生とは最大限の自立であると信じていた。しかし、それこそがホームにいる人たちにとって否定されていることだった。ナーシング・ホームの入所者について知ろうとした。以前は教師や店主、主婦、工員であった人たちだ。彼が成長する中で知り合った人たちと同じである。彼らに対して何かましなことをできるはずだという確信があった。それで、ほとんど本能的にと言ってもよいが、自分の自宅でやっているような、何かの命をナーシング・ホームに持ち込むことを試すことを決意した——文字通り生命を持ち込むのである。植物や動物、子どもを入所者の生活に導入することができれば——ナーシング・ホームをこうした生き物でいっぱいにするのだ——何が起こるだろうか？

トーマスはチェイスの管理事務所に相談に行った。革新的サービスに対するニューヨーク州の小規模補助金を申請できると提案した。トーマスを雇った所長のロバート・ハルバートはトーマスのアイデアを基本の部分では気に入った。何か新しいことをやってみるのは楽しそうだった。チェイスで働いている二〇年間、ロバートは施設の評判が上々であるように努め、入所者ができる活動の種類も常に増やしつづけてきた。トーマスの新しいアイデアは過去に行ってきた改善とつながっているように見えた。そして、中心メンバーが集って作業チームを作り、一緒に補助金の申請書を書いた。一方、トーマスはハルバートが想像していたよりもはるかに大きな何かを心に描いているようだった。

トーマスは自分のアイデアの背景を説明した。彼が言うには、この目的は彼が命名したナーシング・ホームに蔓延する三大伝染病を叩くことである――退屈と孤独、絶望である。三大伝染病を退治するためには何かの命を入れる必要がある。ホームの各部屋に観葉植物を置く。芝生を剝がして、野菜畑と花園を作る。そして動物を入れる。

おおよそ、この程度ならば大丈夫なようにみえる。衛生と安全の問題があるので、動物は場合によっては微妙である。しかし、ニューヨーク州のナーシング・ホームに対する規制は、一匹の犬と一匹の猫だけを許可している。ハルバートはトーマスに、過去に二、三回犬を入れようとしたが、不首尾に終わったことを説明した。動物の性格が悪かったり、動物にきちんとした世話をするのが難しかったりした。しかし、ハルバートはもう一度試す気はあると話した。

それでトーマスは言った、「じゃ、犬二匹で試してみましょう」。

ハルバートは「規則では認められていません」。

トーマスは「まあ、それで申請を書いてみましょうよ」。

しばらく沈黙があった。こんな小さなステップでも、ナーシング・ホームの根底の価値観と衝突する。単純にナーシング・ホームの規制のことだけではなく、ナーシング・ホームの主な存在目的とは高齢者の衛生と安全であるという信念とぶつかるのである。トーマスのアイデアを自分に納得させるためにはハルバートにとってはかなりの時間がかかった。少し前、私がハルバートと話したとき、彼はその場面を生々しく思い出して話してくれた。

看護部長のルイス・グライジングが部屋に座っていて、活動主任とソーシャルワーカーと……その三人がお互いに顔を見合わせて、目をきょろきょろさせながら、こう言ったんだ、「そりゃ面白くなりそうですね」。
それで私は、「わかりました。私が書きます」。私はこう考えはじめていたんだ、「あなた方ほどには私はこれに関わることはないのだけれど、とにかく二匹の犬を持ち込むことにしよう」。
トーマスは「じゃあ、猫はどうしましょう?」と言った。
私は「猫をどうしましょう?」と返して、「とにかく二匹の犬をもちこむと申請書に書くべきです」と答えた。
トーマス「犬好きじゃない人もいるから。猫好きの人とか」
私「つまり犬と猫の両方が要るとおっしゃる?」
トーマス「とりあえず、それを書き残しましょう、議論のテーマとして」
私「オーケー、猫も加えて書きます」
「ノー、ノー、ノー。うちの施設は二階建てです。二階のそれぞれに二匹ずつの猫でどうでしょう?」
私「州保健部には、犬二匹、猫四匹と提案しようと思いますが?」
トーマス「イエス、そう書いてください」
私「了解です。そんなふうに書きましょう。話がちょっと広がりすぎた気もしますね。空を飛ぼうとかいう話じゃないはずです」
トーマス「一ついいですか。鳥はどうなんでしょう?」
規制は明確だと私は答えた、「ナーシング・ホームでは鳥は認められていません」。
トーマス「しかし、鳥はどう?」
「鳥はどうですかね?」と私。

トーマス「想像だけですが――ここから窓の外を見てください。今が一月か二月と想像してみてほしいのです。外には一メートルぐらいまで雪が積もる。ナーシング・ホームの中で耳にする音はなんだと思いますか?」

私は「そうですね、入所者のうめき声がしますね。笑いも聞くでしょう。あちこちでテレビの音も、ちょっとうるさいかなと思うぐらいまで」と答え、「館内放送のアナウンスも聞こえますね」。

「他にはどんな音が聞こえますか?」

私は「まあ、スタッフがお互いや入居者とやりとりするのも聞こえますね」と言った。

トーマス「そうだが、こういう音はどうだろう、命ある音――なにかポジティブな生命の?」

「鳥のさえずりのことですね」

「イエス!」

「鳥のさえずりとは、何羽ぐらいの鳥のことですか?」

「百羽ぐらいの鳥にしよう」

「百羽の鳥? この場所に?」と私は答えた。「本気ですか? 二匹の犬と四匹の猫、百羽の鳥と一緒に家に住んだことがありますか?」

「ノー、ないけど、でも試す価値はあるのじゃないかな?」

これがトーマス先生と私を分ける分水嶺だった。

部屋で座っている他の三人は、飛び出しそうなぐらい目を丸くしながら、「オーマイゴッド。本当にここでやるんですか?」と言い出した。

私「トーマス先生、私は乗りましょう。外に鳥かごを置くことについて考えたい。しかし、動物園みたいになるのはどうかなと、あるいは動物園みたいな匂いは」と答えた。「そういうのはあまり想像できません」

トーマス「私に合わせますという意味ですか？」

私は「どんなメリットがあるかを証明する義務があなたにはありますね」と答えた。

これこそがトーマスが必要としていた始まりだった。ハルバートはノーとは言わなかった。このあとの二、三回の話し合いで、トーマスはハルバートと他のメンバーを丸め込んだ。ナーシング・ホームで人が死ぬ理由は退屈と孤独、絶望の三大伝染病だと印象づけ、みなでこの伝染病を治したいと思わせるようにした。そのためには何でもやってみる価値があるのではないか？

みなで申請書を記入した。まあ、おそらく無理だろうとハルバートは踏んだ。しかし、トーマスは作業チームを引き連れて州議会議事堂に行き、担当官を相手にロビー活動をした。そして、補助金申請が通り、規制についても必要な特例措置がすべて認められた。

「州から連絡が来たとき」ハルバートは振り返る、「私は、「オーマイゴッド。この通りに本当にやらなくちゃいけなくなった」と思わず漏らしてしまった」。

実際の作業の進行は看護部長のルイス・グライジングの役割になった。六〇代の彼女は、ナーシング・ホームでの勤務はまだ数年だった。高齢者の生活をよいものにするための工夫を新しく試すチャンスは、彼女にとってとても魅力的に見えた。彼女は私に、「まるで歴史的実験でもするみたい」に感じたと話してくれた。彼女が心に決めた自分の仕事は、トーマスの時々常軌を逸する楽観主義とスタッフの恐怖と惰性との間をとりもつことだった。

この仕事は小さなものではない。どの場所にも深く染みついた文化のようなものがあり、何をどうすべきか決まっていた。「文化とは共有された習慣と期待の総和だ」とトーマスは私に教えてくれた。トーマスの見るところでは、習慣と期待があるゆえに、施設の決まり事ができあがり、よい人生を送ることよりも安全性に重きを置くようになり、一匹の犬を入所者と住まわせることすら、ナーシング・ホームにとって受け入れられないことになってしまったのである。トーマスは十分な数の動物と植物、子どもを入れて、ナーシング・ホームでの生活のあらゆる局面でこうした生命が日常の一部になるようにしたかった。当然、それは、スタッフが積み上げてきた決まり事、習わしを妨げることになる。しかし、変えることがそもそもの目的の一つではなかったか？

「文化による惰性は強力だ」と彼は言う。「だから、文化と呼ぶんだ。変わらないゆえに文化になる。文化は革新を揺り籠の段階で絞め殺してしまう」

惰性と戦うためには、抵抗と真っ向からぶつかることが必要だと彼は考えた――「思いきり強くぶつかれ、だ」とトーマスは言う。これをザ・ビッグ・バンと彼は呼んだ。犬一匹、猫一匹、鳥一羽だけを持ち込んでみながどう反応するか様子を見るなんてことはしない。全部の動物をできるだけいっぺんに持ち込むようにする。

その年の秋、ターゲットと名づけられたグレイハウンド、ジンジャーという小型愛玩犬、四匹の猫、鳥の群れが持ち込まれた。人工植物はすべて廃棄し、生きている植物を全部の部屋に置いた。スタッフは自分たちの子どもを学校が終わったらホームにつれてきた――友人や家族がホームの裏庭に子どもの遊び場を作った。ショック療法だった。

圧倒される一例である――同一日に百羽のインコを注文した。ナーシング・ホームに百羽のインコを持ち込むためにはどうすればいいのか、準備していただろうか？　ノー、何もしていなかった。配送トラックが到着したときには鳥かごはまだなかった。仕方なくトラックのドライバーは一階の美容室にインコを放ち、ドアを締めて立ち去った。鳥かごはその日の遅くに届いたのだが、段ボール箱の中に畳み込まれたままで、組み立てが必要だった。

「阿鼻叫喚地獄だった」。トーマスは言う。そのときの記憶で、いまだに彼の顔がにやりとする。トーマスはそんな人だった。

彼と妻のジュード、看護部長のグライジング、他の数人で何時間かかけて鳥かごを組み立て、大量の羽で雲の中になったような美容室の中でインコを追い回して鳥かごに追い込み、入所者の部屋のすべてに届けた。老人たちは美容室の外側からそんな様子を見物していた。

「みな腰が抜けるぐらい大笑いしていたよ」。トーマスは言う。

スタッフの無能さにトーマスは驚嘆した。「みんな、いったい自分たちが何をやらかしているのか見当がついていなかった。何も、まるで何も知らなかったんだ」。それがよかった。みながあまりに明白に無能だったので、ほとんどみなが自分のガードを下げて、何か手伝おうとした――入所者も含めて。そこにいる誰もが鳥かごの底に新聞紙を敷くのを手伝い、犬や猫を抑え、子どもたちにも手伝わせたりした。それはまるで光り輝くカオスの世界だった――グライジングの社交的な言い方を借りれば、「高揚した環境」だった。

その場で解決すべき問題が無数にあった――たとえばどうやって餌を与えるか。「餌やり巡回」を毎日行うことにした。閉鎖された精神科病棟から古い薬剤カートをもらってきて、「鳥モバイル」と呼ぶものにした。鳥モバイルには鳥の餌と犬のおやつ、キャット・フードが満載されていて、各部屋を回り、新聞紙の敷物を交換し、餌やりをする。トーマスに言わせれば、薬剤カートを使うことには麗しい破壊工作の響きがある。これまで何トンもの抗精神病薬を配ってきたカートが、今はミルク味の犬用クッキーを配っているのだ。

ありとあらゆる危機が起こり、どの一つをとっても実験終了につながるものだった。ある未明、午前三時にトーマスは看護師から電話で起こされた。珍しいことではない。彼は医療部長である。しかし、看護師は彼には話をしたがらなかった。ジュードと話したいという。彼は電話を代わった。

「犬が床にウンチしました」。看護師がジュードに伝えた。「掃除しに来てもらえますか？」看護師としてのこだわりからすれば、この仕事は彼女の役割からみれば下の下の仕事である。犬の落とし物を掃除するために看護学校に行ったのではない。

ジュードは拒否した。「合併症が起こった」。トーマスは言う。翌朝、彼が行ってみると、便の上に看護師が椅子を置いていた。誰も踏まないようにするためである。そのままで退勤していた。

スタッフの中には動物飼育の専門家を雇うべきだと考える者もいた――動物の管理は看護スタッフの仕事ではないし、その仕事のために特別手当が支払われるわけでもないからだ。実際のところ州政府の予算削減のためにナーシング・ホームの収入が減り、この二、三年間、スタッフにはほとんど昇給が行われなかった。なのに、その同じ州政府が、植物の山と動物の群れには予算を出している？　別の者はちょうど普通の自宅のように、全員が動物の世話の責任をシェアすべきだと考えた。動物を飼っていれば何か起こるし、ホームの所長だろうが、看護助手だろうが、誰でもその場に居合わせた者がすべきことをすべきだと考えた。これは根本的にまったく異なる世界観の闘いである――ホームのスタッフは施設を運営しているのか、家《ホーム》を支えているのだろうか？

グライジングは後者の世界観を応援しようとした。スタッフの間で責任のバランスをとるようにした。しだいにスタッフもチェイスを生命でいっぱいにすることは全員の仕事だと受け入れるようになった。そして、そうなったのは、理屈にかなった説得や妥協のゆえではなく、入所者に与えた影響を無視できなくなってきたからだ――入所者が起きだすようになり、生気を取り戻してきた。

「スタッフがしゃべれないと思いこんでいた入所者が、ナース・ステーションにやってきて言うんだ、「私が犬を散歩に連れて行きたい」とね。こちらが許可したら、本当にしゃべり出した」。トーマスは言う。「完全に引きこもって寝たきりだった人が、ナース・ステーションにやってきて言うんだ、「私が犬を散歩に連れて行きます」」。全部のインコに入所者の飼い主がつき、名前もついた。みなの目に光が戻った。トーマスは自分の経験をまとめて本を著し、その中でスタッフの日誌からも引用している。[1] 入所者の日々の生活の中で、動物たちがどれだけ欠かせないものになったかが描かれている。認知症が進行した人であってもそうだったのだ。

ガスは自分の鳥を本当に喜んだ。鳴き声に耳を傾け、鳥に自分のコーヒーをやってもいいかと尋ねてきた。

入所者のおかげで私の仕事が本当に楽になった――鳥たちの様子を報告してくれる人が多い。(たとえば、「一日中、さえずっている」「食べてない」「元気そうだ」)

M・Cさんは今日、鳥の巡回につきあってくれた。普段は倉庫のドアのところに座って、私の往き来を見ているだけのM・Cさんだが、今朝、一緒に来てくれるか頼んでみた。彼女は元気よくうなずいてくれて、一緒に回ることになった。私が餌と水をやっている間にM・C・さんは餌箱を持っていてくれた。やり方を一つ一つM・Cさんに説明しながら、鳥に霧吹きをしたとき、彼女は笑いに笑っていた。

今やチェイス記念ナーシング・ホームの住人にインコ百羽と犬四匹、猫二匹、さらに加えて兎の一家と卵を産む雌鳥の群れが加わった。何百もの室内植物と野菜畑、花園もある。スタッフの子どものための保育園が併設され、さらに学童保育も新設された。

このプログラムの効果を知るために、二年以上にわたってチェイスの入所者と近くの他の施設の入所者を研究者がさまざまな指標を用いて比較した。研究の結果、比較群と比べると一人当たりに使われた薬の数が半分になったことがわかった。興奮を鎮静させるために使うハロペリドールのような向精神薬の減少が特に大きかった。薬剤費のトータルが他施設と比べて三八パーセント減少した。死亡は一五パーセント減少した。

その理由まではこの研究では明らかにできなかった。しかし、トーマスは可能だと考えた。「私は、死亡率の違いは生きる理由を求める人間の根源的なニードに起因していると信じている」。他の研究も彼の考えと一致している。[2] 一九七〇年代の初めに、心理学者のジュディス・ロダンとエレン・ランガーが、コネチカット州のナーシング・ホームの入所者一人一人に一鉢ずつの植物を与えるという実験を行った。半数には水やりの仕事を与え、植物の命に対する責任を負うことによるメリットについての講義を受けさせた。残りの半数については、スタッフの方で水やりを行い、入所者の福祉に対してスタッフが負っている責任についての講義を聞いてもらった——たった一鉢の植物だけのことでも——より積極的に行動することが長命につながることを証明した。

著書の中で、トーマスはミスターLと名づけた男性について詳しく書いている。ナーシング・ホームに入所する三カ月前に、六〇年以上連れ添った連れ合いを亡くした。ミスターLは食べることに関心を失い、彼の子どもたちが日常の世話をする必要が増えていった。そして運転中に車ごと溝に落ちてしまった。警察は自殺未遂の可能性を疑った。ミスターLが病院から退院した後、家族が彼をチェイスに入れた。

トーマスはミスターLに会ったときのことを振り返っている。「いったいどうやってこの男は死なずにすんでいるのだろう、と思った。過去の三カ月間の出来事は彼の世界をこなごなにしてしまった。妻を亡くし、家をなくし、自由も、そして何よりも最悪なことに、自分が存在しつづける意味も見失った。彼の生きる喜びは消えてしまった」

ナーシング・ホームでの抗うつ薬とまわりの励ましにもかかわらず、ミスターLの状態は悪化するばかりだった。歩かなくなった。ベッドに寝たきりになった。食事も拒否する。しかし、ちょうどそのときに、新しいプログラムがスタートし、彼にもインコのペアが与えられた。

「彼はいらないと言ったのだが、それはすぐ死ぬと知っている人間の無関心さからだった」。トーマスは言う。しかし、ミスターLは変わりはじめた。「変化の最初はわずかだった。ミスターLは新しい変化の動きが見えるようにベッドでの寝る場所を変えた」。鳥の世話をしにきたスタッフに、鳥が何が好きで何をしているのかを説明するようになった。鳥がミスターLを引き上げたのだった。トーマスにとってこれは、生き物が与えてくれる何かについての彼の理論の完璧な証拠だった。退屈な場所で、生き物は自発性を呼び起こしてくれる。孤独な場所で伴侶になってくれる。絶望の場所で、他の存在を世話するチャンスを与えてくれる。

「［ミスターLは］再び食べはじめ、自分で着替え、部屋から出るようになった」。トーマスは報告している。「毎夕、犬を散歩させなければならないのだが、ミスターLは自分からやるとスタッフに言いに来た」。三カ月後、ミスターLは施設を出て家に戻っていった。このプログラムが彼の命を救ったとトーマスは信じた。

命を救ったかどうかが肝心なのではないのだろう。トーマスの実験から得られた重要な知見は、生きる理由が障害のある高齢者の死亡率を下げたことではない。もっとも重要な知見は高齢者に生きる理由を提供することが可能だと示したことであり、それ以外ではない。何が起こっているのかを理解する能力を失った重度の認知症の患者であっても、意味と喜び、満足を感じられるような生き方をすることが可能である。必要な薬がどれだけ減ったか、どれだけ長く生きたかに比べると、生きていることにどれだけ意味を見いだしているかを測定するのははるかに難しい。しかし、それ以上に重要なことはあるだろうか？

一九〇八年、ハーバード大学の哲学者、ジョサイア・ロイスが『忠誠の哲学』というタイトルの本を著した[3]。ロイスは老化の試練に関心があったわけではない。彼は、死の宿命について考えるとき誰もが向き合う根源的な難問に関心があった。人はなぜ単純に存在しているだけでは――なぜ衣食住が与えられ、安心して生きているだけでは――空虚で無意味に感じるのかをロイスは知ろうとした。生きるに値すると感じるためにはそんなもの以上に何が必要だろうか？

その答えは、己自身を越えた大義を人は求めていることにあると彼は信じた。彼によればこれは内在的な人間のニードである。大義は大きなこと（家族や国、主義）でもいいし、小さなこと（建築計画やペットの世話）でもいい。重要なことは、大義に対して価値を見いだしていること、それに対して犠牲を払ってもよいと感じていることであり、それを通じて人は自分の命に意味を持たせるのである。

ロイスは己を越えた大義への献身を忠誠と呼んだ。これを個人主義の対極にあるものとみなした。個人主義者は自己利益をトップに置き、自分の痛みや喜び、存在に対して大いに関心を示す。個人主義者にとっては、自己利益と無関係な大義への忠誠は奇妙に見える。もし、そのような忠誠が自己犠牲を勧めるものならば、危険とすらみなせる――非合理的で間違った傾向であり、暴君による人民に対する搾取につながるだろう。自己利益以上に意味のあるものはなく、死ねばすべて消えるのだから、自己犠牲にはまるで意味がない。

ロイスは個人主義者の見方には共感しない。「利己主義者はいつも私たちの側にいるが」と彼は書いている。「しかし、利己的に振る舞うことを神から与えられた権利だとするのは、どんなに巧妙に議論したとしても、認められたことは決してない」。彼は主張する、事実として人間は忠誠を必要としている、と。忠誠が幸福をもたらすわけではなく、辛いこともあるが、自分自身以上の何かに献身することで、人生に耐えられるようになる。それがなければ己の欲望だけに導かれることになる。欲望は移ろいやすく、気まぐれで、飽くことを知らない。究極的には苦悩しかもたらさない。「本来から言えば、祖先から引き継いだ無数の性質が集まる広場のようなものが私だ。ある瞬間からまたある瞬間ごとに……衝動の塊が私だ」。ロイスの内省である。「内側には光は見えない。外の光を見ることにしよう」

そして私たちもそうしている。自分の死後、世界に何が起こるかを私たちが深く気にかけているという事実を考えてみてほしい。もし利己が生きる意味の主たる要素ならば、自分が死んだ一時間後に知り合いの全員が地球上から消し去られたとしても、まったく気にしないだろう。しかし、大半の人が気にする。そのようなことが起こったとすれば、自分の人生が無意味になるように感じる。

死を無意味なものにしない唯一の方法は、自分自身を家族や近隣、社会など、なにか大きなものの一部だとみなすことだ。そうしなければ、死すべき定めは恐怖でしかない。しかし、そうみなせば、恐れることはない。「忠誠とは」、ロイスは言う。「自己の外側に奉じるべき大義があることを示すことで、平凡な実存に伴うパラドックスを解決するものである。人自身の中に奉仕を喜ぶ意思があり、その意思は何にも挫けることなく、奉じることによって豊かに表現されるのだ」。近年は、この考えの別の言い方として、心理学者が「超越性」という用語を使うようになった。マズローの欲求段階説による高いレベルの自己実現では、他者が自分の能力を発揮することを助け、見届けたいという超越性への願望が人に現れてくるだろうとしている。

社会の緊張がゆるんだ今の時代、人は単純な安楽に喜びを見いだそうとするようになった――友達や毎日の習慣、美味しい食事、顔に感じる太陽の温もりなどである。達成したり蓄積したりすることによる報酬への興味が薄れ、ただ生きているだけで得られる報酬にもっと興味をもつようになった。しかし、昔より今の人の野望は小さくなったように見えるが、先人から引き継いだものへの関心はある。そして、生きることを有意義で価値が高いものと感じさせてくれるような自分の外側にある目的を見いだしたいという欲求を心の奥深くにもっている。

ビル・トーマスは動物と子ども、植物を使って、チェイス記念ナーシング・ホームで、「エデンの園の代わり」と彼が名づけたプログラムのささやかな開会式を行った。入所者が忠誠を表現できるようなチャンスであり、単純な存在以上の何かを感じることができる、限定的だが本物である。入所者はこの機会を飢えた人のように求めていた。

「もし君が若い医者で、一九九二年ごろの無菌的な施設と化したナーシング・ホームに、今話したような動物や子ども、植物を入れたとしたら、目の前で起こることは、まるで魔法のようだろうね」。トーマスは私に言う。「入所者が生き生きしはじめる。みなが外の世界とふれあいはじめるのを見る。みなが愛しはじめ、好きになりはじめ、笑いはじめるのをみるだろう。心に羽が生えるだろう」

医学と、病人と老人をケアするための施設がかかえるのは、その二つが人生を有意義にするものは何かについての考えが間違っているという問題ではない。問題はその二つがまったく何も考えをもっていないことだ。医学の対象は狭い。医学専門家は魂の支えではなく、健康を回復することに集中する。しかし――ここが辛いパラドックスである――現代のわれわれは、人生の黄昏をどう過ごすべきかについて、医学と施設にほぼ委ねることに決めてしまっている。過去半世紀以上にわたって、老病死の苦しみを医学上の問題としてきた。これは社会工学の実験だと言えるだろう。人間の欲求について理解するよりも、己の技術的腕前を磨くことをより大切にしている人たちの手に、私たちの運命を委ねるという実験である。

この実験は失敗している。安全と保護だけが人生のなかで必要なものだとしたら、結論は違うだろう。人は生きがいと人生の目的を求めるがゆえに、そしてそれが可能になるような条件は日常的に否定されているがゆえに、今の現代社会がやっていることを評価すれば、失敗と言うしかない。

ビル・トーマスは老人ホームを作り直そうとした。ケレン・ウィルソンは老人ホームを完全に無視して、かわりにアシステッド・リビングの施設を生み出そうとした。しかし、二人とも向かっている方向は同じ考えだった——依存状態にある人が生きる価値を保てるように援助することである。トーマスの最初のステップは入所者に世話が必要な生き物を与えることだった——ウィルソンの場合は自分で閉められるドアと自分だけのキッチンを与えることだった。二つのプロジェクトはお互いに補い合い、高齢者のケアに関わる人たちの考え方を変えた。身体的衰弱によって要介護状態になった人たちにとって、よい人生が可能かどうかはもはや疑問ではなくなった——当然のように当然なのである。今の問題は、何が肝心なのかである。世界中の施設の専門家がその答えを求めるようになった。ロー・サンダースの娘のシェリーが父親のために老人ホームを探しに出かけた二〇一〇年までは、このような動きのかけらすらなかった。ローのような人のための場所の圧倒的多数が、無残なまでに刑務所のような状態だったのである。このころから要介護生活を変えようとする新しい施設とプログラムが国や町のあちこちで芽吹きはじめた。

ボストンの郊外、私の自宅からちょうど車で二〇分のところにニューブリッジ・オン・ザ・チャールズという名前の退職者コミュニティが新しくできた。スタンダードな継続ケアモデルに沿って作られている——

自立生活棟（インディペンデント・リビング）と介護生活棟（アシステッド・リビング）、ナーシング・ホーム棟がある。少し前に訪問したときに見せてもらったナーシング・ホームの様子は、私が親しんだものとは似たところがまったくなかった。長い廊下の両側に大部屋を並べてワンフロアに六〇人を収容する病院スタイルではなく、ニューブリッジは一六人以下しか入れない、小さめの張り出し部屋の集合体になっていた。一つ一つの張り出し部屋は「世帯住宅」と呼ばれ、そう機能するようにデザインされている。独立した個室が共用のリビング・ダイニングルームとキッチン、娯楽室の回りを囲んでいる——一般住宅と同じように。

世帯住宅のサイズは家庭的なところまでに抑えられており、それには重要な意図があった。ある研究では集団生活の単位を二〇人以下にすれば、うつや不安が少なく、より社交的・友好的になり、安心感が増し、スタッフとの交流も増える——入所者が認知症を発症した場合であってもである[4]。しかし、サイズよりも設計によるところが大きい。世帯住宅は特に病院の雰囲気を感じさせないように建てられている。オープン設計によって他人が何をどうしているかを住人が見ることができ、参加しやすくなっている。中心にキッチンがおかれていることは、誰かが軽食をつまみたいと思ったら、実際に食べられることを意味している。じっと立って人の様子を見ていると、本当の家の中のように、行動が境界線を越えて広がっていく様子が見て取れた。ダイニングルームで二人の男性がトランプをしていた。看護師はナース・ステーションに引き下がるのではなく、キッチンで書類書きをしていた。

設計は単に構造だけのことではなかった。ここで会ったスタッフは自分の仕事について、私が知る他のナーシング・ホームのスタッフとは異なった信念と期待をもっていた。たとえば、徘徊は病的な行動としては捉えられていなかった。九九歳の曾《ひい》お祖母さん、ローダ・マックオーバーに会ったとき、それがすぐにわかった。ロー・サンダースと同じように、彼女には血圧に加えて座骨神経痛の問題もあり、そのために何度も転倒していた。拍車をかけるように、加齢に伴う網膜変性のためほぼ失明していた。

「また会うときには、あなたが誰だかわからないでしょうね。あなたは灰色に見えるわ」。マックオーバーは私に話してくれた。「だけど微笑んでいるわね。それは見える」

彼女の精神は素早さとシャープさを保っていた。しかし、失明と転倒しやすさはまずいコンビである。そのために二四時間の介護なしには彼女は生きていけない。普通のナーシング・ホームならば、安全のために彼女は車いすに固定されていただろう。ここでは、しかし、曾お祖母さんは歩いていた。はっきりとした危険はある。しかし、移動の重要性をスタッフは理解していた——健康のため（車いすでは、身体能力は急速に衰えてしまう）だけではなく、彼女の幸福にとっても大切なのである。

「もう、本当にありがたいの。自分一人でおトイレにいけるなんて」。マックオーバーは私に語ってくれた。「何でもないことのように思うでしょうね。あなたは若いから。あなたも歳をとればわかると思うけど、人生で一番いいことは自分でおトイレに行けるときなのよ」

二月には一〇〇歳になると私に教えてくれた。

「そりゃ凄い」、私は言った。

「そりゃ古いよ」、彼女は応じた。

私の祖父は一一〇歳近くまで生きたと話した。

「神さまが許さないわね」と彼女は言った。

二、三年前まで、彼女は自分のアパートに住んでいた。「そこで幸せだった。生きている感じ。人としてすべき生き方で生活していた。友だちがいて、ゲームをした。車をもっている友だちがいて、一緒に出かけたわ。生きていたのよ」。そして座骨神経痛が起こり、転倒し、失明した。別のナーシング・ホームに移り、ひどい経験をした。自分の持ちものはほとんどが失われた——家具や思い出の品など——大部屋に入れられ、厳格な時間割が与えられ、ベッドに磔られた。「私はユダヤ人だから、磔はありがたくなかった」

ニューブリッジに移る前の一年間をそこで過ごした。そして、そこでの一年間と今現在は彼女によれば「比較にならない、ぜんぜんならない」。ここはゴッフマンが描いたアサイラムの正反対だった。プライバシーと繋がり、日々のリズムの柔軟性と規則性、まわりの人たちと気遣いあう関係性を作れる可能性が人間にとっては必要なのだと、パイオニアたちは学ぶようになった。「ここでは、マイホームに住んでいるみたい」。マックオーバーは言う。

コーナーを曲がったところで、七九歳のアン・ブレイブマン、八六歳のリタ・カーンに会った。二人は先週、映画を見に行ったという。施設公認の計画的グループ外出ではなかった。友人同士で話を決めて、「英国王のスピーチ」を木曜の夜に見に行った。ブレイブマンはトルコ石の素敵なネックレスをしており、カーンはブルーのアイシャドーをして服は新品だった。看護助手も話に加わることを同意してくれた。ブレイブマンの腰から下は多発性硬化症のために麻痺していて、移動は電動車いすだった。カーンは転倒しやすく、歩行器が必要だった。車いす可のタクシーのために一五ドルを余計に払わなければいけなかった。しかし、そんな二人だけで映画に行けたのだった。二人は次は、「セックス・アンド・ザ・シティ」をDVDで見るのを楽しみにしていた。

「『フィフティ・シェイズ・オブ・グレイ』[訳注1]はもう読んだの?」とカーンはいたずらっぽく私に聞いてきた。私は表情を変えず、上品に、いいえ、まだですが、と答えた。

「私は手錠とか鎖とか知らないのよね」。驚きながら、彼女は言った。あなたは? と知りたそうだった。本気で答える気は私はなかった。

ニューブリッジの入所者はペットを飼えるが、ビル・トーマスの「エデンの園の代わり」のように積極的に動物を持ちこむことはなく、したがって、動物はここでの生活では大きな意味はもっていない。しかし、子どもは違う。ニューブリッジは幼児から中学生までが通う私立学校とグラウンドを共有していて、この二つの施設は密接につながっているのだ。要介護度が低い入所者はチューターや図書館司書として学校で働く。授業が第二次世界大戦についてのときは、生徒たちは教科書の内容について、当事者から戦争体験を直接学ぶことができる。生徒たちもニューブリッジに出入りする。幼い児童は入居者と毎月、イベントをする、お芝居や祝日のお祝い、音楽会などである。五、六年生は入所者と体育をする。中学生は認知症を持つ人とどう付き合うかについての授業を受け、ナーシング・ホームの入所者を受け持って付き添うようにする。子どもたちと入所者が個人的に親しい関係になるのは珍しいことではない。重度のアルツハイマー病をもつ入所者と仲よくなったある少年は、その男性の葬儀で挨拶をしたほどである。

「ここの子どもたちは魔法使いだわ」。リタ・カーンは言う。子どもたちとの繋がりは日々の生活の中で、もっともうれしいことの、二つのうちの一つだと語る。もう一つはホームで受けられる授業である。

「授業よ！　授業なの。授業は大好き！」、彼女は、自立生活棟の入所者が教える現代情勢の授業をとっている。オバマ大統領がまだイスラエル訪問をしていないと知ると、すぐに大統領に大量のメールを送った。

「この男にさっさと重い腰を上げてイスラエルに行けと教えてやらなくちゃと本当に思ったのよね」

こうしたところは費用が高いと思われるかもしれない。しかし、入所者は富裕層ではない。リタ・カーンは医療記録の管理者をしていたし、彼女の夫は高校で進路相談カウンセラーをしていた。アン・ブレイブマンはマサチューセッツ総合病院の看護師で、夫は事務機器販売業だった。ローダ・マックオーバーは簿記係で、夫は衣類のセールスマンだった。経済的にはみなロー・サンダーズと変わるところがない。実際に、ニユーブリッジ・ナーシング・ホームの入所者の七〇パーセントは蓄えを使い果たし、政府補助で入所費用をまかなっている。

ユダヤ人コミュニティとの密接な繋がりを通じて、ニューブリッジは人道的なサポートを築き上げることが可能になった。そして、それが運営の安定にとっても欠かせないものになっている。しかし、ニューブリッジのような繋がりをまったく持たないところもある。ニューブリッジから車で一時間以下、シェリーとその夫が住む家に近いところにある施設を私は訪ねた。ニューブリッジのような地域との繋がりがなにもなくても変革と呼べるようなやり方を見つけていたところである。ピーター・サンボーン・プレイスは一九八三年に、地元の自立生活可能な低収入高齢者を対象にした七三個のアパートを行政の補助金で建てるところから始まった。一九九六年から所長をしているジャックリーン・カーソンは最初はナーシング・ホームレベルの介護をするつもりはなかった。しかし、入所者が高齢化するにつれて、もし入所者が望むならば、そこで一生過ごせるようにできる術を見つけるべきだと感じるようになった——そして入所者が最後まで過ごしたいと思うようになるように願った。

最初は家のまわりでの介護だけが必要だった。カーソンは地元の業者から介護士の派遣を契約し、洗濯や買い物、掃除などを手伝ってもらうようにした。そして、弱った入所者が出てきたら、理学療法士も雇い、杖や歩行器を使えるようにし、筋力を保つ運動を教えるようにした。挿管や褥創《じょくそう》への手当、他の医学的処置が必要な入所者も出てきた。カーソンは訪問看護師を準備した。訪問看護師を派遣する業者が利用者をナーシング・ホームに移送した方がいい、と言い出したとき、カーソンは頑固に断った。自分自身で派遣業を立ち上げて、自分で人を雇い、すべきことが行われるようにし、食事から病院受診予約まで入所者にとって必要なものが在宅で提供されるようにした。

一人の入所者がアルツハイマー病と診断されたとき、「あと二、三年はうちで世話をします」とカーソンは言った、「だけれども、進行したら、そこまではうちでは対応できないです」。その男性は二四時間の観察と排泄時の介護が必要だった。ここでできる限界にきた、ナーシング・ホームに移送すべき時期が来たのかと彼女は考えはじめた。しかし、彼の息子がアルツハイマー治療財団という慈善団体と関わっていて、財団が彼のためにサンボーン・プレイスで初めての夜間介護スタッフを配置する費用を出してくれた。

一〇年以上がたち、七〇数人の入所者のうちで自立生活ができるのは一三人しかいない。二五人は食事や買い物などに介護が必要である。三五人は身の回りについての支援が必要で、介護が二四時間中、必要なときもある。しかし、サンボーン・プレイスは認可ナーシング・ホームにはならず、アシステッド・リビング施設になることも避けた。役所的には、依然として低所得者向けのアパートである——もっとも一人の頑固な管理者がついていて、彼女は入所者を自分の家で自分のスタイルで、何が起ころうと最後の最後まで暮らさせることにこだわっている。

入所者の一人、ルース・バレットに会った。障害をもった人が自分の家に住みつづけることはどういうことなのかについてのヒントをもらうことができた。彼女は八五歳で、ここには一一年間住んでいるとカーソンは言う。うっ血性心不全と慢性肺疾患のために酸素吸入が必要で、関節炎と不安定型糖尿病による合併症のために、この四年間は歩いていない。

「私は歩けるわ」。電動車いすからバレットは反論した。

カーソンはクスッと笑って「歩いてないわよ、ルーシー」。

「たくさんは歩かないだけ」。バレットは応えた。

歳を取って枝のようにやせ細る人がいる。幹のように太くなる人もいる。バレットは幹だった。彼女には二四時間の介護と車いすからベッドやトイレに安全に移動するために油圧式リフトが用意されていることをカーソンは説明してくれた。バレットは記憶も衰えていた。

「私の記憶はとってもいいわよ」バレットは私に向かって身を乗り出し、主張した。申し訳ないが、私は彼女に年齢を尋ねた。「五五歳」と答えた。三〇年さばを読んでいるわけである。しかし、彼女は過去のことは（少なくとも遠い昔のことは）かなりよく覚えていた。高校は結局卒業しないまま結婚し、子どもが生まれ、離婚した。生活のために地元のレストランで長年ウェイトレスをしていた。最終的に夫の数は三人になった。一人のことについて触れたので、彼について教えてくれと頼んだ。

「彼は仕事で死ぬような人とはまったく違ったわ」と言った。

彼女の望みは控えめだった。日々の生活に満足していた――贅沢な朝食とラジオから流れる音楽、ロビーでの友人との、あるいは電話での娘とのおしゃべり、昼寝。週に三、四回、みなが図書室に集まり、DVDの映画を見るのだが、彼女はほぼ全部に参加していた。金曜日のランチ外出が大好きだった。行く前にスタッフが成人用紙おむつを三枚重ねし、帰ってから拭き取るが、気にしなかった。いつもマルガリータを注文した――オン・ザ・ロックでソルト抜き――医学的には糖尿病では禁止なのだが。

「みなさん、ご近所同士で住んでいるような感じで生活しています」。カーソンは入所者について話した。「自分で決めることがあるとき、やはり困った選択をすることがありますね」

ここまでくるためには、私が認識していたよりももっとタフさが必要だった。カーソンは医療システムと何度も闘っていた。救急受診一回だけで、彼女のチームがやってきたすべての仕事が台なしになることがある。病院でのちょっとしたミスだけでもホームの入所者にとっては十分すぎる。ストレッチャーに数時間寝かされているだけでも（しばしば皮膚が破れ、薄いマットレスからの圧力による褥創を作ってしまう）、サンボーン・プレイスに情報や計画についての電話をする気がない医師が担当になるだけでも。しばしば入所者は、リハビリ施設に移送されてしまい、そこでアパートでの生活に戻れることは二度とありません、と本人や家族に告げられてしまう。救急隊や病院と個人的な関係をカーソンは徐々に築き、サンボーン・プレイスは入所者のケアについて医療からの相談とホームへの安全な復帰を常に期待しているのだと理解してもらえるようになった。

入所者を診てくれているプライマリケアの医師にも教育が必要だった。アルツハイマー病を患った九三歳の女性を診た医師との会話をカーソンは思い出した。

「今の環境は安全とは言えない」。医師が彼女に伝えた。「ナーシング・ホームに入れるべきです」

「どうして?」カーソンは応えた。「うちにもベッドからの転落防止クッションがあります。警報器も。入所者を追跡できるGPSも」。その女性へのケアは十分にされていた。友達がいて、環境に慣れ親しんでいる。カーソンとしては医師に理学療法の処方を出して欲しいだけだった。

「この患者さんにはそれは不要ですよ。リハビリをどうすればいいか思い出せないんです」

「いいえ、必要です!」彼女はこだわった。

「だからナーシング・ホームに入れるほうがいいです」

「『あんたが引退しなさい』と言ってやりたかったわ」。カーソンは思い出した。かわりに、女性に言ったのは、「主治医を変えましょう、先生はお年寄りでもうお勉強なさらないから」。家族には、「何かに無駄骨折りをするとしても、この先生相手じゃないわ」。

入居者の状態がどうであっても、本人らしい生活を続けられるようにしている彼女の哲学についてカーソンに尋ねてみた。彼女の哲学とは、「まあ、これから考えてみるわ」だ。

「どんな困難にも攻略できる弱点があるから、そこを攻略している」。彼女の話し方はまるで軍事作戦の話のようだった。「たぶん、私は前線を全方面で拡げられるだけ、さらに拡げている」

障害は大小あり、たくさんあるそれをどう攻略すればいいかについて、彼女はいまだに取り組みつづけている。たとえば、入所者自身が他の入所者をこのホームに置こうとする彼女の努力に反対する可能性のことはまだ考えられていなかった。しかし、そういう人はいる。こんな言い方をする人がいるとカーソン自身が教えてくれた。「誰々さんは、ここにはもう合わないですよ。去年まではビンゴゲームができた。今はどこに行こうとしているのかすら彼女にはわからない」

こういう人と議論をしても始まらない。それでカーソンは新しい作戦を今、試しているところだ。「私はこう伝えるの、「オーケー、彼女が住めそうな所を探すことにしましょう。だけど、あなたも私と一緒に探しにいくのですよ。来年はあなたの番かもしれないから」」。今までのところはこのやり方でことを収められている。

別の例をあげよう——大勢の入所者がペットを飼っている。そして、自分の身の回りのことをすることが難しくなってきても、ペットを飼いつづけることを望む。カーソンはスタッフが猫のトイレを掃除するようにした。しかし、犬に吠えられてしまい、猫よりも犬に注意することが必要だった。しかし、最近カーソンとスタッフは小型犬を手なずける方法を編み出し、その結果、犬を飼いつづけることも可能になった。大型犬は依然として未解決の問題だった。「自分で自分の犬の世話をできないとだめ」と彼女は言う。「もし家の中を犬が好き勝手に走り回っていたなら、それはいい状態とは言えないでしょうね」

老年期の人生を有意義にすることは新しいアイデアである。だから、単なる安全確保よりも想像力や発想力を必要とする。解決法の定石はまだ定まっていない。だから、カーソンのような人たちは、一時に一人ずつ解決を探っている。一階の図書室の外側で、ルース・ベケットが数人の友だちとおしゃべりしていた。彼女は小柄な九〇歳の老婦人だった——幹というより枝である——何年も前に夫を失っていた。激しく転倒して、病院に運ばれ、ナーシング・ホームに転送されるまではずっと自宅で一人暮らしだった。

「転びやすいことが私の問題」彼女は言った。「で、転倒専門のお医者さんなんていないのよね」

サンボーン・プレイスに辿り着くことになった経緯を尋ねた。このとき、初めて彼女は息子のウエインについて話してくれた。ウエインは双子の片割れで、生まれるとき酸素が足りなかった。脳性麻痺を発症した——痙性麻痺のために歩行が不自由である——知的にも遅れていた。成人になり、日常の基本的なことは自分でできるようになったが、ある程度の構造化と監督が必要だった。三〇代のとき、ちょうど必要なものがそろったサンボーン・プレイスがオープンし、彼は最初の入居者になった。それから三〇年間、ほぼ毎日ルースは息子を訪ねた。しかし、転倒してナーシング・ホームに移されたとき、ホームは彼女の外出を許さず、また息子にも自分から母親を訪問するだけの知的能力がなかった。二人は完全に分かたれてしまった。この状況から抜け出す方法はなさそうだった。ルースは絶望し、二人で過ごせる時間は終わったと考えた。しかし、カーソンに素晴らしいアイデアがひらめき、二人を一緒に入所させられるように尽力したのである。今の二人はほぼ隣り合わせのアパートメントに住んでいる。

ルースと話した場所から二、三メートル離れたところに、歩行器を横に置いて、高い背もたれのついた椅子に座ったウエインが、ソーダ水を啜りながら人の往き来を見ていた。二人は家族としてまた一つになったのである——それはルースにとって小さな何かがどれだけ大切なのか、自分の命よりも、ということを誰かが最終的に理解したからなのである。

ピーター・サンボーン・プレイスの入所待ちリストが二百人に上ることに私は驚かない。ジャックリーン・カーソンは拡張して、待機者を入れたいと思っていた。また一度、すべての障害に対して機動的に立ち回ろうした――資金不足、行政の官僚主義などである。しばらくかかった、と彼女は言う。そうこうする間に訪問チームを創設して、住んでいる場所に赴いて援助できるようにした。誰であっても本人がマイホームと呼ぶ場所で最後まで生活できるようにしてやりたいと彼女は望んでいた。

世界には想像の範囲を越える人たちがいる。そういう人は、絶対にいるはずがないと誰もが思う場所にいる。そして、今現在は一見して眠気を誘うようなありきたりの高齢者向け住宅という領域のあちこちで、そんな人たちが芽吹きだしている。マサチューセッツ州の東部だけでも、私が訪問しきれないほどの数があった。ボストン近郊にできた地域の生活協同組合の一種で、手ごろな価格のサービス提供を組織することによって――水道の修理から洗濯までのすべて――高齢者が自宅に住めるようにするための援助をする団体であるビーコン・ヒル・ビレッジの創設者とメンバーにも会った。あらゆる障害にもかかわらず、ケレン・ウィルソンが植えつけた基本的なアイデアから一歩も離れずに、ケア付き住宅を運営している人たちにも会った。この人たち以上に一途で、想像力があり、刺激的な人たちには今まで会ったことがない。アリス・ホブソンの最後の年月がどのようであったかを思い出し、もしも彼女が彼らのうちの一人に会えたならと思うと、私の気持ちは沈む――もし、アリスがニューブリッジやエデンの園の代わり、ピーター・サンボーン・プレイス、その他に行くことができたのであったなら。そのうちのどれであっても、忍び寄る衰えにもかかわらず、彼女らしく生きることを続けられただろう――「本当の命を生きる」、彼女がそう表現したように。

私が見た場所は一カ所ごとに異なっていて、まるで動物園の生き物を見るようだった。それぞれ、どこか身体の一部や形が共通しているわけではない。しかし、それを率いる人たちはたった一つの目的に向かっていた。生活の上の援助が必要だからと言って、自律を犠牲にする必要はないと全員が信じていた。そして、私はこの人たちに会って、どのような自律が人生の中でもっとも大切なのかについての哲学的発想をこの人たちが共通してもっていることに気づいた。

自律にもさまざまな概念がある。その一つは自律とは自由行動だとするものである——完全に独立し、抑圧や制限を受けずに生きることである。このタイプの自由は戦いを挑むときの鬨の声としてよく知られている。しかし、ニューヨーク州北部の自分の農場でビル・トーマスがそれはファンタジーだと気づいた——彼と妻のジュードの二人の子どもには一生にわたるケアが必要な重い障害があり、そして、いつの日か、病気や加齢、その他の不幸によって彼自身も介護が必要になる。私たちの人生は本質的に他者に依存しており、自分たちのコントロールがとても及ばない力や状況の下に置かれている。自由は多い方が少ないよりもよさそうである。しかし何のためだろうか？　人生における自由の量は、人生の価値を計るものではない。単なる安全性はそれだけでは空虚で、そのために生きることは自己破滅にすらつながる。自律も究極的には同じである。

最近亡くなった偉大な哲学者ロナルド・ドゥウォーキンは二つ目のもっと納得の行く自律の概念に気づいた[5]。どのような限界や辛苦にぶつかったとしても、人は自律を保持しようとする——自由である——自分の人生の作者になるためである。これが人間であることの真髄である。ドゥウォーキンが一九八六年の素晴らしいエッセイに書いたように、「自律の価値は……それが生み出す計画の責任にある——自律ゆえに、私たちのそれぞれが明確で連続性のある性格と信念、関心に基づいて自分自身の人生を形作る責任が生じる。自律によって人生に従うのではなく、人生を従わせることができ、それゆえ、私たちのそれぞれが、権利の計画によって可能な範囲で、自分が思ったような自分になることができる」。

人が求めるものは、自分自身のストーリーの著者でありつづけることだ。このストーリーは常に変わりつづける。人生の旅の中で想像もできないような困難にぶつかることもあるだろう。気にかけていることや望みが変わることもある。しかし何が起ころうとも、自分の性格や忠誠と一致するようなものになるように人生を形作れる自由を保ちたいと願う。

心と身体が自らを裏切って、本来の人格と記憶を消し去ってしまうような拷問を人がもっとも恐れる理由がこれである。死すべき定めとの闘いは、自分の人生の一貫性を守る闘いである——過去の自分や将来なりたい自分から切り離されてしまうほど自分が矮小化や無力化、奴隷化されてしまうことを避けようとすることである。病いと老いはこの闘いを厳しいものにする。頼るべき専門家と施設が病いと老いを悪化させるようなことはあってはならないはずだ。今になってやっと、安全確保の名の下に人の選択肢を狭めることではなく、逆に生きがいのために拡げることが自分たちの仕事だと信じる専門家がかなりの数までに増えてきた。

ロー・サンダースがノース・アンドーバー・ナーシング・ホームで、車いすにベルトでくくりつけられて体が強直し、幼児扱いされる居住者の一員になる途中で、シェリーの従兄弟がチェルシアの町に新しい施設、レオナルド・フローレンス生活センターがオープンしたことを教えてくれた。従兄弟は一度は見なければいけない、と伝えた。車ですぐのところである。シェリーは父と見学することにした。

見学したときにシェリーはほとんど気づかなかったのだが、案内担当者の発した一言を聞いたときの第一印象をローは気に入った。全室が個室だった。ローがそれまでに見てきたホームはすべて大部屋だった。プライバシーを失うことはいろいろあるなかでもローが一番嫌なことだった。孤独は彼にとっての基本だった。それなくしては気が狂うと思うほどだった。

「妻はよく、私のことを一匹狼と言っていた。でもそうじゃない。私は一人でいる時間が好きなんだ」と話してくれた。だから、案内担当者がフローレンス・センターは個室だと話したとき、「私は、「嘘だろう!」って言ったんだ」。見学ツアーは始まったばかりだったが、彼はもう決めていた。

担当者は全体を案内した。その場所を担当者はグリーン・ハウス〔温室〕と呼んでいた。どういう意味かローにはわからなかった。彼にわかったことは、「ここはナーシング・ホームに見えない」ということだけだった。

「どんなふうに見えたのですか?」私は尋ねた。

「家だよ」。彼は答えた。

これはビル・トーマスがやったことだった。エデンの園の代わりを立ち上げた後、彼はじっとしていられなくなった。気質的に彼は連続起業家である。ただし金はもたない。彼と妻のジュードは非営利団体を立ち上げ、エデンの原理を何百のナーシング・ホームのスタッフに教えるようになった。そして、パイオニア・ネットワークの共同設立者になり、高齢者向けケアの再発明に賭ける人たちが大勢集まるようにした。何か特定のケアモデルの推進は考えていない。医療に独占されている高齢者ケアの文化の変革を世に訴えることだけが目的である。

二〇〇〇年ごろ、トーマスはまた発作を起こした。彼はニューベルリンでやったように内側からホームを変えるのではなく、ゼロから高齢者のための家を建てたくなったのである。彼は建てようとしているものをグリーン・ハウスと呼んだ。彼の言い方に従えば、その計画とは「狼の皮を被った羊」である。ナーシング・ホームに対する公費補助の基準を満たすため、行政の目からはナーシング・ホームのように見える必要がある。そして、コスト面でも他のナーシング・ホーム以上になってはいけない。入所者の障害がどんなに重症でも、あるいは悪化していっても、それとは関わりなく援助できるようなテクノロジーと収容力をもっていなければならない。しかし、家族や入所者の目からも、またそこで働く人たちからも、施設ではなく家のように感じられなければならない。非営利団体のロバート・ウッド・ジョンソン財団からの援助を得て、ミシシッピ州トゥペロに最初のグリーン・ハウスを建てた。エデンの園の代わりにナーシング・ホームもパートナーとして加わり、一緒に新しいユニットを建てることに同意した。それからほどなく全国グリーン・ハウス複製イニシアティブという財団が立ち上がり、二五の州で一五〇以上のグリーン・ハウスの建設を支援した——そのうちの一つが、ローが見学したレオナルド・フローレンス生活センターである。

トゥペロ地区での最初の一二人定員のホームであっても、フローレンス・センターに立つ六階建てのビルの中の一〇のホームであっても、原則は変わらないままであり、他のパイオニアたちのものと共鳴しあっている。すべてのグリーン・ハウスは小規模な共同体である。一二人を越える入居者はいない。フローレンス・センターの一フロアは二つのウィングからなり、それぞれがグリーン・ハウスと呼ばれ、およそ一〇人が一緒にそこで暮らしている。住居は家庭的で暖かみを感じられるようにデザインされている——ごく普通の家具と暖炉のあるリビングルーム、大きな食卓を囲んでの家族スタイルの食事、ドアベルのついた玄関ドア。生きがいのある生活を創造することは可能なのだという思想を追求するため、ここの場合には食事と家の造り、他者との交流にフォーカスしたデザインが行われている。

ローを引きつけたのはこの場所の見た目だった——気持ちを凹ませるような施設っぽさがここにはまったくなかった。しかし中に入ってみると、ここでの生活が彼にとってもっとも大切なものになった。好きなときにベッドに入り、好きなときに起きてこれる。そのことだけでもローにとっては新鮮だった。朝七時に、スタッフの行列がホールに行進してくることもなく、全員をかき集めてシャワーを浴びさせ、着替えさせ、車いすに乗せて、与薬と食事の列に並ばせるようなこともない。ほとんどのナーシング・ホームでは（トーマスのスタートになったチェイス記念でもそうだった）、これ以外に他のやり方はないと考えられていた。効率のためには介護係は給食係のために入所者を準備させておかなければいけないし、給食係は活動援助係のために食事を終わらせ、活動援助係は清掃係のために部屋を空けておかなければいけなかった。これに合わせるためにスケジュールやスタッフの責任分担を病棟管理者が設定したのである。トーマスはこのモデルをひっくり返した。彼は病棟管理者から支配権を取り上げ、現場の介護者に渡したのである。それぞれの介護者が担当する二、三人の入居者だけを意識するようにして、総合職として振る舞うようにさせた。介護者が料理をし、掃除をし、いつでも、どこでも、どんなことでも必要が生じれば（医学的な課題は除く、たとえば、与薬は看護師がしなければいけない）彼らが援助するようにした。その結果、それぞれの入居者と介護者が過ごす時間や接触が前よりも増えた——しゃべったり、食べたり、ゲームしたりなどなど。介護者がイワン・イリイチにとってのゲラーシムのような存在に変わって、ローに接するようになった。介護者が医療スタッフというよりも仲間により近い存在に変わったのである。

ローの仲間になるにはそれほど時間はかからない。ある女性スタッフはローを見かけるたびにハグをする。ローはシェリーに、人の肌のふれあいがどれだけ嬉しいかを打ち明けている。他ではそういうことがほとんどないのだ。火曜日と木曜日の午後には喫茶店に行き、今でも見舞いに来てくれる友人のデイブとクリベッジで遊ぶ。別のフロアの家に住み、ときどきローのところに遊びに来る、脳卒中で麻痺をきたした男性にゲームを教えたりする。介護者はカードを支えておいてやる。必要があれば、ローはカードの中身を覗き見しないように注意をする。他の午後には、シェリーがやってくるときもある。彼女は犬も連れてくる。ローはこの犬が大好きだった。

しかし、一日の大半を自分一人で過ごせることにも幸せを感じていた。朝食後は自分の部屋に引きこもり、テレビをみる――「ごった煮について見るんだ」と彼は表現した。

「政治がどうなっているのかについてフォローできるようにしたい。まるでメロドラマみたいだし。毎週、新しい回が始まる」

私は彼にどのテレビチャンネルを見たのか尋ねた。フォックス？

「いいや、ＭＳＮＢＣ」

「ＭＳＮＢＣ？　リベラル派なんですか？」私は聞いた。

彼はにやっとした。「そうだよ、私はリベラル派だ。民主党だったら候補者がドラキュラでも投票するね」

しばらく経ってから、ローは運動する、介護者とフロアを歩いてまわったり、天気がよければ外に出る。彼にとってこれは一大事だった。アシステッド・リビングでの最後の一カ月間、意識消失発作を理由に、スタッフは彼を車いすに押し込み、歩くのは危険すぎるとしたのだ。「車いすに乗るのは大嫌いだ」、彼は言った。フローレンス・センターでは車いすを止めさせ、歩行器で歩くチャンスを認めた。「自分の主張を押し通せたことは何か自慢だね」と言う。

正午ごろにローはランチを家の他の入居者と一緒に大きなダイニングテーブルで食べた。午後、ゲームや他の予定が入っていなければ、ローは読書することが多かった。ナショナル・ジオグラフィックとニューズウィークを定期購読していた。自分の蔵書ももっていた。ロバート・ルドラムのスリラーを最近、読み終えたばかりである。スペイン無敵艦隊の敗北についての本を読みはじめたところだ。

時々、デル・コンピュータを取り出し、ＹｏｕＴｕｂｅの動画を見はじめる。何を見るのが好きかローに尋ねてみた。彼はいくつか例を挙げた。

「もう長い間、中国に行っていないんだ」——戦争から一度も——「だから成都の町にまた連れて行ってくれと言うんだ。何千年も前からある、世界でもっとも古い都市の一つだ。その近くに派兵されていたんだ。だからコンピュータに向かい、「成都」と打ち込む。すぐに市のあちこちに旅できる。成都にもシナゴーグがあると知ってたか！　私は「ワオ！」と言ったね。ネットではここに一つ、そしてあそこにも一つある。あちこちの場所を飛んで回っているんだ」と彼は言う。「一日が過ぎるのがとても早い。信じられないぐらい早いよ」

夕食の後の夕方、ベッドで横になり、ヘッドフォンをつけてコンピュータからの音楽を聴くのがローの好みだ。「夜の静かな時間が好きだ。君も驚くと思う。なんでも静かなんだ。私はイージーリスニングの曲をつけっぱなしにしている」。パンドラのサイトを開いて、静かなジャズかベニー・グッドマン、スペイン音楽——何でもいいと感じたものを聞く。「そして、横になって考えるんだ」、と言う。

ある日、ローを訪問したとき、彼に聞いてみた、「何があれば人生は生きるに値するだろうか？」

答えるのにしばらく時間がかかった。

「もう潮時だと言いたくなるときが今までにあったね。そのとき自分がどん底にいたからだと思う」。彼は言いはじめた。「たくさんだと言ったらたくさんだ、よくそう言うだろう？　娘のシェリーを私が苦しめている。私はこう言ったんだ、アフリカにいたら、歳を取って何も生み出せなくなった老人はジャングルに連れて行かれて放置され、野生動物に食われてしまう。シェリーは私を狂っているという。「ノー」と答えたよ。私も何ももう生み出せない。政府の金を使っているだけだ」

「こういうのをなんとか切り抜けてきたんだ。みんなこう言う、「まあ、物事はなるようにしかならない。流れに身を任せろ。まわりが居てくれというなら、それがなんだ？」」

天井までの高さの窓が二方向についている、キッチンから離れた居間で私たちは話していた。夏が秋に変わろうとしていた。差し込む光は明るく、暖かい。チェルシアの町を下に望み、ボストン港のブロード・サウンドが遠くに見え、海と空の青さが窓全体に広がっていた。ローの生涯の物語について、ほぼ二時間にわたって私たちは話し込んでいた。そして、時間に気づいたとき、覚えているかぎりでは初めてのことなのだが、今の彼と同じような人生の局面に到達することを私は恐れていなかった。ローは九四歳で、そのこと自体には何も魅力的に感じることはない。彼の歯は倒れかけた墓石のようだった。全身の関節痛がある。息子と妻を亡くし、黄色のテニスボールが前脚に取りつけられた歩行器がなければ周りを移動することもできない。時々混乱して、会話の脈絡を見失ってしまう。しかし、そうなった今でも、彼の生活ぶりから、この世界に自分の居場所はあると本人自身が感じられるような生活を営めていることがはっきりしていた。まわりは彼にいてほしいと望んでいる。そして、私たちの誰であっても同じようにできる可能性があることも教えてくれている。

病気と老齢に対する恐怖は、ただひたすら耐え抜くしかない喪失に対するものだけではない。孤立に対する恐怖でもある。自身の人生に限界があることを自覚するようになると、人はあまり多くを求めないようになる。さらなる富を求めなくなる。さらなる権力も追わなくなる。可能なかぎり、世界での自分の人生の物語をそのままつむぎつづけさせてほしいと願う——本人の重要度に応じて選択し、他者との関係を維持するのだ。現代社会では、生活障害と依存が生じれば、そのような自律は不可能だと私たちは思い込むようになっている。私がローから学んだのは——ルース・バレットやアン・ブレイブマン、リタ・カーン、その他の大勢の人たちからも——自律は本当に可能だということだ。

「私は未来のことを気にしないよ」。ローは言う。「日本語に「業」という言葉がある、これは——何かが起こることになっているならば、人には止められないという意味だ。自分の時間は限られていることはよくわかっている。だからってなんなんだ？　私はいままで上手にやってこれたんだ」

6 定めに任せる

私自身の老親の未来に何が待ち受けているか――ロー・サンダースや他の人たちのように――を考えはじめるまでは、外科の医局室から出て、彼らの人生を追いかけてみようとする気持ちはまったく起こらなかった。しかし、一度、高齢者ケアの変遷を見てしまうと、基になったシンプルな洞察とそれが私自身の職場も含めた医学に及ぼす深い意味に心が釘づけになった。その洞察とは人の能力が衰えていくにつれて、歳をとるにせよ病気になるにせよ、その人の生活をよりよくしていくためには、純粋な医学的ルールを抑制する必要がある――いじくったり、修理したり、コントロールしたいという欲求に逆らわなければならない――ということである。私の普段の仕事の中で出会う患者についても――そうした人たちはいろいろな段階での重大な局面にいるのだが――このような考え方がどれだけ重要であるのかに気づくのは容易だ。しかし、これは別の難しい疑問を投げかける――いつ病気を治療すべきか、いつそうしたらいけないのかという疑問だ。

サラ・トーマス・モノポリが初めての子どもを身ごもったとき、まだ三四歳だった。それは同時に私が勤務する病院で余命わずかと診断されたときだった。最初の症状は咳と背中の痛みだった。そのときの胸部X

線写真で彼女の左肺は虚脱し、胸水が貯留しているのがわかった。長い注射針で胸腔穿刺が行われ、胸水が検査に送られた。みなが期待していたような感染症ではなく肺がんであり、しかも胸膜まですでに転移していた。彼女は妊娠三九週目である。検査を依頼した産科医は、夫と両親が彼女と座っているときに結果をばらしてしまった。産科医は予後までは伝えなかった——それについては腫瘍医にお鉢が回るだろうから——しかしサラは驚愕した。肺がんで最大の親友を亡くした母親は泣き出した。

医師は治療をすぐに開始しようとしたが、それは分娩を促して赤ん坊を出すことも意味していた。そのとき、サラと夫のリッチは、分娩室フロアの静かなテラスに座っていた。六月の温かな月曜日のことであった。サラはリッチの手を握り、二人で医師から告げられたことを理解しようとした。彼女はたばこを吸ったことがないし、喫煙者と暮らしたこともなかった。運動し、食生活にも気をつけていた。この診断には戸惑うばかりだった。「この先、なんとかなるよ」とリッチは彼女に告げた。「僕たちはこれを乗り越えていくんだ。大変になりそうだけど、うん。だけど僕たちでなんとかしていこう。きっといい治療法がみつかるよ」。しかし、さしあたり二人は赤ん坊のことを考えなければいけなかった。

「だからサラと私はお互いの顔をみつめて言ったんだ」。リッチは当時を思い出す。「僕たちは火曜日にはがんのことを考えないでいいんだ。まさに火曜日はがんから解放される日だね。しかもベビーもいる。エキサイティングだ。ベビーと一緒に三人で楽しくすごそう」。火曜日の午後八時五五分、三五八七グラムの赤ん坊が生まれ、ビビアン・モノポリと名づけられた。髪は癖のある茶色で母親に似ていた。そしてベビーの健康状態は完璧だった。

翌日、サラは血液検査と全身スキャンの検査を受けた。腫瘍を専門とするポール・マルコーは彼女と家族に会い、検査結果を伝えた。左肺から発生した非小細胞性肺がんがあると説明した。彼女の生活習慣とこの病気とはなんの関わりもない。肺がんの一五パーセント以上は――世間一般が思っている以上に――非喫煙者に発生する。[1]彼女のがんは進行がんであり、胸と胸腺のリンパ節に転移していた。もう手術は不可能だった。だが化学療法を選択することもできたし、特にエルロチニブという薬は、非喫煙者の女性の肺がんによく見られる遺伝子の突然変異をターゲットにしている――患者の八五パーセントがこの薬に反応する、[2]そして、マルコー医師に言わせれば「薬に対する反応は症例によっては長期間続くこともある」。

「反応」や「長期間」といった言葉は厳しい現実を取り繕っただけのものだ。彼女のがんのステージでは治癒はない。化学療法をしたとしても、生存期間の中央値は約一年だ。しかし、マルコー医師からみれば、サラとリッチ夫婦に対して事実を今突きつけるのは残酷かつ無意味なことに思えた。病床のとなりに新生児コットに入ったビビアンもいる。みなが楽観的になろうと必死だった。後で、医師の指示で呼ばれたソーシャルワーカーにサラとリッチが会ったときに、二人は生存期間の統計から目を背けたいと思っている、と話した。二人は、この診断に対して「積極的に立ち向かうこと」に力を注ぎたいと望んでいた。

サラはエルロチニブの服用を開始した。薬によって体に痒みが生じ、顔面にニキビのようなできものができ、気だるさも感じた。針をさして胸水を抜くという処置も受けたが、痛い処置を何回となく繰り返し受けても、結局また胸水が貯まるのだった。そのため、チューブを永久的に埋め込むための胸部手術が行われた。このチューブのおかげでコックの栓を開ければ、貯まった胸水のせいで呼吸が苦しくなったときにはいつでも排出することができるようになった。赤ん坊が生まれてから三週間後、肺塞栓――肺につながる動脈の血栓で、危険な症状であり、肺がん患者には珍しいものではない――による激しい呼吸困難のために彼女は再入院することになった。血液希釈剤を使用することになった。そして検査の結果、彼女のがん細胞はエルロチニブがターゲットにしている突然変異を起こしていないことがわかった。マルコー医師がサラに薬は効いていないと伝えたとき、彼女は暴力的と言ってもいいほどの激しい反応を見せた。話し合いの途中で突然の下痢に襲われ、トイレに駆け込んだのだ。

マルコー医師は別のもっと標準的な化学療法を薦めた。カルボプラチンとパクリタキセルという二種類の薬を使う。しかし、パクリタキセルは彼女に激しいアレルギー症状を引き起こした。そのため医師はカルボプラチンにゲムシタビンを加えた処方に切り替えた。反応率は、彼が言うには、この療法でもまだかなりいい。

彼女は残りの夏を、ビビアンと夫、そして世話などをするために引っ越してきた両親と一緒に家で過ごした。サラは母親としての自分が大好きだった。化学療法のサイクルの合間に、彼女は生活を取り戻そうと努めた。

そして一〇月、CTスキャンの結果、左肺とリンパ節にある腫瘍組織がかなり大きくなっていることがわかった。化学療法は失敗だった。ペメトレキセドという薬に処方薬が変わった。一部の患者では、この薬で余命を大幅に延ばすことができたとする研究があった。[3] しかし現実には、余命が大幅に延びたのはごくわずかな何パーセントかの患者だけである。平均で言えば、この薬で延びた余命はわずか二カ月――一一カ月から一三カ月へ――でしかなかった。しかも効果があったのは、サラの場合と違って最初の化学療法で効果があった患者の場合だけだった。

サラは挫折と副作用を受け流そうと努力した。もともと陽気な性質であり、楽天主義をなんとか保っていた。しかし、毎日少しずつ体調は悪化していった――疲れやすくなり、息切れしやすくなった。何カ月かの間に何十歳も年をとったかのように彼女は老けこんでしまった。一一月、駐車場からマルコー医師の診察室までの距離の廊下だけでも、向かい風に逆らいながら歩くようなさまだった――車いすに乗せてリッチが押さなければならなくなった。
感謝祭の数日前、また新たにCTスキャンを受け、その結果、ペメトレキセド――三番目の薬――も効いていないことがわかった。肺がんは左胸から右にも広がり、肝臓にも腹膜にも、そして脊椎にも転移していた。時間が尽きかけていた。

この瞬間、サラの物語は私たちに困難な課題を問いかけている。現代医学の時代に生きる全員にとっての課題である――今、何をサラと担当医にしてほしいだろうか？　別の言い方をすれば、もし、あなたが転移性のがんに犯された患者であるとして、あるいは同じような進行性かつ不治の病にかかった患者であるとして――あなたは担当医にどんなことをしてほしいと願うだろうか？

この問題は医療費という点で近年、注目を浴びるようになっている。高騰しつづける医療費は工業国において長期的な支払い能力に対する最大の脅威になっている。そして、不治の病にかかる費用が医療費の多くを占める。米国ではメディケア支払総額の二五パーセントが、五パーセントの患者が人生最後の年を過ごすために使われている。[4]　そして、その費用の大半は治療成果がほとんど見込めない最後の二、三カ月間のケアにあてられている。米国は医療費について極端な例と思われがちだが、このパターンは他でもよくあるようだ。他国のデータは限られているが、データが入手可能な国――たとえば、オランダ・スイスのような国――でも結果は同様である。[5]

がんのような病気に掛かる費用には特定のパターンがある。[6]　がんを治療するとき高額な初期費用が必要になり、治療がうまくいけば費用は小さくなる。たとえば二〇一一年の研究では、乳がん患者の場合、がんと診断された初年にかかった費用の平均は二万八〇〇〇ドル相当であり、その大半は初期診断のための検査と手術、必要が生じた場合の放射線治療や化学療法にかかった費用だった。その後の費用は年間二〇〇〇ドル程度に下がる。しかし、がんで命を落とす患者の場合は、費用をグラフにするとアルファベットのUのような形——終末期に向かって費用が跳ね上がる——転移性乳がん患者の最後の一年間に平均九万四〇〇〇ドルがかかる。現代の医療システムは、化学療法——一カ月に一万二〇〇〇ドル、ICU——一日に四〇〇〇ドル、手術——一時間に七〇〇〇ドル、を受けさせて死を食い止めるという点で素晴らしい。しかし、究極的には死がやってくる、そして死を止めるのをいつ止めるべきかを知る人は少ない。

私の病院のICUに入っていた患者を診察している合間に、大学時代からの知り合いでもある救急担当医に声をかけた。「私の仕事は死にかけの人をいれる倉庫の管理人」、彼女の言い方には虚しさがあった。彼女が担当するユニットの患者一〇人のうち、彼女によれば二人だけが遅かれ早かれ退院できそうだった。典型的なのは、もうすぐ八〇歳になる終末期の女性で、不可逆性のうっ血性心不全があり、この三週間でICUに入るのが二回目、鎮静薬で意識がなく、元からある穴のほとんどと二、三の人工的な穴にチューブが差し込まれていた。あるいは七〇歳の患者で、がんが肺と骨に転移し、がんの終末期にだけ生じる真菌性肺炎にかかっていた。彼女は治療の中止を選んでいたのだが、腫瘍医が翻意を促し、今は人工呼吸器が取りつけられ、抗生物質が点滴されていた。別の八〇代の女性は、呼吸不全と腎不全の終末期に陥っており、ICUに二週間入院していた。彼女の夫は鼻腔チューブと気管瘻孔《ろうこう》をつけたままの長い闘病生活の後で亡くなっていて、彼女は夫のような死に方は嫌だと言っていた。しかし、彼女の子どもたちは何もしないことには耐えられず、さまざまな医療機器を使って延命するように医師に頼んだ——永久的な気管瘻孔造設と鼻腔チューブ、透析用カテーテルである。そして今、彼女はポンプに繋がれたままじっと横たわり、意識の波間をさまよっていた。

終末期に陥っていることは、ここにいるほとんどすべての患者がしばらく前から知っていたことだ。しかし、患者たちは——家族や医師も同様だ——終末期に向けての準備をしていなかった。「今日では終末期を患者自身がどうしたいか、その望みについて話し合える材料がたくさんある。一生の間に本人が見聞きしてきたことよりもずっと多い」。私の友人が言った。「問題は話し合いを始めるのがあまりにも遅すぎることだ」

二〇〇八年、アメリカ国立がん研究所が行ったがん対処プロジェクトの結果が発表された。[7] 末期がんの患者の中で、人工呼吸器につながれたり、除細動器によるカウンターショックや胸部圧迫による心臓マッサージを受けたり、臨死状態でＩＣＵでの入院治療を受けたりした人は、そうではない人と比べて明らかに最期の一週間のＱＯＬが悪かった。そして、死から六カ月後の時点で、そうした治療を受けた患者の家族など介護にあたっていた人が大うつ病で苦しむ割合は三倍に増えていた。末期の病気のためにＩＣＵの中で人生最後の日を過ごすことは、ほとんどの人にとって一種の失敗だ。寝たきりのまま人工呼吸器に繋がれ、すべての臓器は機能を失い、蛍光灯で煌々と照らされた大部屋から二度と出られないことを理解できないまま、心は錯乱と昏睡の波間を漂う。「さよなら」や「大丈夫だよ」や、「ごめんね」「愛している」などと言うチャンスはまったくないまま終わりがやってくる。

重い病気にかかっている人には単に命を永らえること以外に大切なことがある。[8] 患者がもっとも気にかけていることを調査すると、苦しまないこと、家族や友人との絆を強めること、意識を保つこと、他人の重荷にならないこと、そして自分の人生を完結させたという感覚を得ることがトップにあがる。今の高度医療システムはこうしたニードを満たすことに完全に失敗していて、この失敗のつけは失ったドルだけでは測れない。したがって、どうやってこの医療システムの費用を賄うかは課題にならない。人生最期のときに、人にとってもっとも大切なことを達成できるように援助するようなヘルスケアのシステムをどうやって築き上げるかが課題である。

昔、死ぬことがもっと急激な変化であった時代には、このような課題を考える必要がなかった。病気や状態によっては自然経過が長期にわたるものはあるが――結核がその典型例である――早期診断のためのCTスキャンや延命治療といった現代医学による介入がない時代は、命に関わる病気に自分が冒されていることに気づいたときと死ぬまでの間の間隔は普通は何日か何週間かのことだった。現代になる前のアメリカ大統領がどのように死んだかを考えてみるといい。ジョージ・ワシントンは一七九九年一二月一三日、自宅で喉の感染症をこじらせて、翌日の夕方には亡くなった。ジョン・クインシー・アダムスとミラード・フィルモア、アンドリュー・ジョンソンは脳卒中で倒れて二日以内に亡くなった。ラザフォード・ヘイズは心臓発作の三日後に亡くなった。ほかの大統領はもう少し長くかかった――ジェームズ・モンローとアンドリュー・ジャクソンは進行性ではるかに長い（そして当時、きわめて恐れられていた）消耗性肺結核で亡くなった。ユリシス・グラントの口腔がんは一年で命を奪った。しかし、歴史上の人物の死を研究しているジョン・リンによれば[9]、一般的に生を脅かすような病気に冒されたときの経験は、悪天候に襲われたときの経験とよく似ている――ほとんど予告もないまま突然に襲われる。そして人はなんとかやり過ごすか、そのまま終わるかのどちらかである。

死ぬことは、かつては定められた習慣に従っていた。『アルス・モリエンディ』という言わば「往生術」の手引き書[10]が特に人気があり、一四一五年にラテン語で出版された中世版は、その後ヨーロッパ中で百以上の版を重ねた。人々は死というものは厳粛に受け入れなければならず、恐れや自己憐憫、神による許し以外の希望は持ち込んではいけなかった。己の信心を再確認して罪を懺悔し、世俗の所有物と欲望を捨て去ることが不可欠であった。そして、死に往く人が人生の最期の何時間かの間に心を正しくすることができるように、家族がすべき祈りと質問についても手引き書が指示していた。最期の言葉は神への崇敬の念を表すものとされた[11]。

今日、急速に破滅へと進行する病気というのは例外的だ[12]。ほとんどの人にとっての死とは、本質的には進行を止められない変化——たとえば末期のがんや認知症、パーキンソン病、進行性の臓器不全（もっとも多いのが心臓、つぎに肺と腎臓、肝臓が続く）、あるいは加齢による体の機能の喪失、長い期間医学的な闘いを挑んだ後にやっと訪れるものである。そうしたケースのすべてで死ぬことは確実だが、そのタイミングは不確実だ。だからみなが不確実さと闘う——病気との闘いに負けたことを、どのように受容するのか、いつ受け入れるのかについて闘う。辞世の句はもはや存在しないもののようだ。現在の医療技術は、意識と思考力を保持できるような状態をはるかに越えた時期まで内臓をもたせることができる。医学のおかげで誰が死ぬのかをはっきりさせることが不可能になってしまった今、どうやって死について考えたり、死の床にある人を思いやったりできるだろうか？　末期がんの患者と認知症の患者、治療不能の心不全の患者、そのうち誰が死ぬのか正確に決められるだろうか？

私は腸閉塞で胸と腹部に激しい痛みがある六〇代の女性の手術を担当したことがある。腸閉塞は結腸を破裂させ、心臓発作が起き、敗血症ショックと腎不全が生じていた。私は緊急手術で開腹し、破れた結腸を取り除き、人工肛門を形成した。循環器内科医が彼女の冠状動脈をステントで拡げた。透析を開始し、呼吸器につなぎ、中心静脈から栄養補給を行ってようやく容体が安定した。しかし二週間後、これ以上彼女は回復しないことが明らかになった。敗血症ショックによって心不全と呼吸不全が生じ、さらに切断が必要な乾性壊疽が片足に生じていた。腹部の大きく開いた傷からは腸内容物が漏れ出しており、傷を治すためには数週間にわたって毎日二回、包帯交換と傷口の消毒が必要だった。食べることはもうできない。気管切開も必要である。腎臓は機能を停止し、一週間に三日の透析を一生受けつづけなければならない。

彼女は未婚で子どももいなかった。それでICUの面会室で彼女の姉妹に会い、足の切断と気管切開に進むべきかどうかについて話し合った。

「姉は死にそうなのですか?」と姉妹の一人が私に尋ねた。

この質問にどう答えるべきかわからなかった。「死にそう」が何を意味するのかすらよくわからなかった。過去二、三〇年の医学の進歩は死に関する何世紀にもわたる人類の経験や伝統、言葉を時代遅れにしてしまい、かわりに新たな難しい課題を人類に与えた――どうやって死ぬのか?

ある春の金曜日の朝、私の病院が運営しているホスピス・サービスの看護師、サラ・クリードとともに患者を回診した。ホスピスについて私はあまりよく知らなかった。終末期の患者に対して「安楽なケア」をすることに特化していて、専門の施設でも行うが、最近は在宅で行われることがよくある、ということぐらいは知っていた。私の患者がサービスを受けるためには、余命が六カ月以下だという診断書を書かなければならない、ということも知っていた。さらに、最後の最後の二、三日を除いて、ホスピスを選ぶ患者はごくわずかしかなく、その理由は自分が末期であり、延命治療は諦めると理解したことを示す書類にサインをしなければならないからだということも知っていた。ホスピスについて私がもっていたイメージは、モルヒネの点滴だった。ある静かな朝、ボストン郊外のマタパンで、私と一緒にリー・コックスの家のドアをノックしている、茶色の髪と碧眼を持ち聴診器を手にした元ICU看護師は私のイメージとは合わなかった。

「おはよう、リー」、サラ・クリードはコックスの家に入るときに言った。

「おはよう、サラ」とリー・コックスも言った。彼女は七二歳であった。ここ数年間、心臓発作による心不全と、進行性で不可逆性の肺疾患である肺線維症が彼女の健康を損なっていた。医師はステロイドを使って病気の進行を遅らせようとした。しかし効かなかった。入退院を繰り返すたびに状態は悪化していった。最後は姪と同居し、姪の家でホスピス・サービスを受けることにした。酸素吸入器なしでは普段の生活に必要なことがほとんどできなかった。戸口からの呼び出しに応じるだけでも、一〇メートルもある酸素吸入チューブが後からズルズルとついてきて、彼女を繫がれたままにするのだった。立ったまましばらく彼女は休んでいた。唇をすぼませ、胸を前後に大きく動かしていた。

クリードはコックスの腕を優しくとり、そのまま私と中に入り、キッチンの椅子に腰を降ろすまでの間に近況を尋ねた。落ち着いてから、終末期の患者に起きそうな問題に絞り込んで、コックスに一連の質問をした。痛むか？　食欲や口渇、睡眠は？　混乱や不安、焦燥はないか？　息切れの悪化は？　胸痛や動悸は？　腹部の違和感は？　便秘や排尿、歩行に問題は？

いくつかの問題が新たに生じていた。寝室からトイレに行くとき、呼吸が落ち着くのに最低でも五分かかるようになり、そのことが心配だとコックスは言う。胸痛が起きはじめた。クリードは血圧測定用のカフを医療用鞄から取り出した。コックスの血圧は許容範囲内ではあったが脈拍が多かった。心音の聴診では、正常調律で、肺からは肺線維症の捻髪音に加えて、新たにヒューヒューという連続性ラ音が聞こえた。くるぶしが浮腫で膨らんでいるので、薬入れを見せてもらうと、心臓病の薬が切れているのがわかった。クリードはコックスに酸素吸入器を見せてくれと頼んだ。きちんと整ったベッドの足下に置かれた液体酸素ボンベはきちんと充塡され、正しく機能していた。しかし、薬の吸入に使うネブライザーは壊れていた。

心臓病の薬と吸入がなければ、体調の悪化も当然だった。クリードはコックスの行きつけの薬局に電話した。相当長い間、薬を取りに来ていないらしい。クリードはコックスの姪に電話し、仕事からの帰りがけに薬局に立ち寄り、薬をもらってくるように頼んだ。ネブライザーのメーカーにも電話をかけ、当日緊急保守サービスにきてもらうことにした。

あれこれが終わってから、コックスと数分ほどキッチンで話をした。コックスの心は沈んでいた。クリードは彼女の手を取った。万事うまくいくよ、と言った。よき日々のことを思い出すようにさせた——たとえば先週末、ポータブル酸素吸入ボンベと一緒に姪と買い物に出かけて髪を染めたときのことなど。

私はコックスに若いときの話を聞いた。彼女はボストンの工場でラジオを作っていた。彼女と夫は二人の子どもをもうけ、孫も数人生まれた。

ホスピスのケアを選んだ理由を聞くと、彼女は視線を落として言った。「肺と心臓を診てくれた医者が匙を投げちゃったの」。クリードは私を睨みつけた。私からの質問はコックスを悲しませるだけだと気づいた。

いつかは命を奪うとわかっている病気と共に歳を重ねることがもたらす試練の物語を彼女は話していた。「私の姪夫婦が毎日、私の面倒を見てくれるのでとても助かる」と彼女は言った。「だけどここは私の家じゃない。まるで自分がよそ者のように感じるの」。やはり、多世代同居の実際はそのノスタルジックなイメージとかけ離れているのだ。

去る前に、クリードはコックスを抱きしめて、一つ念を押したのだった。「もし胸が痛くてどうしようもないときはどうするの？」と尋ねた。

「ニトロを飲むのよね」とコックスは答えた。ニトロとはニトログリセリンの錠剤のことで、舌下に含めると溶けて服用できるようになっていた。

「それからどうするの？」

「あなたに電話する」

「電話番号はどこにあるの？」

彼女は電話の横にテープで貼ってある、二四時間対応のホスピスの電話番号を指さしてくれた。

彼女たちの会話の蚊帳の外にいた私は、正直に言えばクリードがやっていることに戸惑いを覚えた。彼女がやっていることはコックスの寿命を永らえるためのように思えた。ホスピスのゴールとは自然に逆らわずにそのままにしておくことではなかったのか？

「それはホスピスのゴールではありません」。クリードは言う。彼女の説明によれば、通常医療とホスピスの違いは治療を行うか行わないかという点ではなく、優先順位の違いである。通常医療のゴールは延命である。そのために今現在の生活の質を犠牲にする――外科手術や化学療法をしたり、ICUに入れるなどして将来の時間を稼ぐチャンスにかける。ホスピスは看護師や医師、聖職者、ソーシャルワーカーを動員して、死の病いを抱えた人が今その時点で可能なかぎりの豊かな人生を送れるように援助することがゴールである――革新的なナーシング・ホームがスタッフを動員して、重度の障害者を援助しているのと同じである。末期患者の場合、痛みと不快さからの自由や現実的な範囲内で意識を保つこと、あるいは家族とたまに外出することに重点を置くことを意味する――コックスの余命の長短ではない。もっとも、彼女がホスピスに移ったとき、担当医は二、三週間以上はもたないだろうと考えていた。保存的なホスピス治療を受けたことで、彼女はすでにもう一年間、命を永らえていた。

ホスピスを選択することは簡単ではない。ホスピスの看護師が人の生活に立ち入るのは奇妙な瞬間である――死に至る病に自分がかかっていることはわかっているが、死につつあることを納得しているとはかぎらないときである。「私の見積もりでは、ホスピスに入るときに、死の運命を受け入れている患者はだいたい四分の一ぐらいしかいないと思う」、クリードは言う。彼女と初めて会うとき、たいていの患者が主治医から見捨てられたと感じている。「九九パーセントの患者は自分が死ぬことを理解している。しかし、一〇〇パーセントの患者がそれは嘘だと思いたがっている」。私に話してくれた。「患者さんはまだ病気と闘いつづけ、生き残りたいのよ」。初対面のやりにくさはいつものことだが、それをスムーズに処理する術を彼女は編み出していた。「看護師にとっては患者に好かれて、信頼してもらうためには最初の五秒間が勝負よ。自分をどう相手に見せるかがすべてね。「おつらいですね、残念ですね」とは私は言わない。そうではなく、「私はホスピスの看護師です、あなたの生活がよりよくなるようにこれこれのことができます。そして、無駄に使ってもいい時間はそれほどないこともわかっています」って言うの」

そのときがデイブ・ギャロウェイとクリードの初対面でもあった。デイブはリー・コックスの次に訪問した患者である。彼は四二歳、妻のシャロンとともにボストンで消防士をしていた。三歳の娘がいた。すい臓がんがあり、転移していた——上腹部は腫瘍のために板状硬化していた。一、二カ月の間に痛みはしばしば耐え難いものになり、痛みのあまり数回、入院した。最近の入院は約一週間前で、腫瘍のために小腸穿孔を認めた。この問題には一時的修復すらできなかった。主治医は静脈栄養を開始し、ＩＣＵに入るか、家に帰りホスピスを受けるかを彼に選ばせた。デイブは家を選んだ。

「もっと早いうちにかかわることができていたらよかったのだけど」とクリードは私につぶやいた。彼女とホスピスの管理医である、ジョアンナ・ノバクは家に入ってすぐにデイブの診察を始めた。彼にはあと二、三日の命しかないようだった。目はうつろだった。呼吸は努力性だった。下半身全体に浮腫があり、ところどころ皮膚が破れて体液が漏れ出すほどだった。腹痛のためにほとんどせん妄状態だった。

二人は仕事を始めた。処方の上限よりも多めに医療用麻薬を投与できるボタンがついたペイン・ポンプを取りつけた。上半身を起こしたままで眠れるように、電動式の病院ベッドを手配した。そしてシャロンに、デイブの体をどうやって清潔に保つか、皮膚の破裂をどう防止するか、来るべき危機への対処法を教えた。患者の家族にどこまでできるかを見抜くことも仕事の一つだとクリードは私に教えてくれた。そしてシャロンの並外れた能力はクリードを驚かすほどだった。シャロンには夫を臨終まで看取るという決意があり、おそらく消防士であるがゆえに、精神的柔軟性と看取るために必要な能力を備えていた。彼女は在宅看護師を雇う気はなかった。一人ですべてをこなした。静脈点滴からシーツ交換、手が必要なときに他の家族を呼び出すことまでである。

特製の「安らぎパック」がフェデックス〔宅配便〕で届くようにクリードは手配していた。中身はデイブのベッドのそばにおいた小型冷蔵庫に収められ、がんで生じる突出痛や息切れに使うモルヒネと不安発作に使う抗不安薬のロラゼパム、制吐薬のプロクロルペラジン、せん妄に使うハロペリドール、解熱剤のタイレノール、最期の数時間に生じる上気道部のガラガラ音を止めるためのアトロピンが入っていた。何かが起これば、二四時間交代で待機しているホスピス看護師に電話をかけるようにとシャロンに伝えてあった。看護師はどの薬を使ってどう処置するかを指示し、もし必要ありと判断されれば、自宅まで助けに来てくれる。

ようやく、デイブとシャロンは家で朝まで寝ることができた。クリードか他の代わりの看護師が毎日一回、時には日に二回、家にやってきた。この一週間でシャロンはホスピスに三回、緊急電話をかけてデイブの疼痛発作や幻覚への対処について助けを求めた。二、三日後、二人はお気に入りのレストランへ外食するまでになった――デイブは空腹を感じなかったが、二人はそこにいられることだけでも、思い出を振り返るだけでも喜んだ。

シャロンにとって思い返して一番辛かったことは、デイブが毎日受けていた二リットルの静脈栄養補給を止める決断だった。点滴が唯一の栄養源だったのだが、ホスピスのスタッフはデイブの体が栄養を吸収していないことを理由に栄養補給の中止を勧めた。糖分やたんぱく質、脂肪が血中に入ることで、皮膚に痛みを伴う浮腫ができ、呼吸困難が激しくなっていた――それでは何のための栄養か？　ホスピスのスローガンは、今を生きよ、である。シャロンはデイブを飢死させるのではと恐れてためらった。しかし、私たちが訪問する前の晩に二人は栄養補給を中止することに決めた。朝には浮腫は劇的に改善していた。前よりも動けるようになり、不快感は減った。味見だけだが、一口、二口食べられるようにもなり、シャロンは点滴を中止する決断をしてよかったと感じた。

クリードと私が訪問したとき、デイブはシャワーを浴びてベッドに戻ってくるところだった。彼の腕は妻の肩にかけられ、スリッパを履いた足は一歩ずつ引きずられながら前に進んでいた。

「ゆっくり時間をかけて熱いシャワーを浴びるのが一番好きなんです」。シャロンは言った。「夫はできることならシャワーの中で暮らしたいみたい」

デイブは洗ったばかりのパジャマを着てベッドの端に座り、息を整えていて、クリードがデイブに話しかけている間に、三つ編みにしたおさげ髪の娘のアシュリーは部屋の内外を走りまわり、途中で動物のぬいぐるみを父親の膝に置いていった。

「痛みを一から一〇の間で言えば、今の点数はどれぐらい？」とクリードが尋ねた。

「六」と彼が答えた。

「ポンプのボタンを押しましたか？」

しばらく何も答えなかった。「気が進まなかった」、彼は白状した。

「なぜ？」クリードは尋ねた。

「負けた気になるから」と彼は答えた。

「負け？」

「ヤク中になりたくないから」と彼は説明してくれた。「欲しくないんだ」

クリードは彼の前に跪いた。「デイブ、この種の痛みを薬なしで我慢できる人を見たことがないわ」と言った。「これは敗北ではないのよ。あなたには美しい奥さんと娘さんがいるでしょう。痛みがあったら二人と楽しく時を過ごすのは無理だわ」

「あなたの言うとおりだ」。小さな馬のぬいぐるみを渡してくれたアシュリーを見ながらデイブは言った。そして彼はポンプのボタンを押した。

デイブ・ギャロウェイは一週間後に亡くなった――自宅で、平安に、そして家族に囲まれながら。さらに一週間後にリー・コックスも亡くなった。しかし、人生は公式に従わないことを証明しようとしたかのように、コックスは不治の病を最後まで受け入れなかった。だから、ある朝、彼女が心停止したことに気づいた家族は、彼女の意思に沿ってホスピスではなく救急車を呼んだのだった。救急救命士と消防士、警察官が駆けつけた。彼らは服を剝いで胸を圧迫して心臓マッサージを行い、気道に挿管し、酸素を彼女の肺に押し込み、電気ショックを与えて、心拍が戻るかどうか待った。しかし、こうした処置が臨死の患者に効果があることはまれであり、彼女の場合も成功しなかった。

ホスピスは、人はどう死ぬべきかについて新しい理想を示そうとしている。すべての人がそのやり方を享受できるわけではないが、それができた人たちは今の時代における「往生術」を創ることに参加している。しかし、創ることは闘いも意味している――その相手は苦しみだけではない。止めることが不可能に見える医学的治療の進軍も相手なのだ。

感謝祭の少し前、サラ・モノポリと夫のリッチ、そして彼女の母親のダウン・トーマスがマルコー医師に会いに行った。その目的はサラに残された治療の選択肢について話し合うためだった。この時点までで、サラは三段階目の化学療法を受けていたが、その効果は控えめに言っても限定的であった。死が近づく今、サラがもっとも望んでいることは何か、そしてその望みを叶える最良の方法は何かについてマルコー医師が話題に取り上げることもおそらくできたはずだ。しかし、医師がサラと家族から感じとったのは、彼らは次の治療選択肢についてのみ話し合いをしたいということだった。誰も死については話したがらなかった。

彼女の死後に、私はサラの夫と両親と話す機会があった。家族によれば、サラも病気が不治であることを知っていた。診断がつき、出産した後の一週間の間にサラは自分が逝ったあとのビビアンの成長に望むことを箇条書きにしていた。機会があれば、彼女は家族に、病院では死にたくないと伝えていた。最期の時を家で平安に過ごしたいと願っていた。しかし、最期の時がそのうちには訪れそうだという見通しや、病気の進行を遅らせる手段がなさそうだということは、「サラも私も触れたくないことだった」とサラの母親は言う。

父親のギャリーとサラの双子の姉のエミリーは、いまだに治癒の希望を持ちつづけていた。二人とも医者が十分に手を尽くしていないからだと感じていた。「もう他には手がないというのはちょっと信じられない」とギャリーは言う。リッチの方は妻が病気になるという経験に戸惑ったままだった。「二人には赤ん坊がいるんだ。二人とも若い。病気なんてショックだし、理解できない。治療をやめるなんて話題にまったく上がらなかった」

マルコー医師はその場の雰囲気を推し量った。ほぼ二〇年間の肺がんの治療経験があり、こうした話し合いを何度も乗り越えてきた。彼には落ち着いた、信頼できる雰囲気が備わっており、ミネソタ出身者らしく、正面衝突したり、馴れ馴れしくしたりすることを避けた。科学的に決断をしようと彼は心がけた。

「私が担当した患者の圧倒的多数がこの病気で亡くなっているのはわかっている」と彼は私に話してくれた。二回目の化学療法が失敗に終わると、それ以上治療を続けても肺がんの患者の寿命が延びることはまれで、それよりも副作用で患者を相当に苦しめてしまうことが多いというデータがある。しかし彼もまた、まだ望みを捨てていなかった。

マルコー医師はサラの家族に「支持的療法」も経過の途中で選択肢の一つになると伝えた。しかし、さらに話を続けて、研究段階の治療もあると話した。治験が行われている治療もいくつかある。その中でもっとも有望なのはファイザー〔製薬企業〕が開発した薬で、サラのがん細胞にある突然変異の一つを標的にしている。その場でサラと家族は新薬の希望に釘づけになった。この薬は新しすぎて、名前もまだなく――ＰＦ０２３１００６[訳注1]というコードナンバーだけだった――そのせいで、余計に治療に対する期待がかき立てられた。

この薬はどのくらいの量までが安全なのかは研究者も知らないなど、いくつか課題が残っていた。治験はまだ第一相だった――すなわち、どのぐらいの量で毒性が生じるかを調べているところであり、効果があるかどうかはまだ調べていないのだ。その上、ペトリ皿の上に載せられたサラのがん細胞を対象に薬をテストしてみたが、効果はなかった。しかし、マルコー医師はこうしたことは決定的な障害ではなく、単なる未知だと考えていた。決定的な問題は、サラが夏に起こした肺塞栓症がこの薬の治験の除外条件になっていたことだった。治験に参加するためには彼女は二カ月間、肺塞栓症の影響がないとみなされる時期まで待つ必要があった。待っている間に、マルコー医師はビノレルビンという一般的な化学療法を試すことを勧めた。サラは感謝祭明けの月曜日からその治療を始めた。

今まで何が起こってきたのかを考えるため、立ち止まることは大切だ。サラの化学療法は一段一段を重ねて四種類目を終えたが、それによって病気の経過が変わる可能性は蜘蛛の糸ほどしかなく、体を衰弱させるような副作用の可能性は甚大だ。避けられない結果に備えるチャンスはないがしろにされた。そしてこうなった理由はまったくごく普通のよくある状況ゆえにである——患者も家族も病気という現実に直面する心の準備ができていなかった。

末期の肺がん患者に初めて会うとき、マルコー医師ならどんなことを期待し、目指すのか私は尋ねてみた。「私だと、患者さんが一年か二年間をいい感じで過ごせるようにできるだろうか、と考えるね」と彼は答えた。「この年数は私の予測だ。サラのような患者でのロング・テール〔長い尾〕は三年から四年間だ」。しかし、これは患者や家族が聞きたい数字ではない。「彼らは一〇から二〇年間を想定する。この年数を再三再四、聞かされる。そして、もし私が患者と同じ立場に立ったとしたら同じことを言うだろう」

医師なら浅瀬を航海する術を身につけているはずと思うかもしれないが、実は少なくとも二つの座礁の可能性がある。一つには、医師自身が非現実的な見方をしている可能性がある。[13] 社会学者のニコラス・クリスタキスによる研究で、五百人弱の末期の患者について、あとどのくらいの余命があるかを主治医に予測させ、実際に経過を確かめた。六三パーセントの医師は余命を過剰に見積もっていた。過小に見積もっていたのは一七パーセントだけである。余命予測の平均は実際の余命の五三〇パーセントだった。そして医師が患者のことを知れば知るほど、医師の余命予測は外れやすくなった。

二つ目は、こうした気持ちを口に出すことをみなが嫌がることだ。[14] 調査によれば、がんが治療不可能とわかれば通常、医師はそれを患者に伝えるが、後がないような場合であっても、予後をはっきりと伝えることには躊躇することがほとんどである。腫瘍医の四〇パーセント以上が医師自身、効かないだろうと思っている治療を行うことがあると認めている。医師と患者の関係が――「お客様は神様です」――という小売業の標語に間違った形ではめ込まれることが増えているこの時代、医師は患者の期待を踏みにじることをきわめて躊躇する。人は楽観的になりすぎることよりも、悲観的になりすぎることの方をはるかに心配し、避けようとする。そして死を話題にすることは手にもてあます厄介事である。もし医師としてサラ・モノポリのような患者を担当することになったら、真実に向き合うことは最後の最後まで後回しにしたい。なぜなら、サラと真実について話し合うことを避けるような医師はマルコーだけではないからだ。私も同じだった。

こうなる前の夏に行ったPETスキャンの結果で、サラには肺がんのほかに甲状腺がんが見つかっていた。このがんは頸部のリンパ節にも広がっていて、手術可能かどうかを判定するために私が呼び出された。この二番目のがんは、肺がんとは無関係に発生しており、実のところ切除可能だった。しかし、甲状腺がんは致死的になるまでには何年もかかる。甲状腺がんが何か問題を起こす前に、肺がんが命を奪うことがほぼ確実であった。手術が必要な範囲とそれによる合併症の可能性を考えると、何もしないことがベストの選択であった。しかし、この判断の理由をサラに説明することは、彼女が肺がんで死に直面していることを説明することになる。私にはそこまでする用意はできていないと感じていた。

サラが私の診察室で座っているとき、二つ目のがんが見つかったことで落ち込んでいるようには見えなかった。強い決意があるようだった。甲状腺がんの治療の予後は良好であることをサラは知っていた。したがって、彼女は前向きで、手術の日をいつにするかについて話そうとしていた。そして私は彼女の楽観主義に圧倒されていた。私の方が間違いだとしたら、どうなるだろうかと私は考えだした。サラが転移性肺がんを生き延びた奇跡の患者になったとしたら？　彼女の甲状腺がんを放置するなんてことがどうしてできるだろうか？

私の解決法は、この話題から逃げ切ることだった。サラに甲状腺がんについて比較的よいニュースがあると伝えた――甲状腺がんは進行が遅く、治癒可能である。今の優先順位は肺がんの治療にある、と私は言った。甲状腺のために、肺の治療を止めないようにしよう。今のところは甲状腺がんの経過を観察し、二、三カ月後に手術の計画を考えよう。

六週間ごとの診察で彼女に会うたびに、身体状態が悪化していることに私も気づいた。しかし車いす生活になっても、サラは額が出るように髪をヘアピンで留め、化粧をして、いつも笑顔だった。彼女は些細なことでも笑いのネタにした。服の上からでもわかるチューブの突起などのことである。彼女にはどんなことでもやってみようという気持ちがあり、話すうちに彼女の肺がん治療実験のニュースに私も聞き入るようになっていた。化学療法のうちの一つを受けた後、甲状腺がんがやや小さくなったようだった。その実験的な治療が両方のがんに対して効果を有する可能性まで、私から持ち出したぐらいである。こんなのはまったくのファンタジーに過ぎないのだが。ファンタジーを語るのは――感情的になりにくいし、パニックも起こしにくいし、誤解も招きにくい――私の眼前で起こっていることについて話し合うよりも容易なのだ。

肺がんと化学療法に挟まれて、サラは衰弱しつづけた。ほとんどの時間を寝て過ごし、外出することはほとんどできなかった。一二月からの診療記録には息切れと空吐き、吐血、重い倦怠感が記されていた。胸部に埋め込まれた排水チューブに加えて、一、二週間に一度、腹部にも針を刺し、がんが出している腹水を何リットルも抜いて腹圧を下げなければならなかった。

一二月に行われたCTスキャンの結果、肺がんは脊椎と肝臓、両肺にまで広がっていることがわかった。一月の私の診察時には、彼女はゆっくりと動けるだけで、それでも辛そうだった。下半身はむくみが広がり肌は張り詰めていた。呼吸を整えてからでないと、一文以上を話すことができなかった。二月の第一週には、自宅で酸素吸入することが必要になった。一方、肺動脈塞栓症の発生から十分な時間が経過し、ファイザーの治験薬を使用開始できるようになっていた。エントリーするためには、もう一度だけＣＴスキャンが必要だった。この結果、脳への転移も見つかった。少なくとも九つのがんがあり、最大で一・五センチで、大脳半球の両方に散らばっていた。治験薬は脳血管関門を通過するようには設計されていなかった。ＰＦ０２３１００６は効かないのだ。

それでもサラとその家族、医療チームは戦闘モードのままだった。二四時間以内に転移巣を縮小させるために、サラは放射線腫瘍医に送られ、全脳照射治療を受けた。二月一二日、彼女は五日間の放射線治療を終え、表現のしようがないほど疲労困憊し、ベッドからほとんど出られなくなった。食べることもほとんどできなくなった。体重が、前年秋よりも約一二キロ減った。夫のリッチに、二カ月前からものが二重に見えて、手の感覚がないことを告げた。

「どうして、今まで誰にもそれを言わなかったんだ」と夫は妻に尋ねた。

「だって、治療を止めたくなかったの」。彼女は言った。「言えば止めてしまうでしょう」

放射線治療からの体力回復のために、二週間があてられた。そのあとで、別の研究段階の薬を試すことにした。ある小さなバイオテック企業が創薬したものである。二月二五日から、その薬を開始することになった。サラのチャンスは急速に萎んでいっている。しかし、チャンスはゼロだと言える人は、どこにいるだろうか？

一九八五年、古生物学者であり、作家でもあるスティーブン・ジェイ・グールドが素晴らしいエッセイを出した[15]。そのタイトルは「平均中央値は神のお告げじゃない」である。その三年前に彼は腹部の中皮腫——

まれかつ致命的ながんであり、通常はアスベストに曝されたことに原因がある――の診断を受けた。診断を受けた後、グールドは医学図書館に行き、この病気に関する最新の文献をひっぱり出した。「文献は残酷極まりない残忍さで、中皮腫は不治の病であり、死亡までの平均中央値はがん発見後八カ月である」と彼は記していた。破滅的な内容である。しかし、同時に彼は患者の生存曲線のグラフを見はじめた。

グールドは博物学者であり、このがんにおける余命曲線の中央部分そのものよりも、その曲線の変化の方に引きつけられた。博物学者が見たものは特徴的な分散だった。このがんの患者の余命は中央値近辺には固まらずに、両方向に広く散らばっている。さらにこの曲線は右方向に歪んでいて、ロング・テールを引いていた。細くなりながらも中央値の八カ月よりも長く、何年も生き延びた患者がいるということだ。このグラフにグールドは安心感を覚えた。自分がロング・テールの中に入り、生き延びることを想像したのだ。そして実際に彼は生き延びた。手術と実験的な化学療法を受けた後、二〇年以上も生き、二〇〇二年に六〇歳で亡くなった。原因は肺がんであり、元のがんとは無関係だった。

「死を甘んじて受け入れることが、内なる尊厳と等価であるかのように考えることが、ある種の流行になっているように思えます」。一九八五年のエッセーで彼は書いている。「もちろん、伝道の書の教えのごとく、愛するときと死ぬときがあることに異議をとなえるつもりはなく、実際、混乱の時期が過ぎるとわたしなりのやり方で、最後の時を穏やかに迎えたいと思う気持ちも生まれました。しかしながら、やはり死を究極の敵とみなす、より果敢な姿勢をこれからもとりつづけたいと願うとともに、臨終を迎えることに激しく抵抗する人を、責めるべき理由は何もないと思うのです」

終末期の患者を受け持つたびに、いつもグールドと彼のエッセイを思い出す。どれだけわずかであっても、ロング・テールの可能性はほぼすべての場合で存在する。その可能性を望んで何が悪い？　何も悪くない。

ただし私からみれば、そう望むことによって、はるかに可能性の高い将来に対する準備を怠ることにならなければの話である。問題の根は、医療のシステムと文化がロング・テールを前提にして築き上げられていることにある。私たちがやっていることは、何百万ドルもかけて巨大な病院を建て、わずかな可能性にかけるための宝くじをそこで医療として配るようなことだ――そして、外れくじを引くことがほぼ確実な患者に対しての準備にはプレハブ建てのようなことしかしていない。希望と計画は違う、しかし、希望が私たちの計画になってしまう。

サラにはもはや奇跡的回復はなく、そして終わりが近づいたときに、彼女もその家族にも準備ができていなかった。「私は常に家で静かに死にたい、という妻の望みを尊重したいと思っていた」とリッチは私に語ってくれた。「しかし、そうすることが誰かにできるとは私には思えなかった。私もどうしたらいいのかわからなかった」

二月二二日金曜日の朝、新しい化学療法を始める三日前、リッチは目を覚ますと、隣の妻が身を起こし、腕で体を支え、目を大きく開き、息をしようと抗っているのに気づいた。肌は土気色で、息は浅く、開いた口から息をするたびに腹が波打った。まるで溺れかかっているように見えた。リッチは妻の鼻腔チューブに送る酸素の量を増やしたが、よくならなかった。

「もう耐えられない」とサラは単語一つ一つで息つぎをしながらいった。「怖い」

冷蔵庫の中に救急キットはない。電話できるホスピス看護師もいない。そして、この新しい事態を治せるかどうかをリッチはどうすれば知りうるだろうか？

病院に一緒に行くんだ、リッチは妻に言った。車で行けるかと尋ねたら、サラは首を横に振ったので、リッチは救急車を呼び、隣の部屋にいるサラの母、ドーンに何が起きているのかを知らせた。数分後、家の外でサイレンが鳴り、救急隊員が寝室までの階段を駆け上った。隊員がストレッチャーにサラを乗せて救急車に運んでいるとき、ドーンは泣き出していた。

「今から行ってなんとかするんだよ」とリッチは義母に言った。これはいつもの病院受診と同じだと彼は自分に言い聞かせた。医師が妻の治し方を見つけてくれる。

病院でサラは肺炎と診断された。感染を起こす恐れがあるものすべてをサラの身の回りから排除したと思っていたので、家族はこの診断に当惑した。サラの子であるビビアンでさえも、少しでも鼻をすすっていたら、引き離すようにしての訪問を制限した。みなが手洗いを几帳面に行い、小さな子どもを抱えた知り合いいた。しかし、がんだけでなく何度も行われた化学療法と放射線療法によって、サラの免疫システムと肺からの分泌物を排出する能力は弱りつづけていた。

別の見方をすれば、肺炎という診断は安心させてくれた。なぜなら単なる感染症だからだ。治療が可能である。医師は抗生物質の静脈注射を開始し、高濃度酸素をマスクに送り込んだ。家族がベッドの脇に集まり、抗生物質が効くことを祈った。この症状なら元に戻るから、とみなが互いに言い聞かせた。しかし、夜になっても、翌日の朝になってもサラの呼吸は荒くなるばかりだった。

「笑える話を一つも思いつかないわ」。二人の両親が見つめる中で、エミリーがサラに言った。

「わたしもよ」とサラがつぶやいた。この言葉が彼女から聞くことができた最後の言葉だったと、後から家族は気づくことになる。この後、サラの意識は朦朧としはじめた。医療に残された選択肢は一つしかなかった――人工呼吸器につなぐことである。サラは闘士だ、そうだろう？　そして、闘士にとっての次のステップは集中治療にグレードアップすることだ。

これは現代の悲劇であり、何百万回も繰り返されている。あとどのぐらい寿命があるのかを正確に知る方法がないとき――そして、本当に生きられる時間よりももっと長く生きられるはずだと想像してしまうとき――人の本能のすべてが闘おうとする。静脈に抗がん剤を入れたまま、喉にチューブを刺したまま、肌に生々しい縫合跡をのこしたまま死のうとする。残された人生が短くなったり、苦しいものになったりするかもしれないという事実はほとんど顧みられることがない。医師がこれ以上何もできないと言い出すまで待っていればいいとみなが思っている。しかし、医師がこれ以上何もできない、と言うのはまれなことだ。医師は効果が不明な毒薬を投与することができるし、がんの一部を手術で切除することもできるし、食べられない人には栄養チューブを入れることもできる――どんな状態でもできることが何かある。こうした選択肢をみなが欲しがっている。しかし、それは自分で選びたいという意味ではない。むしろ、たいていの場合、自分自身で選ぶことはまったくない。以前からの慣行に落ち着いてしまう。そして以前からの慣行とは――何かをすることである。何かを治すことである。これ以外の何を選ぶのだろうか?

市場からの圧力がないことが元凶だと説明する学派がある。もし終末期の患者自身が――健康保険会社や政府ではなく――ホスピスではない他の治療を選んだときに生じる追加費用を払わなければならないとしたら、患者は治療の費用対効果をもっと考慮するようになるだろう。終末期のがん患者が薬代に八万ドルを、終末期の心不全患者が長くても二、三カ月しか寿命を延ばせない除細動器に五万ドルを支払うことがなくなる。しかし、この主張は重要な要因を無視している――こうした治療に期待する人は、二、三カ月の延命を考えているのではない。年を考えている。滅多に当たらない宝くじを買うような考えで、当たれば病気のことはまったく問題にならなくなる、そんなチャンスを買っているのだ。さらに、もし何か欲しいものを市場で自由に買えたり、政府の税金でもらえたりするならば、そして、こうしたチャンスを必要とする人がいれば、そうした人たちは金には糸目をつけないだろう。

これが、「配給」という言葉がいまだに強い力を持っている理由である。この制度の下にいることで感じる不安感は普遍的だが、一方で制度の詳細について議論することを私たちは恐れている。市場原理以外に残された唯一の方法は、完全な配給制度——死の判定委員会のように誰かに責任をもたせるようにすることしかない。一九九〇年代、医師と患者による終末期医療の判断に対して保険会社が介入を試みたが、この試みは裏目に出てしまった。特にある裁判——ネレーン・フォックス裁判[16]——によって保険会社の戦略は頓挫してしまった。

フォックスはカリフォルニア州テメキュラで生まれ、一九九一年に転移性乳がんと診断された。そのとき、三八歳であった。手術と通常の化学療法は失敗に終わり、がんは骨髄にまで拡がった。病気は終末期に入った。南カリフォルニア大学の医師が極端だが期待の持てそうな新治療法を勧めた。高用量の化学療法と骨髄移植である。フォックスにとっては治癒への唯一のチャンスだった。

彼女が契約していた保険会社のヘルスネットは、治療にかかる費用を負担することを拒否した。その理由はそれが実験的治療であり、その効果はまだ立証されておらず、したがって保険契約条項上、支払い対象から除外されていたからであった。保険会社は別の医療機関からセカンドオピニオンをもらうように促してきた。フォックスは断った——「セカンドオピニオンを取ってこいなんて、こいつら何様？ 命がかかっているのよ」。二一万二〇〇〇ドルにも上る募金を集めて治療にかかる費用を彼女自身で支払ったが、治療が遅すぎた。治療開始から八カ月後に彼女は亡くなった。彼女の夫は背信と契約違反、故意に感情を傷つけたことに対する慰謝料、さらに懲罰的課徴金を求めて、ヘルスネット社を訴え、勝訴した。陪審員は彼女に八九〇〇万ドルの賠償金を与えた。会社経営陣には殺人者のレッテルが張られた。一〇の州で、乳がんに対する骨髄移植へ保険金を支払うように義務づける法律が施行された。[17]

ヘルスネット社が正しかったかどうかについて論じるのはやめよう。[18] 乳がん患者に対するこの治療法には効果がなく、実際には生活を悪化させることが、研究によって最終的に明らかにされている。しかし、陪審員の評決は米国中の保険業界を揺るがした。医師や患者による終末期医療の判断に対して疑問を投げかけることは政治的自殺行為だと認定されたのだ。

二〇〇四年、別の医療保険会社、エトナ社の経営陣は違うアプローチを試してみることにした。[19] 末期の保険契約者が積極的な延命治療を選ぶのをやめさせようとするのではなく、ホスピスを選ぶことが増えるようにした。根治療法を諦めて、ホスピスに入る患者はごく一部だけに限られることにエトナ社は気づいていた。ホスピスに入る方を選んだ場合でも、それは最後の最後になってからであることが普通だった。そこで、余命一年以内と宣告された患者に対して、ホスピスのサービスを受ける方を選んだ場合でも、他の治療も受けてもかまわないように保険の規則を変える実験をした。サラ・モノポリのような患者の場合、本人が望めば化学療法や放射線療法を続けて、病院を受診することができ、同時に自宅にホスピスのチームを呼んで、今現在の生活をよくするために必要なことや朝起きたときに呼吸困難に陥ったときの対処ができる。

二年間の「同時並行ケア」プログラムの実験の結果、このプログラムに加入した患者ではホスピスの利用が増えることがわかった[20]――利用した割合が二六パーセントから七〇パーセントに跳ね上がった。驚くべきことではない。なぜなら、この患者は他の何かを諦めるように強制されてはいないからだ。驚くべきことは患者自身が自分から諦めたことである。このプログラムの患者が救急救命室に搬送される頻度は、比較群の患者の半分だった。病院やＩＣＵを使う頻度が三分の二以上減った。全体の医療費がほぼ四分の一にまで圧縮された。

この結果は関係者を驚愕させ、当惑もさせた――なぜ、これでうまく行くのかがわからなかった。エトナ社はもう少し保守的な同時並行ケアプログラムをより幅広い終末期の患者を対象に試行してみた[21]。対象になった患者には従来通りのホスピスの規則が適応された――在宅ホスピスを受けるためには、根治的治療を諦めなければならない。しかし、諦めない場合でも、緩和ケア専門看護師から定期的に電話がかかってきて、生活状況のチェックがあり、さらに疼痛のコントロールから遺書の作成まで必要な支援を受ける手助けをしてもらえる。このプログラムの対象患者の中でも、ホスピスに入る人が七〇パーセントに急上昇し、通常の病院医療を使う人は激減した。高齢の患者がＩＣＵに入ることも、八五パーセント低下した。満足度は上がった。何が起こったのだろうか？　プログラム責任者の感覚では、自分たちがしたことは日常的な心配事を相談できる経験と知識のある誰かを重病人に割り当てただけだった。なぜか、それだけで十分だったのである――話すだけだ。

この説明では信憑性が下がりそうだ。しかし、このプログラムのエビデンスは近年、積み上がってきている。がん対処研究に参加した終末期がん患者のうち三分の二が、自身の最期の目標についての話を主治医としたことがなかった[22]。調査が行われたのは平均で死の四カ月前だったにもかかわらず。しかし、残りの三分の一、死について医師と話をした患者は心肺蘇生をされたり、人工呼吸器をつけられたり、ＩＣＵに入れられたりすることが前者よりはるかに少なかった。この患者のうち大半はホスピスに入った。あまり苦しまず、体力もより保たれ、そして他者との交流をよりよい形で、より長い間、保つことができた。さらに加えて、患者の死から六カ月後で、遺族が長期間のうつ状態におちいっている割合が明らかに減っていた。言い換えると、最期について自分の嗜好を主治医と十分な話し合いをした患者は、そうしなかった患者よりも平穏に死を迎え、状況をコントロールでき、遺族にも苦痛を起こさない可能性がはるかに高いのだ。

二〇一〇年にマサチューセッツ総合病院が出した画期的な研究では、さらに驚くべき発見があった。[23] サラのようなステージⅣの肺がんの患者一五一人が無作為に二つの治療のどちらかに割りつけられた。半分は腫瘍に対する通常通りの治療を受けた。残りの半分は通常の治療に加えて、緩和ケア専門のスタッフによる訪問も並行して受けた。スタッフは患者の苦痛を予防したり、和らげたりするのを専門に行い、状態が致死的かそうでないかの区別はせずに、訪問が行われた。もし患者の状態が深刻で複雑であれば、緩和ケアのスタッフは喜んで援助した。この研究の中では、患者の状態が悪化したときにスタッフは患者と何を目標とし、何を優先するかを話し合うことになっていた。その結果である――緩和ケアに割り当てられた患者は化学療法を中止するのがより早く、ホスピスに入るのもより早く、臨終の際の苦痛がより少なかった――そして、この患者はそうでない患者よりも二五パーセント長生きした。言い換えると、私を含めた医療者は医学的判断において完膚なきまでに失敗しており、その結果、死という課題に向き合って解決するどころか、積極的に患者に害を与えているところまできている。もし終末期での話し合いが開発中の治験薬であったならば、FDA〔米国食品医薬品局〕はがんに対する治療薬として承認するだろう。

ホスピスに入ろうとする患者にとってもこの結果は驚きだった。病院での通常の治療を諦めた患者は、高用量の医療用麻薬を与えられて痛みと闘っているだけであり、他の多くの人々も私もホスピスでのケアは死を早める、と思いこんでいた。しかし数多くの研究がまったく反対の結果を示している。そのうちの一つに、通常の医療を受けている終末期のがん患者とうっ血性心不全の最終ステージにいる患者四四九三人を集めた研究がある。[24] この研究では乳がんと前立腺がん、大腸がんの患者に関しては、ホスピスに入った患者とそうでない患者の間に、死亡するまでの期間について有意な差は認められなかった。そして興味深いことに、いくつかの条件の下ではホスピスでのケアは寿命を延ばしているようだった。すい臓がん患者に関しては平均で三週間、肺がん患者は六週間、そしてうっ血性心不全の患者に至っては三カ月も寿命が延びた。この教訓はまるで禅問答のようである――人は長生きを諦めたときだけ、長生きを許される。

話し合うだけでそのような効果が得られるのだろうか。ウィスコンシン州、ラ・クロッセ市のケースについて考えてみよう。市内に居住している高齢者が使う病院での終末期医療費は常識外れに低い。メディケアのデータによれば、死までの最後の六カ月間の入院日数は全国平均の半分である。医師や患者が治療を早期に中止したことを示唆するようなデータはない。肥満度や喫煙率は全国平均並みであるにもかかわらず、この地域における平均余命は全国平均を一年、上回っている。

ガンダーソン・ルーテル病院の救急専門医であるグレゴリー・トンプソンに会い、話を聞いた。その日の夕方、彼はICUを担当していて、そこの患者の名簿を私と一緒にチェックした。おおよそのどの点を取っても、ここの患者は他の病院のICUの患者と変わるところがなかった――重病に罹っていて、人生の中でもっとも危険な日々を過ごしていた。名簿の中には、重症化した肺炎に続発した多臓器不全を患っている若い女性と、結腸が破裂し、重篤な感染症と心臓発作を起こした六〇代半ばの男性がいた。しかし、これらの患者は私が今まで働いたことがあるICUの中にいた患者とは完全に異なっていた――誰も終末期の疾患をかかえていなかった――転移性がんや治療不能な心不全、認知症と闘っている患者はいなかった。

トンプソン医師が言うには、ラ・クロッセ市を理解するためには一九九一年まで時計の針を戻さなければならない。この年、地域医療の指導者がエンド・オブ・ライフ〔人生の終焉〕における願望についての話し合いを医療関係者と患者に対して勧める組織的なキャンペーンを立ち上げた。一、二年のうちに病院やナーシング・ホーム、介護生活施設にいるすべての患者が、この話し合いを経験したことがある人と座って話をし、終末期についての四つの究極の質問からなる質問紙に自分の答えを記入することがあたりまえになった。質問は、あなたの人生の今この瞬間に、という言葉から始まる。

1　心臓が止まったときに、心肺蘇生を希望しますか？
2　気管内挿管や人工呼吸器のような積極的な治療を希望しますか？
3　抗生物質の投与を希望しますか？
4　自分の口で食べることができなくなったとき、チューブや点滴での栄養補給を希望しますか？

このような事前指示書を文書で残してから亡くなる人が、一九九六年までにラ・クロッセ市の住人全体の一五パーセントから八五パーセントに増え[25]、医師も事前指示書があることを事実上、常時念頭におき、それに従うようになった。トンプソン医師によれば、このおかげで仕事が相当に楽になった。しかし、それは、彼のＩＣＵに入るどの患者の場合でも、具体的な事前指示書がついてくるからではなかった。

「この指示は石碑に刻まれたものじゃないんだ」と彼は教えてくれた。紙の上の、「はい・いいえ」がどちらであろうと、その答えの意味には、微妙なニュアンスや複雑な感情が含まれている。「患者がＩＣＵに入るときに話し合いを始めるのではなく、そうなる前から何度も何度も話し合いが繰り返されていたことが多いね」

お産で入院する患者からアルツハイマー病による合併症で入院する患者まで、四つの質問への答えは違うだろう。ラ・クロッセ市の場合、このやり方は危機や恐怖のどん底に陥ってしまう前に、患者やその親族が自分のしたいこととしたくないことを話し合う機会がはるかに多くなることを意味している。望みがはっきりしないときは、「この話し合いをすることに患者の家族の方も、もっと前向きになっている」とトンプソンは言う。四つの質問ではなく、話し合いをすることがもっとも重要なのだ。話し合いがラ・クロッセ市における終末期医療のコストを全国平均の半分に下げた。そんな簡単なことであり――そして、そんな複雑なことである。

ある冬の朝の土曜日、前の晩に私が手術をした女性を診察した。彼女は卵巣嚢腫を切除するために入院したのだが、産婦人科医が開腹したときに転移性の大腸がんが見つかった。術中に私が一般外科医として呼び出され、何をすべきか検討することになった。私は大きな腫瘍塊をかかえた大腸の一部を切除したが、すでにがんは広範囲に拡がっていた。すべての転移巣を検索することもできなかった。そして、今、私は自己紹介をしている。がんが見つかり、大腸を切除したことをレジデントが彼女に教えてくれた、と彼女は話した。

そうです、私は言った。「腫瘍の主要な部分」を切除できた、と。どのくらいの長さの腸が切除されたか、これからの回復がどうなるかを説明した――がんがどのくらいか以外のすべてについてである。

しかしこのとき私は、かつてサラ・モノポリを担当したときに自分がどれだけ臆病だったか、さらに、こういうときに医師の言い方がどれだけ遠回しになるかを示した研究を思い出した。だから、がんについてもっと教えてほしいと彼女が言ったときに、私はがんが卵巣だけでなくリンパ節にまで広がっていることを説明した。すべての転移巣を切除することは不可能であるということも話した。しかし、ほとんど即座に私は自分が言った言葉を矮小化してしまった。「腫瘍医に相談しますから」、私は急いで付け加えたのだった、「こういう場合には化学療法がとても有効です」。

彼女は思いのままにならない自分の体にかけられた毛布に目を落としたまま、この知らせを黙って飲み込んだ。それから私の目を見た。「私は死ぬのですか？」

　私はぎくりとした。「いえ、いいえ」と言った。「もちろん、そんなことはありませんよ」
　二、三日後、私はもう一度試してみた。「治ることはないでしょうが」と説明した。「しかし、治療で病気の進行を長い間、止めることができます」。そして、可能なかぎり「延命」させることが治療の目標だと言った。
　彼女は化学療法を受けるようになり、それから何年何カ月の間、私が彼女を担当した。調子はいい。今のところ、がんは止まっている。一度、彼女と彼女の夫に最初の診察での会話について尋ねてみた。二人にとって最初の会話の思い出はよいものではなかった。「先生が使ったあの言葉――「延命」――は、まあなんというか……」。彼女としては批判のようには受け取られたくないようだった。

「無遠慮な言い方だったかもね」と彼女の夫が言った。

「厳しく聞こえたわ」と彼女も夫に同調した。彼女はまるで崖から突き落とされたかのように感じたのである。

　私はスーザン・ブロックと話した。彼女は私の病院における緩和ケアのスペシャリストで、こうした困難な会話を何千件もこなしており、死期の迫った患者とその家族と関わる医師や他の職種に対してトレーニングを行うパイオニアであり、その名は米国全土に知られている。「まず理解してほしいことは」、ブロックは私に教えてくれた、「家族ミーティングも手順の一つで、手術以上にスキルを必要とするということ」。

　基本的な間違いの一つは発想にある。ほとんどの医師にとって、終末期に関する議論の一番の目的は、患者が何を求めるのか――化学療法を受けるのか否か、心肺蘇生を望むか否か、ホスピスに行くか否か――を決めることである。事実と選択肢を目の前に並べることばかりに集中してしまう。それが間違いだとブロック医師は言う。

「この仕事の大部分は、圧倒的な不安を患者さんが乗り越えていけるようにお手伝いすること――不安は死に対してだったり、苦痛に対してだったり、家族のことだったり、お金のことだったりする」と彼女は説明してくれた。「たくさんの心配しすぎと本当の恐怖とがあるわね」。一回の会話だけで、こうしたことすべてを扱うことはできない。死を受容し、医学の限界と可能性を明確に理解することはプロセスであって、一回で終わる気づきではない。

終末期にある人がこのプロセスを乗り越えていく道は一つだけではない。しかし、ブロック医師によれば、ルールはある。相手の前に座る。時間を作る。治療Xか治療Y、どちらを行うかを決めるのは医療者ではない。今のこの状況の中で、何が相手にとってもっとも大切なのかを学ぼうとする――そうすることで、大切なことを達成できる最善のチャンスを見いだすための情報とアドバイスを提供することができる。このプロセスには話すのと同じぐらい聞くことが必要だ。もし医療者が面接時間の半分以上話しているならば、彼女によれば、これは話しすぎである。

面接で使う言葉は重要だ。緩和ケアの専門家によれば、たとえば「治療がうまく行かなかったことはとても残念ですね」のような言い方はすべきではない。他人事のように聞こえる。それよりも、「こんなふうにお会いするのでなかったらよかったのに、と思います」というように言うべきである。そして、「死ぬときにはどんなふうにしたいですか?」と尋ねてはいけない。そうではなく「もし、残された時間があまりないとしたら、何があなたにとって一番大切ですか?」と訊くべきだ。

決断の時を前にした弱った患者に対してすべき質問をブロック医師はリストにしていた――予後がどうなるかについて患者はどう理解しているか、眼前に迫っていることで気になることは何か、何かを犠牲にできるとしたらそれは何か、状態が悪化したときに自分の時間をどんなふうに使いたいか、そして、もし自分で決断できないとしたら、誰に決断をしてもらいたいか。

一〇年前、ブロック医師の父親であり、カリフォルニア大学バークレー校の心理学の名誉教授でもある当時七四歳のジャック・ブロックは、頚椎の症状のためにサンフランシスコに入院した。脊髄に腫瘤が見つかった。飛行機で彼女は父を見舞った。脳神経外科医は、腫瘍を取り除くと二〇パーセントの確率で四肢麻痺になり、首から下を動かせなくなるという。しかし、手術をしなければ一〇〇パーセント確実に四肢麻痺に陥るだろう。

手術前日の夕方、父と娘はこれから起きることへの懸念から気を紛らわせようとして、二人の知人や家族についておしゃべりし、娘は病院を出て、宿に向かった。ベイブリッジを半分ほど渡ったころ、娘は思うことがあった。「「私としたことがなんてことなの！　お父さんが本当にやりたいことを聞いていなかった」と気づいたの」。父は娘を医療に関する決定代理人に指定していたが、二人は今の状況について表面的なことしか話し合っていなかった。娘は車をUターンさせた。

病院に戻るのは「本当に嫌だった」とブロック医師は言う。彼女自身が人生の終焉問題についてのエキスパートであっても、普通の人とは何の違いもなかった。「とにかく、死について父と話するのがたまらなく嫌だった」。しかし、娘は自分が作った質問リストに従って父親に尋ねた。父親に語りかけた、「「生き延びるためには、お父さんがどこまでやってもいいと思っているのか、どの程度の生き方なら耐えられるのか、この二つを私は知る必要があるの」、こんな辛い話を父にしはじめたら、父がこんなことを――私にとってはショックなことだったけど、父はこう言ったの――「そうだね、もしチョコレートアイスを食べて、フットボールの試合をテレビで見ることができるなら、生き延びていたいな。それができるなら、相当な痛みにも耐えて、手術も受ける」」。

「父がそんなことを言い出すなんて、まったく思いもよらなかった」とブロック医師は言う。「つまり、父は名誉教授で、私が物心ついたときからフットボールの試合なんて見たことなかった。私のそのときの気持ちを一言で言えば——この人は私の知っている父じゃない」。しかし、この話し合いは後で、重要な意味を持つことになる。なぜなら手術後に脊髄で内出血が起こったからだ。執刀医は外で待っていた彼女に父親の命を救うためには再度、脊椎を開く必要があると説明した。しかし、出血の結果、四肢麻痺に近い状態になっており、今後、何カ月かまたは一生、重い障害が残ると予測された。彼女はどうするだろうか？

「この決断には三分間しかかからなかった。そして、父がすでに決断していることに私は気づいた」。彼女は執刀医に、もし父が生き延びられるとしたら、チョコレートアイスを食べられるか、テレビでフットボール観戦ができるか尋ねた。答えはイエスだった。彼女は「お願いします」と答え、執刀医は手術室に戻った。

「もし私が父とあの話をしていなかったとしたら」、彼女は言う、「その場の直感的判断で父をそのまま逝かせる方を選んだでしょうね。だって、四肢麻痺なんてとても耐えられることじゃないから。そして、あとで自分で自分を苛んだでしょうね。父をあまりにも早く死なせたのではないか、と」。あるいは娘の方が先走って手術を選び、その結果——実際にそうなった——何年間もの「あまりに厳しいリハビリ」と障害に父親が向き合わなければならない。「そうなれば父に負担を与えたことで、私は罪悪感に苛まれるでしょう」。

「しかし、実際には私が決める必要はなかった」。父親はすでに決断を下していた。

手術後二年間、ジャックは短い距離なら再び歩けるようになった。入浴と着替えには介助が必要だった。咀嚼と嚥下は難しかった。しかし、挫けることはなく、わずかに動かせる手によって——本を二冊、研究論文を二〇本以上、著した。手術後一〇年間、生きた。しかし、嚥下困難はさらに進行し、食べると必ず気管に詰めるようになり、誤嚥性肺炎のために病院とリハビリ施設の間を往復するようになった。ジャックは栄養チューブを嫌った。そして、先細りに小さくなっていく奇跡的な回復のチャンスを目指す闘いを続けるならば、家には二度と帰れなくなることが明白になった。それで、ブロック医師と私が話をした日の一、三カ月前に、父ジャックは闘いを諦め、家に戻った。

「家族で話し合い、父をホスピスに任せることにしたわ」。ブロック医師は言う。「喉に詰めたら対処し、父が楽に過ごせるようにしたの。最終的には父は食べることも飲むこともできなくなり、五日後に亡くなりました」

スーザン・ブロックと彼女の父親との間の話し合いは、化学療法が無効になったとき、在宅酸素療法を始めたとき、高いリスクを伴う手術の必要性に直面したとき、肝不全が進行しつづけているとき、自分で着替えができなくなったとき、そんなときにすべての人にとって必要な会話である。このような話し合い、方向転換がいつ必要なのかを決めるために行う一連の会話をスウェーデン人医師は「ブレーク・ポイント・ディスカッション」と呼んでいると聞いたことがある。命のために闘うことから、他のことのために闘うことへの転換——命以外に人が価値を置くこと、家族と過ごすことや旅行、チョコレートアイスを味わうことである。このような会話をする人はごくわずかで、そして、そうした会話を誰もが忌み嫌うのには十分な理由がある。この会話は複雑な感情を解き放つ。怒り出したり、圧倒されて投げ出したくなったりする。扱いがまずければ、この会話は信頼を台なしにする。扱いがうまければ、最高の時間にできる。

手術不能の脳腫瘍を抱えた二九歳の患者をしばらく前に診た腫瘍医と話したことがある。脳腫瘍は二回目の化学療法中にも大きくなりつづけた。患者はこれ以上は化学療法を試みないことを選んだのだが、この決断に至るまでの話し合いには何時間も必要だった。断念することは患者が最初に思っていたことと違っていたからでもある。腫瘍医が言うには、最初に患者と医師の二人だけで話し合った。二人で今までの病歴を見直し、まだ残っている治療の選択肢を検討した。腫瘍医は正直だった。このタイプの脳腫瘍に対して三段階目の化学療法を行ってよくなった例は、医師になってから今まで一人も見たことがないと説明した。治験中の治療も調べたが、本当に期待できそうな治療はなかったことも話した。医師自身は化学療法を勧めるつもりだったのだが、化学療法によってどれだけ本人とその家族から体力と時間が奪われるかについても患者に対して説明した。

患者は黙り込んだり、抗ったりしなかった。彼の質問は一時間にも及んだ。この治療はどうか、あの治療はどうかと尋ねた。そして徐々に腫瘍がさらに大きくなったら何が起こるのか、どんな症状が出るのか、どうやって症状に対処するのか、最期はどのように来るのか、を彼は質問しはじめるようになった。

腫瘍医は次の診察で、その若い男性患者と家族に会った。話し合いはそれほどうまくいかなかった。患者には妻と幼い子どもがおり、最初のうち妻は化学療法の中止を考える気すらなかった。しかし、腫瘍医が患者に頼んで、前に話し合ったことを自分自身の言葉で話してもらったら、妻も理解するようになった。看護師をしている母親に対しても同じだった。この間、父親は黙って座っていて、診察中一言も発しなかった。

二、三日後、患者は腫瘍医とまた話し合いたいと戻ってきた。「まだ何かあるはずだ、他に何もないはずはない」と言った。父親がインターネットで見つけた治癒例の報告を患者に見せたのだった。父親がこの報告にひどく拘っていると患者は打ち明けた。家族を苦しめたいと思う患者はいない。ブロック医師によれば、おおよそ三分の二の患者は、大切にしている人から望まれれば、本人としては受けたくない治療でも受けてしまう。

腫瘍医は自宅まで父親に会いに行った。インターネットでみつかるかぎりの臨床試験や治療をプリントした紙の山を父親は手にしていた。腫瘍医はすべてに目を通した。治療方針を変えてもいい、と父親に伝えた。しかし、プリントされた治療は対象にしている脳腫瘍は息子のものとは大きく違うなどの理由で、臨床試験に息子は参加できなかった。奇跡を起こしそうな治療法はなかった。医師は父親に次のことを理解してほしいと伝えた——息子に残された時間にはかぎりがある、これからを乗り切るために父親の手助けが必要である。

言われた通りに処方箋を書くだけだったら、どれだけ楽でしょうね、と腫瘍医は苦笑いした。「だけど、お父さんに家で会ったことが転換点になったの」と彼女は言った。患者と家族はホスピスを選んだ。亡くなる前の一カ月以上、家族が共に過ごせた。後で、父親は腫瘍医に感謝していた。父親は言う、この最期の一カ月は、一緒に過ごすことだけに家族みなが集中していた。そして、この日々が家族にとって今までもっとも意味のある時間だった。

こうした話し合いの中にはもっと時間をかけてしっかりやるべきものがあるとしよう。話し合いに対する金銭的なインセンティブをどうするかが重要な問題だと主張する人が大勢いる——化学療法や手術のためには医師にお金を支払うが、これ以上の治療はよろしくないという時期を決めるための話し合いにはお金が支払われていないのである。たしかに、このことも要因の一つだろう。しかし、この問題は単なる支払いだけのことにとどまらない。医療の機能とは本当のところは何なのかという未解決の問題と繋がっているのだ——言い換えると、医師のどの行為に対して金を払うべきか、払うべきではないのか、という問題である。

単純に言えば、医療は死や病気と闘うために存在し、言うまでもなく、それがもっとも基本的な役割である。死は敵である。しかし、その敵は圧倒的な武力を有している。最終的には敵が勝つ。そんな勝ち目のない戦いで、部隊が完全に壊滅するまで戦おうとする将軍についていきたいとは誰も思わない。カスター将軍[訳注2]は要らない。ロバート・E・リー将軍[訳注3]が欲しい。勝ち取れる領土のために戦い、取れないときは降伏することを知っている将軍、最大の損害は悲惨な結末のためだけに戦うことだと理解している将軍である。

今日、医療がやっていることはカスター将軍でもリー将軍のやり方のようでもない。今、増えている医療者のやり方は、行進を続けている兵士に「止まりたいと思ったら、そのときは私に教えてくれ」と命じるような将軍と同じである。私たちは不治の病の患者に対して全力を尽くして治療しながら、これは患者が望めばいつでもすぐに降りられる列車だと説明している――いつ降りたいかだけ言ってくれればいい。しかし、ほとんどの患者と家族に対してこのやり方は求めすぎである。彼らは疑念と恐怖と絶望の間で引き裂かれている――医科学がなし得るファンタジーの妄想に取りつかれている人もいる。医療従事者としての私たちの責任は人を人として扱うことだ。人は一度きりしか死なない。死の経験から学ぶことはありえない。難しい話し合いに前向きに取り組む医師や看護師が必要だ。今まで見てきたことを伝え、来るべきものに対する備えを手伝ってくれるような専門家である――そして、ほとんど誰もなりたくない、倉庫に並べられた意識のない肉体になることも防いでくれる人だ。

サラ・モノポリは家族や主治医と十分に話し合っていて、病院やICUでは最期を迎えたくないと伝えていた――しかし、この目標をどうやって達成するのかについて学べるほどには十分ではなかった。二月の金曜日の朝、彼女が救急救命室に到着した瞬間から、連続して起こった事態が、平和な最期という彼女の願いを打ち砕いていった。しかし、この中で一人だけ事態を憂えて、最後に割って入った医療者がいた――サラを担当していたプライマリケア医のチャック・モリスである。病気が進行していった前年の間、モリスはサラと家族、腫瘍医に決断を任せていた。一方、サラと夫には定期的に会いつづけ、二人の心配も聞いていた。絶望の朝、リッチが救急車に乗る前に、電話した相手はモリス医師だった。彼も救急救命室に急行し、サラとリッチの救命室へ入るところに立ち会った。

肺炎なら治るかもしれないとモリスは言った。しかし、彼はリッチにこうも言った。「私はそのときがきたと思っています。このままのやり方ではサラのためにならないのではと思います」。そしてリッチに、この言葉を家族にも知らせるように言った。

サラが入院した部屋の二階で、モリス医師はサラとリッチに、がんによって体が弱っていき、感染症とも戦えなくなることを説明した。たとえ、抗生物質が感染を止めたとしても、それでがんの進行を止めることはできない、このことを忘れないでほしい、と彼は伝えた。

彼女はまるで幽霊のように見えたよ、とモリスは私に語った。「息も絶え絶えだった。見ているだけでも気分が悪くなるぐらいだった。そばにいた病棟医長のことを今でも思い出すね」。腫瘍科のこの医師が肺炎治療のためにサラを入院させたのだった。「実は、彼は何にでもすぐに慌ててしまうタイプで、彼は慌てるとあれこれしゃべってしまうんだ」

両親が到着した後、モリス医師は二人と話をした。そして、サラとの面会を済ませた後、みなが計画に合意した。病院は抗生物質を継続する。しかし悪化した場合、人工呼吸器には繋がない。家族はモリス医師が緩和ケアの依頼を出すことにも同意した。緩和ケアのスタッフは少量のモルヒネを投与し、これでサラの呼吸がただちに楽になった。娘の苦痛の様子が和らいだのを見た後、家族が急に変わり、もうこれ以上の苦痛は要らないと願うようになった。翌朝から、両親は病院側を押しとどめる側になった。

「病院の人たちは娘にカテーテルを入れたいとか、これもしたいとか言い出したわ」、サラの母、ドーンが私に話してくれた。「私はこう言ったの、だめです。娘に何もしないでください。娘が漏らしても私は気にならない。病院の人は血液検査や血圧測定、指につけるスティック〔血液酸素濃度モニター〕をしようとした。私は病院の記録取りにはあまり興味がない。私は看護師長に会って、処置をやめるようにお願いしたの」

彼女の死の前の三カ月間、医療がしたことのほとんどすべては――CTスキャンや検査、放射線療法、さらなる化学療法などは――結局彼女の体を蝕んだだけで、何も達成しなかった。そうしたものがなければ彼女はもっと長生きできたかもしれない。少なくとも、最期の時を別のことに使えたはずだ。

ある日、サラは身体機能が低下しつづける中で意識不明に陥った。次の日の夜までの間のことについてリッチは思い出して語る、「ひどい唸り声が上っていた」。今生の別れを飾るものは何もない。「声が出るのは吐くときか吸うときなのかはよくわからない、けれども、本当に、本当に、とても聞くに堪えない唸り声だった」

サラの父親と姉はまだ彼女が回復するかもしれないと考えていた。しかし他の人が部屋から立ち去ると、リッチはひざまずき、すすり泣きながらサラの耳元に口をよせてささやいた。「もう逝ってもいいんだよ。もう闘う必要はない。天国ですぐ会えるさ」

その日の朝の遅く、サラの呼吸が変化し、ゆっくりになった。リッチは言った。「びっくりしたときのような息だった。サラは息を長く吐き出したんだ。そしてもう呼吸をしなくなった」

7　厳しい会話

この後しばらくしてから、外国を旅行しているとき、ウガンダから来た二人の医師と南アフリカから来た作家と話した。サラの症例について説明し、彼女に何をすべきだったと思うか、彼らの考えを尋ねた。彼らの視点からすれば、サラに示した選択肢は金の無駄使いに見える。彼らの国では終末期の患者が病院に来ることはほとんどないと言う。もし来たとしても——病気の究極的な結果が火を見るより明らかな場合——極端な多剤併用による化学療法や最後の手段としての外科手術、実験的な治療を受けることを期待したり、それも耐えようとすることはない。そして医療システムには費用を賄えるだけの資金がない。

しかし、その後みなが自分自身の経験を語りはじめた。内容はどこかで聞いたことがあるものだった——本人の意志に反して祖父母が生命維持装置に繋がれた、治療不能の肝がんに侵された親戚が実験的な治療のために病院で亡くなった、末期の脳腫瘍の義兄が化学療法を何クールも受けつづけて、治療成果は上がらず、体を苛むだけだったなど。「新しいクールを繰り返すたび、義兄はその前よりももっと悲惨な状態になった」。南アフリカの作家は語った。「医学は義兄の肉を喰っているんだ。義兄の子どもたちはいまだにそのときのトラウマを背負っている。義兄はずっと逝かせてもらえなかった」

彼らの国も変わりつつある。世界でもっとも成長率の高い一〇カ国のうち、五つはアフリカにある。[1] 二〇三〇年までには、世界人口の半分から三分の二は中流階級になる。[2] 膨大な数の人々がテレビや車のような消費物――医療も――が購入できるようになる。アフリカのいくつかの都市での調査によれば、八〇歳以上の高齢者の半分が今は病院で亡くなっている。[3] 八〇歳以下の人の場合にはさらにその割合が高くなる。この数字は実際のところ、先進国での数字を上回っている。サラのようなストーリーはグローバル化しているのである。収入が増えるにつれて、現金での支払いが通常は必要な私的部門の医療が急速に増えている。どこでも医師はみな、あまりにも気楽に偽りの希望を与え、家族が銀行預金を使い果たしたり、作物の種子を売り払ったり、無駄な治療のために子どもたちの教育資金を食いつぶしたりするように仕向ける。[4] しかし、同時に、ホスピスのプログラムもあちこちで芽生え出してきている、カンパラからキンシャサ、ラゴスからレソト、そしてムンバイからマニラ。[5]

経済的発展と並行して生じる、一国における医療の発展を学者はとりあえず三段階に分けている。[6] 第一段階では国の経済は極端に貧しく、専門的な診断や治療に対するアクセスを得られないために、大半の死は家の中で起こる。第二段階では国の経済が発展し、国民の収入が高い段階に移行し、こうした結果、医学の可能性をさらに幅広い層から利用できるようになる。病気になったとき、人々が医療システムに頼るようになる。人生最期の時、家ではなく病院の中で死ぬことが多くなる。第三段階では国の収入が最高段階に到達し、たとえ病気のときであっても、国民は人生の質にこだわることができるようになり、実は自宅での死亡が再び増えはじめる。

この三番目のパターンが今の米国で起こりつつあることである。自宅死が一九四五年には明らかに多数派だったのが、一九八〇年代後半には一七パーセントにまで低下した。九〇年代にはこの数字が逆方向に向かい出した。ホスピスの利用は一貫して伸びている――二〇一〇年には、アメリカ人の四五パーセントがホスピスで亡くなるまでになった[7]。その内の半数以上が自宅でホスピス・ケアを受け、残りが施設で受けている。通常は死を待つ人のためのホスピス施設への入院かナーシング・ホームである。世界でもっとも高い数字である。

歴史的な大変化が起きつつある。米国でも世界全体でも老人収容所で惨めさを味わったり、病院で死んだりする以外のやり方が増えてきた――そして何百万人という人々がこのチャンスをものにしている。しかし、まだ落ち着いたとは言えない時期である。施設の中での加齢と死について、人々はノーと言うようになったが、新しい規範が確立されたわけではない。私たちは移行期でひっかかっているのである。どんなに古いシステムが悲惨なものだといっても、それについては私たち全員がエキスパートだ。ダンスの動きならみな知っている。誰かが診察にくればその人は患者になることで了解済みで、私の方は臨床医としてどんなに不可能なことでも悲惨なことでも、ダメージが起きるとしても金がかかっても、その患者を治す努力をすることを了解し合っている。ここでいう新しいやり方は、どうやって死すべき定めに直面するか、忠誠と個人の尊厳を伴う有意義な人生の細い糸をどうやって保つかを、みなが一緒になって考え抜くことである。私たちみながすぐにつまずく初心者だ。私たち一人ずつが、社会の学習曲線を通過しているところなのだ。そして、それには私自身も含まれている。医師としても、単に一人の人間としても。

父は不死ではないかもしれないと私がはっきり自覚するようになったのは、父が七〇代初めのころである。父はブラフマー神の雄牛のように頑健だった。週に三回テニスをし、泌尿器科診療所は繁盛し、地元のロータリークラブの会長を務めていた。凄まじくエネルギッシュだった。数え切れないほどの慈善プロジェクトをしていて、その中には父がインドの田舎に設立した大学も含まれる。一棟だけの学校から始めて、二千人以上の学生が学ぶキャンパスにまで拡張したのである。実家に帰るときはいつも私はテニスラケットも持って行き、父と近くのコートに出かけたものだ。父は勝ちにいったし、私もそうだった。父はドロップショットを落としてくる。私もやりかえす。父がロブを上げる。私もそうする。父は昔気質の男がするような癖もみせる、たとえば自分の気分に合わせて鼻をかんでは、それをコートに落としたり、転がったテニスボールを私に拾いに行かせたりする。しかし、それは歳のせいではなく父親が息子に対して示す威厳のようなものだと私は考えていた。三〇年を越える開業医生活で、一度たりとも父は診療や手術のスケジュールをキャンセルしたことがなかった。だから、父の首の痛みが強くなって左腕にまで響くようになり、左の指先にピリピリするような感覚を起こすようになったときに、二人ともたいしたことだとは思わなかった。父は抗炎症剤を服用し、理学療法を受け、テニスのときも痛みが増すようなオーバーヘッドサーブは控えるようになった。その他の点では、父の生活はいつも通りだった。

しかし、それから二、三年の間に、首の痛みは進行した。熟睡できなくなった。左の指先のピリピリした感じは完全な感覚麻痺に進み、左手全体に広がった。静脈切開で縫合するとき糸を感覚で操れなくなった。二〇〇六年の春、父の主治医が首のMRIを受けさせた。結果はショッキングだった。スキャンの結果、脊髄内で成長しつつある腫瘍が見つかったのだ。

このときが私たちがルーペの中を覗きこみはじめた瞬間である。父の生活と今後の期待は何をとっても今までと同じではいられない。私の家族は死すべき定めに向かい合うことになった。両親と子どもたちが取り組むべきテストとは、父に対して私が医師として今まで患者にさせてきたようなものとは違った道筋を父に通らせることができるかどうかだった。ＨＢの鉛筆はすでに手元にある。時計の針も回りはじめた。しかし、始まってしまったテストにまだ受験登録すらしていないのである。

父はスキャン画像をメールで送ってきた。お互いのノートパソコンでそれを見ながら電話で話し合った。腫瘤は見るだけでも嘔気を起こしそうだった。脊髄腔全体を占めており、上は脳の基底部から下は肩甲骨のレベルまでに広がっていた。脊髄を圧迫しているようだった。今までのところ父の手の感覚が鈍り、首が痛くなるだけで、麻痺は起こしていないことに私は驚いた。もっとも、二人ともこのことについてはまったく触れなかった。二人とも、どこから会話を始めたら大丈夫なのか見当がつかなかったのである。私は父に放射線科医の報告書に腫瘤の種類について何と書いてあるか尋ねてみた。いろんな良性／悪性腫瘍の名前が並んでいる、と父は答えた。腫瘍以外の他の可能性については何か触れていないのか？　特にないな、と父は言う。外科医二人で、これぐらいになった腫瘍をどうすれば切除できるか考えあぐんだ。すべはなさそうで、二人とも次第に無口になった。結論を出す前に脳神経外科医と相談しようと私が言い出した。

脊髄腫瘍は珍しく、経験が豊富な脳神経外科医は少ない。一〇ケースも経験していれば多い方である。経験の豊富な脳神経外科医の一人が両親の家から二百マイル離れたところにあるクリーブランド・クリニックに、そしてもう一人がボストンの私の病院にいた。この二カ所に診察の予約をとった。

二人とも手術を勧めた。まず脊髄を切開する――そんなことが可能だとはそれまで知らなかった――そしてできるかぎり腫瘍を切除する。しかし、切除できるのはその一部だけである。腫瘍によるダメージの原因の大半は、それが閉じられた空間である脊髄腔の中で成長することである――檻の中で猛獣が暴れている。腫瘤の拡大が脊椎骨に対して脊髄を押しつける結果、痛みが起こり、脊髄の中を走る神経線維が潰されている。腫瘍が成長できるようなスペースを広げる手術も行うことを二人とも提案した。脊椎管の背部を開放することで腫瘍の圧迫解除を行い、金属で脊椎を安定させる。それはまるで、背の高いビルの後ろの壁を取り去り、代わりに柱を立てて床を支えるようなものだ。

私の病院の脳神経外科医は今すぐに手術すべきだと主張した。今の状況は危険だ、と父に話した。何週間かのうちに四肢麻痺になるという。他の選択肢はない――化学療法や放射線療法が成長を止める効果は手術と比べればはるかに劣る。手術にはリスクもある、と彼は言う。しかし、あまり心配していないとも言う。この脳神経外科医は腫瘍の方を気にしていて、大きくなりすぎる前に手を打つべきだと言う。

クリーブランド・クリニックの脳神経外科医はもっとあいまいな説明をした。同じ手術を勧めたが、今すぐにとは押しつけなかった。彼によれば脊髄腫瘍の一部は急速に進行するが、多くのものは何年もかけて進行するし、そしてそれにには段階があり、一気に進むことはない。一夜のうちに手の感覚麻痺から完全な麻痺に進行することはないと思うと言う。したがって、問題はいつ脊髄を開くべきかであり、彼によれば、それは耐えられないほど状況が進行し、手術を試みたいと父が望み出したときだという。手術のリスクについて、もう一人の脳神経外科医ほどには彼は楽天的ではなかった。四回に一回の割合で手術それ自体によって四肢麻痺や死に至ることがあるだろうと言う。父によれば、彼は「砂浜に線を引かなければならない」と言ったという。今、手術を受けたいと思うほどに父の症状は悪いのだろうか。外科手術の能力が脅かされるほどの手の症状を感じるようになるまで、父は待ってもよいと思うだろうか。歩けなくなるときまで待ってもよいと思うだろうか。

情報は組み入れるのが難しい。これと同じような悪い知らせを父は自分の患者に何度伝えたことだろうか――たとえば、前立腺がんが見つかり、同じような苦しい選択をしなければならない場合である。私も同じようなことを何度やっただろうか。この知らせは大なり小なり、まるでボディーブローのように効いてくる。

どちらの外科医も腫瘍が致死的だとは言わず、切除可能だとも言わない。できるのは「圧迫解除」だけである。

理論的には、生と死に関する決断を人は事実に基づいて分析的に行えるはずである。しかし事実には穴があり、不確実さで満たされている。珍しい腫瘍である。明確な予測はできない。選ぶためにはどこかで隙間を埋めなければならず、父の場合、その隙間は恐怖で埋められていた。父は腫瘍とその結果を恐れ、同時に提案されている解決法も恐れた。父には脊髄を切開することは想像できなかった。そして、父にとっては自分が理解できないような手術に信を置くことはできなかった――つまり自分自身で施行できないような手術である。手術の手順について、父は外科医に大量の質問をした。どんな器具を使って脊髄に入るのか？　顕微鏡を使うのか？　腫瘍を切り開くときにはどうする？　血管はどうやって焼灼するのか？　焼灼による脊髄の神経繊維へのダメージは？　泌尿器科では前立腺からの出血を防ぐためにこんな器具をうちでは使っている――これを使った方がいいのじゃないかな？　なぜダメなんだ？

私の病院の脳神経外科医は父が質問するのを喜ばなかった。最初の二、三個に答えるのはよかった。しかし、その後はイライラしはじめた。高名な教授風を吹かせるようなところが彼にはあった――権威的で自信過剰、そして仕事で多忙である。

彼が父を諭す。いいですか、危険な腫瘍がある。私には脳神経外科医として、こうした腫瘍を治療した経験が豊富にある。正直、他の誰も私には及ばない。あなたがすべきことは腫瘍について治療して欲しいかどうかを決めることだ。もしイエスならば、脳神経外科医として力になる。ノーならばそれはそれであなたの選択だ。

外科医が話し終えたとき、父はもうそれ以上質問しなかった。しかし同時に、この男には自分の手術は頼まないと心に決めた。

クリーブランド・クリニックの脳神経外科医、エドワード・ベンゼルも自信という点では負けていなかった。しかし、父の質問が恐怖から来ていることも認識できていた。だから、たとえ煩わしいだけの質問でも、時間をとって答えていた。同時に父のことをもっと知ろうとしていた。腫瘍で体に何が起こるかよりも、手術自体で何が起こるかのほうを父はもっと恐れているようだ、と外科医は言った。

父はその通りだと答えた。メリットがはっきりしない治療のために、手術ができなくなるようなリスクを父は冒したくなかった。もし自分も同じ立場に置かれたならば、同じように感じるだろうと外科医も応じた。

ベンゼルは人を見るときに、相手が彼からきちんと見られているとわかるような見方をしていた。父よりも背が一五センチほど高かったが、目の高さが父と同じになるように気をつけていた。椅子を回してコンピューターの画面から離れて、目の前にいる相手に直接向き合うようにしていた。父が話しているときに顔をしかめたり、ゴソゴソしたりしなかった。反応しないのである。自分が話し出す前に相手が話し終えたかどうかを確かめるために、相手が話し終えてから一呼吸おく、中西部出身者らしい癖が彼にはあった。小さめの黒っぽい目が細いメタルフレームの中に収まり、口はバンダイクの髭のような白髪交じりの剛毛に隠れていた。ベンゼルが何を考えているかのヒントになるようなものは、てかてかと光るドーム型の額による皺ぐらいだけだった。最終的に彼は話をメインのテーマに持って行った。腫瘍については心配だが、父の懸念についてもほぼ理解できた。父としてはしばらく時間をおき、症状がどのくらいの速さで進むのか、経過を見てみたいのだろうと思う。父が必要と思うまでベンゼル医師も手術を待機できる。父はベンゼルと彼の助言に任せることに決めた。二、三カ月後の再診を私の両親は予約した。もし大きな変化のサインがあれば、それよりも早く連絡をとることになった。

父がベンゼルの方を選んだのは、腫瘍がこれから起こしそうなことについていい方向に、あるいは驚かせないように説明したからだけだろうか？　そうかもしれない。そういうことも起こる。患者は楽観主義になりがちで、そのせいで間違ったことをする医師の方を選んでしまうことがある。[8] 時だけが、二人の外科医のうち、どちらが正しかったかを証明してくれる。どちらにしても、ベンゼルの方は、私の父が何をもっとも気にしているかを理解する努力をしてくれた。それが父にとって大きな意味があった。診察が半分も終わらないうちから、父はベンゼルなら信頼できると決めていたのだった。

　結果的にベンゼルのほうが正しかった。時が経過しても、父には症状の変化は感じられなかった。再診の予定を先に延ばすことに決めた。結局、またベンゼルを受診したときには一年が経過していた。二度めのＭＲＩは腫瘍の拡大を示していた。一方、身体診察では父の筋力や感覚、運動機能についてはそれまで以上の低下は起きていなかった。そこで外科医と父はスキャン画像がどう見えるかではなく、父がどう感じるかを主な目安にして決めていくことにした。ＭＲＩの報告書には恐ろしいことが書いてあるかもしれない。たとえば画像は「延髄と中脳のレベルで頸部の腫瘤に有意な拡大があることを示唆している」。しかし、何カ月かをみていても、父の生活には何も変わったことは起きていなかった。

　首の痛みの煩わしさはそのままだったが、夜寝るときに楽な姿勢を父が考え出した。寒い季節になると、痺れた左手が氷のように冷たくなることに気づいた。父は家では室内にいるときでも手袋で手を覆うようにした。マイケル・ジャクソンのようなスタイルである。そのほかでは父は運転やテニス、手術など今まで通りの生活を続けた。父も主治医の脳神経外科医も何がやってくるかを知っていた。しかし、父にとって何が大切かもわかっていて、そのまま触らずに置いておいたのだった。

医学生のとき、私と同級生何人かに医療倫理学者であるエゼキエル・エマニュエルとリンダ・エマニュエルが書いた短い論文[9]を読むという課題が与えられた。臨床医の卵として、自分たちの患者と普通とは違うどんな人間関係を結ぶかというものだった。もっとも古く、伝統的な関係は家父長《パターナリスティック》的な関係である——自分たちは医学的権威であり、自分たちがベストと信じるものを患者が受けるように目指すものである。自分たちには知識と経験がある。自分たちが究極的な判断を下す。もし赤い錠剤と青い錠剤があるなら、自分たちが教える。「赤い錠剤を服みなさい、あなたにはそれがいい」。青い錠剤のことについて説明するかもしれないし、しないかもしれない。患者も知る必要があると思うときだけ教えるのである。これは司祭のように、医者だけが最善を知っているモデルである。そして、批判されることが多いのだけれども、脆弱な患者に関しては——虚弱《フレイル》していたり、貧しかったり、年老いていたり、その他の言われたとおりにしがちな患者に対しては、常識的なやり方として依然として残っている。

二つ目のタイプの関係を著者は「情報提供的」と名づける。これは家父長的な関係の正反対である。医師は患者に事実と見通しを伝える。後は患者次第である。「これが赤い錠剤の働きで、これが青い錠剤の働きです」。そして医師は「どちらを服みたいですか?」と尋ねる。これは小売関係である。医師は専門技術者である。患者は消費者だ。医師の仕事は最新の知識と技術を提供することである。患者の仕事は決断を提供することである。これは医師のあり方として常識的になりつつあり、そしてこれが医師をより専門分化する方向に押しやっている。医師は自分たちの患者について知ることがだんだん少なくなる一方、自分たちの科学についてはますます詳しくなる。全体としてはこの関係でうまく収まる可能性がある。選択がはっきりしている場合、損得《トレードオフ》が一目瞭然の場合、そして患者の好みがはっきりしている場合には特にそうである。患者は検査を受け、薬をもらい、手術をしてもらう。リスクは患者自身が望んで受け入れている。患者には完全な自律がある。

ボストンにある私の病院にいる脳神経外科医はこの二つの役割の両方の要素を示していた。彼は家父長的な医師だった――手術は父にとって最善の選択だと主張し、今すぐに受けなければいけないと押した。しかし、私の父も相手を押し返し、手術の細部やオプションについて情報的になるようにし向けていった。それで外科医もスイッチを入れかえたが、情報提供だけでは父の恐怖が募るばかりになり、さらにもっと質問するようになった。そして父は自分が何を望んでいるのか、さらにわけがわからなくなったのである。外科医の方は、そんな父をどうしたらいいのかわからなかった。

実際には、どちらのタイプもみなが望むものと違う。人は情報と決定権《コントロール》を欲しがるが、助言《ガイダンス》も欲しい。エマニュエル夫妻は三つ目のタイプの患者・医師関係についても述べ、「解釈的」と名づけている。この場合は、自分は何を望んでいるかを患者が決めるのを援助することが医師の役割になる。解釈的な医師は患者に「あなたにとってもっとも大切なことはなんでしょうか？　何が心配ですか？」と尋ねる。そして、答えがわかったところで、赤い錠剤と青い錠剤について患者に説明し、そのうちのどれが患者が目指すところに到達することに役立つかを説明する。

専門家はこれを共同意思決定と呼ぶ。医学生のときの私たちにとっては患者と医者が一緒に何かするときのいいやり方のように見えた。しかし、これはほとんど机上の空論のようにも思えた。当時の医学界全体からみたとき、大半の医師が患者に対してこのような役割を果たすべきだというのは現実離れしていた（外科医が？「解釈的」？　くだらない！　と私たちは笑っていた）。卒業後に臨床医からこのアイデアについての話を聞くことは二度となく、ほとんど忘れかけていた。研修中での選択は、家父長的なスタイルか情報提供的な方かの二つだった。しかし、それから二〇年も経たないうちに、私たち家族は父と一緒にオハイオ州クリーブランドの脳神経外科医の診察室で、父の脊髄に拡がる巨大で恐ろしい腫瘍を写し出したMRI画像について話し合いをしている、そしてこのもう一つの種類の医師こそが――共同意思決定について心から積極的である――私たちがまさに見つけたものだった。この戦いの間、ベンゼルは自分自身を司令官とも単なる専門技術者ともみなしていなかった。そうではなく一種のカウンセラーであり、また父を代行して契約する代理人のようであった。これこそがまさしく父が求めていたものだった。

後から論文を読みなおしてみて、患者のニードに適切に応えるためには、患者の望みを単に解釈するだけでなく、さらに医師は先にも進まなければならないときもあると著者たちが警告していることに気づいた。望みは変わりやすい。そして、哲学者が「二次的願望」と呼ぶような願望についての願望を誰しも持っている。たとえば、軽はずみなことをしなくなり、健康的で恐れや食欲のような動物的欲求に振り回されないようになり、大きな目標に向かっていけるようになりたいと望んでいるとしよう。その場の一次的願望だけを聞く医師は患者の本当の願望には結局、手が届いていないことがある。たとえば服薬を怠ったときや、運動療法を十分にしていないなど、患者として近視眼的な選択をしてしまったときに、後ろから押してくれる臨床医はありがたい存在である。そして患者にとって最初は怖かった変化でも、慣れてしまうことがよくある。だから、医師は患者の大きな目標を明確にすることだけにとどまらず、思慮の足りない願望に対しては考えなおすように医師の側から指摘する必要がある。

医師としてのキャリアの中で、私の場合、〝情報提供的な医師〟でいることが一番心地よかった（私と同世代の医師の大半は、〝家父長的な医師〟を避けるように教育されている）。しかし、〝情報提供的な医師〟では、サラ・モノポリや他の重篤な病気にかかっている患者に対して、明らかに不十分なことしかできなかった。

父がベンゼルの診察を受けたころ、転移性卵巣がんを患う七二歳の女性が嘔吐のために私の病院の救急を受診し、私が担当することになった。彼女の名前はジュウェル・ダグラス、カルテに目を通すと二年間治療を受けていることがわかった。がんの最初の兆候は腹部膨満感だった。産婦人科医を受診し、超音波検査で子どものこぶし大の腫瘤が彼女の骨盤腔の中に見つかった。手術室で、卵巣がんが腹腔内全体に拡がっていることが判明した。やわらかいキノコのような塊が子宮や膀胱、大腸、そして腹腔の内膜から飛び出していた。外科医は両方の卵巣と、子宮全体、大腸の半分、膀胱の三分の一を切除した。化学療法を三カ月間行った。彼女のようなステージの卵巣がんをもつ患者の大半は、こうした治療で二年間生き延びる。三分の一は五年間生き延びる。二〇パーセントの患者は治ってしまう。彼女はこの少数に入りたいと願っていた。

ダグラスは化学療法にもよく耐えている、と記載されていた。髪の毛はなくなったが、他には軽い疲労感ぐらいだった。九カ月後、ＣＴスキャンでは腫瘍はまったく見つからなかった。しかし、一年後のスキャンでは、小石のような腫瘍がいくつか再発していることがわかった。自覚症状はなかったが――腫瘍のサイズはミリ単位である――あるものはある。担当の腫瘍医は新しい化学療法を始めることにした。このときダグラスはもっと辛い副作用を経験することになった――口の中の痛み、体全体に出た火傷のような発疹――しかし、塗り薬をいろいろ使えば耐えられる範囲だった。だが、その後のスキャンで治療が効いていないことがわかった。腫瘍は大きくなっていた。骨盤内で刺すような痛みが起きるようになった。

三つ目の化学療法に切り替えた。今度は効果が大きかった――腫瘍は縮小し、刺すような痛みも消えた――しかし、副作用はもっとひどくなった。カルテによれば、さまざまな制吐剤を試しても激しい嘔吐が続いたとある。足を引きずるような疲労感が彼女を襲い、何時間も寝たままでいるようになった。アレルギー反応が生じ、強い痒みを伴う蕁麻疹ができ、ステロイドの服用が必要になった。ある日、彼女は激しい呼吸困難を起こし、救急車で病院に運ばれた。検査の結果、ちょうどサラ・モノポリが起こしたような肺栓塞が起きたことがわかった。血液希釈剤を毎日注射されて、徐々にまた普通に呼吸できるようになった。

そして、彼女は締めつけられるような、ガスが溜まったような痛みを腹部に覚えた。吐きはじめた。液体だろうが固形物だろうが何を入れてもすぐに吐き出してしまう。彼女は腫瘍医に電話し、CTスキャンを受けることになった。小腸への転移でループ部分での閉塞が起きたことが明らかになった。放射線科から、救急に送られた。その日の一般外科の当番医だった私が呼ばれ、何ができるか考えることになった。

放射線科医から送られてきた画像を見なおしたが、なぜがんが小腸の閉塞を起こしたのかがよくわからない。小腸のループ部分が腫瘍の塊にひっかかってねじれた可能性がある——時間が立てば自然に治る可能性がある。あるいは、大きくなった腫瘍によって物理的に小腸が押しつぶされている可能性もある——腫瘍を切除するか、閉塞部をバイパスするか、手術でしか解決できない問題である。どちらであっても、彼女のがんが進行していることを示す兆候であり——三つ目の化学療法を受けていることを考えるとよいことではない。

ダグラスに話をしに行く途中、このことをどこまで彼女に話したものか私は考えていた。この時点で、看護師は静脈点滴を開始し、レジデントは胃まで届く九〇センチの長さのチューブを鼻から通しており、緑の胆汁色をした液体がすでに〇・五リットルほど排出されていた。経鼻チューブは不快である。拷問の責具のようなものだ。こうしたものを体に通されている間、普通の人は話をしようという気持ちになれない。けれども、私が自己紹介をしたとき、彼女は微笑み、もう一度、私に名前を繰り返すように頼んだ。そして私の名を彼女が正確に発音できているかどうか確かめた。傍らの椅子に彼女の夫が腰掛けていた。静かに悲しげな様子をたたえながら、妻に自由に話をさせていた。

「自分の目からみても、私はちょっと選り好みをしていると思う」と彼女は言った。鼻にチューブが通されているような状況でも、ダグラスさんは自分を保とうとするような人だった。ボブにまとめている髪を直すために彼女は眼鏡をかけ、体にかけられた病床シーツの皺を伸ばした。こんな状況でも彼女は自分の威厳を保つためにベストを尽くしていた。

私は彼女にどう感じているか尋ねた。チューブのおかげで助かりました、と言った。嘔気がすっかり収まったのである。

いままでどう説明されてきたか教えてほしいと彼女に尋ねた。彼女は、「そうねえ、先生、私のがんがどこかを塞いでいるみたい。だから入れたもの全部がまた出てくる」。

残酷な事実を彼女は完璧に理解していた。この時点では特に難しい判断は必要なかった。小腸のループ部に捻れが生じただけの可能性がある、その場合は一、二日様子を見ているうちに自然にまた通るようになるだろう、と彼女に伝えた。もし、そうならなければ、手術の可能性について話し合いましょうと私は言った。現時点では待つだけだ。

私はより難しい問題を取り上げる気にはまだならなかった。実際に何が起こっているのかとは関係なく、腸閉塞は悪化の前触れであると厳しい顔をして、さらに押すこともできたはずだった。がんはいろんなやり方で人を殺すが、食べる能力を奪うこともその一つだ。しかし、彼女は私のことを知らないし、私も彼女を知らない。この話をしようとするならば、もっと時間があるときにしようと決めた。

翌日、望んでいたいいニュースが飛び込んだ。最初にチューブからの胃液の流出が減った。そして、おなら（ガス）が出るようになり、腸の蠕動《ぜんどう》が始まった。経鼻チューブを除去できて、やわらかい刻み食を食べさせることができた。現時点ではいい状態のように見えた。

私は彼女をそのまま家に退院させ、お大事に、と伝えたくなった——難しい話し合いは完全にスキップするのである。しかし、ダグラスにとってはとてもこれで終わりというわけにはいかなかった。退院の前に私は彼女の病室を訪れて、彼女と夫、息子の一人と座って向き合うことにした。

また自分で食べられるようになったのを見て、とても嬉しいと最初に伝えた。ダグラスは人生でこんなにおならが出ることが嬉しかったことはないと話した。また腸閉塞を起こさないために、何を食べるべきなのか、何を避けるべきなのかを彼女は質問してきた。私は答えた。四方山話をし、家族はダグラスの人となりについて話してくれた。以前は歌手だった。一九五六年のミス・マサチューセッツになった。その後、ナット・キング・コールがツアーの歌手の代役として参加しないかと彼女に頼んできた。しかし、芸能人生活はダグラスにとって望むことではなかった。彼女はボストンに帰った。アーサー・ダグラスに出会い、結婚、その後、家業である葬儀業を引き継ぐことになった。四人の子どもに恵まれたが、最初の子ども、長男を幼いときに亡くすという不幸にも見舞われている。彼女は家に帰って友だちや家族に会い、今までのがん治療のことを忘れてフロリダに旅行することを楽しみにしている。ともかく退院したかったのだ。

しかし、それでも、私はさらに押すことに決めた。彼女のこれからについて話し合う糸口ができた、そして、このチャンスを逃してはいけないと気づいたのだった。しかし、どうすればいいだろうか？「ところで、がんは進んできています。たぶんまた腸閉塞を起こすでしょう」とそのままぶつけるべきだろうか？ピッツバーグ大学で会った緩和ケア専門医のボブ・アーノルドは、こうした状況で医師が犯す過ちは、自分の課題は認知的な情報——堅くて冷たい事実とその説明——を提供することだけだと考えることだ。[11] 医師は〝情報提供的な医師〟になりたがる。しかし、患者が求めているものは事実そのものよりも、その情報の裏に隠された意味である。患者に意味を伝える一番よい方法は、その情報が医師自身にとってどういう意味があるかを伝えることだ、と彼は言う。そしてアーノルドはそのときに使うセリフを授けてくれた。

「私は心配しています」、私はダグラスに言った。がんはそのままそこにあるので、また腸閉塞が起こる可能性が高い、それを心配していると説明した。

シンプルな言葉だが、これが伝えようとするものを感じるのは比較的容易である。私は彼女に事実を示した。しかし、私が心配しているという事実も含めた。これは状況の厳しさを伝えるだけでなく、私が彼女の側に立っていることも――彼女のためにいることも伝えている。また、このセリフは何か重大なことを私が恐れているのだが、それは不確実であることも――自然が与えた限界の中で希望の可能性もある――伝えている。

彼女と家族が私の言ったことを受け止めるのを待った。ダグラス家の人が話した言葉を正確には覚えていないが、部屋の空気が変わったことは覚えている。さっと暗くなった。ダグラスはもっと知りたがっていた。私はどんなことを知りたいか尋ねた。

これも私が工夫し練習している言い方である。医師のキャリアもある程度のものになった今でも、まだまだ学ぶことがあるし、自分が馬鹿だったと感じることもある。悪いニュースを人に伝えるときに緩和ケアの医師が使う戦略を使えとアーノルドが私に勧めてくれたこともあった――「問い、伝え、問う」。相手が聞きたいことは何かを質問し、相手に伝え、それからどう理解したかを尋ねる。それで私も尋ねた。

何が起きうるのか知っておきたいとダグラスは言った。今回のようなことはこの先もう起きない可能性はあると伝えた。しかし、がんがまた別の閉塞を起こすことも心配しているとも話した。そうなればまた病院に戻らなければならない。チューブを戻すか、腸閉塞を解除するための手術が必要になるかもしれない。回腸切除術を行い、小腸を腹部の皮膚に繋いで開口部をつくり、そこにバッグを取りつけることになるかもしれない。あるいは閉塞を解除することがまったくできないかもしれない。

このあとそれ以上の質問は彼女からはなかった。私の話をどう理解しているのか聞いてみた。トラブルから抜け出したわけじゃないとわかっていると答えた。そしてこの言葉の間に、ダグラスの目から涙がこぼれた。息子が慰めようとし、大丈夫だからと言い聞かせた。神様を信じていますから、と彼女は言った。

二、三カ月後、彼女に会話を覚えているかどうか尋ねてみた。もちろん覚えていますという返事だった。退院した夜は眠れなかった。食べるためにバッグを身につけるという想像で頭がいっぱいになった。「怖くてたまらなかった」と言っていた。

私が丁寧に対応しようとしていることはダグラスにもわかっていた。「だけれど、先生にはこの先また腸閉塞が起こるとわかっているのでしょう」。背景には卵巣がんという危険があることを彼女は前からわかっていたのだが、今にいたるまでは具体的には捉えていなかった。

しかし、お互いに話せたことで彼女は喜んでいたし、私もそうだった。なぜなら病院から退院したその日、再び嘔吐しはじめたからだ。閉塞が再発した。再入院になった。チューブを元に戻した。

一晩の点滴と安静で、手術なしでまたもや症状が改善した。しかし、腫瘍が締めつけだしたせいで起きるという腸閉塞の意味について話したばかりだから、この二回目のできごとは彼女を動揺させた。一、三カ月前から起こっている体調の変化との関連もわかっていた。今、津波のように続々と押し寄せてきている危機について二人で話し合うようにした――三クール目の化学療法は失敗に終わり、副作用があり、肺塞栓で呼吸困難が起き、その後に腸閉塞があり、そしてすぐの再発。現代の生の終末期がどのようになるかを彼女もわかりはじめていた――医学にできることはわずかな間の一時的な救いだけしかないような危機が津波のようにやってくることである。私がODTAA症候群と呼ぼうと思っているものを彼女は経験している――One Damn Thing After Another――忌まわしいことが一つ終わったと思ったら、また次から次へと起こる症候群だ。先がどうなるかを完全に予測する方法はない。危機と危機の間の休止はさまざまである。しかし、ある一点を超えると先の方向ははっきりしてくる。

ダグラスはフロリダに旅行できた。夫と歩き、足を砂に触れさせ、友だちに会い、レタスの葉のような繊維質が腸を詰まらせたりしないようにするため、生の野菜や果物を避けるという私の指示を守って食事した。旅も終わりかけのころに体調不良が彼女を襲った。食事後に膨満感が生じ、腸閉塞がまた起きたのではと心配しながら、予定より二、三日早めにマサチューセッツの家に帰った。症状は自然に治まったが、彼女はある決心を固めた。とりあえず今だけでも化学療法を休むことにしたのである。化学療法の点滴と吐き気、痛みを伴う発疹、疲労感でベッドに寝ておくしかないような日々のために自分の命を使う気にはならなかった。もう一度、妻、母、隣人、友人に戻りたかった。私の父と同じように、ダグラスも時間が許すだけのことをしようとした。その長さにはこだわらないことにした。

自分の時間の有限性を理解することが天の恵みにもなるとわかったのは、私にとってこのときが初めてである。私の父が診断を受けた後、最初は父は普段やっていたとおりの生活を続けようとした――自分の臨床や慈善事業、週に三回のテニス――しかし、自分の命の脆さを突如、知ることで父の意識は狭い範囲に絞られ、希望も変わった。ローラ・カーステンセンの視点についての研究が示している通りである。孫に会いに来る回数が以前よりも増え、インドの家族に会いに行くための旅行を追加するようになり、新しい事業は抑えるようになった。自分がいなくなった後、故郷に建てた大学を維持させる計画の遺志を、父は私や妹に話すようになった。時間の感覚も変化する。症状が悪化しないまま数カ月経つと未来への恐怖が薄れて、父の時間の地平線は広がりはじめた――何か嫌なことが起きるまでにはまだ何年かあるかもしれない、みなそう思うものである――そしてそうなると、父の野望が戻ってきた。インドの大学に新築計画を立ち上げた。オハイオ州南部地区ロータリーのガバナー[訳注1]選挙に、任期の開始は一年以上先のことなのに、立候補し、当選した。

そして、二〇〇九年の始め、診断から二年半が過ぎたころ、父の症状は変化しはじめた。右手の調子が悪くなったのだ。最初は指先のピリピリ感としびれだった。握力がなくなった。テニスコートで、ラケットが手から抜けて飛んでいくようになった。コップを落とすようになった。仕事でも、糸を結んだりカテーテルを扱ったりするのが困難になった。麻痺が両側になったことで、砂浜に線を引くべきときが来たようだった。二人で話し合った。外科手術をやめるときが来たのではないか？　手術について、父がベンゼル医師と話すべきときが来たのではないか？

ノーが父の答えだった。どちらにも心の準備ができていなかった。しかし二、三週間後に、父は手術から引退したと知らせてきた。脊髄手術については、得るものよりも失うもののほうが多いのではないかとまだ恐れていた。

六月に行った引退パーティーで、私は最悪の事態に備えていた。手術は父のすべてだった。手術が目的と生きる意味を決定していた――父が忠誠を尽くす相手である。一〇歳のとき、まだ若かった母親がマラリアで亡くなるのを見て、父は医師を志した。そして今から、この人は何をしようというのだろう？

私たちは、誰も予測していなかったような大変身を見ることになった。ちょうど任期が始まったロータリーの地区ガバナーの仕事に没頭するようになった。没頭するあまり自分のメールの末尾につける署名を、「アトマラン・ガワンデ　医学博士」から、「アトマラン・ガワンデ　地区ガバナー」に変えたほどである。一生かけてきた自分のアイデンティティが崩れ去ろうとするとき、父はそれにしがみつくのではなく、いつのまにかアイデンティティを再定義し直したのだった。父は砂浜に書かれた線を動かした。これは自律を保つことを意味している――人生の状況をコントロールすることは不可能であっても、自分の人生の著者であるならば、状況にどう向き合うかをコントロールしていることになる。

地区ガバナーを引き受けることは、地区の全ロータリークラブでの地域奉仕事業のために一年間を捧げることを意味している。父は五九ある地域のクラブのすべての例会で話をすることを、自分のゴールにした――二回ずつである――そして私の母も同行させた。それから数カ月間以上の間、両親は一万平方マイルの地区を縦横に移動した。運転はいつも父だった――運転にはまだ支障がなかった。チキン・サンドウィッチのためにウェンディーで休憩するのが二人の楽しみだった。そして父は、三千七百人いる地区ロータリアンの中のできるだけ多くの人に会おうとした。

翌年の春、父が地域巡回の二巡目を終わるころだった。左手の筋力低下が進んだ。左腕を六〇度以上、上に上げることができなくなった。右手の力も下がってきた。そして歩行にも障害が生じてきた。この時点まで父はなんとかテニスを続けてきたのだが、父にとっては口惜しいことだが、もう諦めざるを得なかった。

「足に重しがあるような感じがする」。父は言った。「私も怖いんだ、アトゥール」

父と母がボストンにやってきた。土曜の夜、私の家の居間に三人で座った。カウチに父と母が並び、私は向かいに座った。危機が私たちに忍び寄ってくる感覚をはっきりと覚えている。父は四肢麻痺になろうとしている。

「手術を受けるときが来たかな?」私は尋ねた。

「わからない」。父は言った。私たち自身の厳しい会話の中から、時が来たと私は気づいた。

「心配なんだ」と私も言った。緩和ケアの専門家であるスーザン・ブロックが言っていたもっとも大切な質問のリストを思い出して、それを一つずつ父にも尋ねていった。今、起きつつあることをどう理解しているかを父に聞いてみた。

父の理解は私の理解と同じだった。自分の体が麻痺しつつある、と父は言った。もしそうなってしまったとしたら、何が恐ろしい？　と尋ねた。

自分が恐れているのは、自分の世話が自分でできなくなり、母の重荷になることだ、と父は言った。自分の生活がどうなるのか想像がつかない。母は涙をこぼしながら、父のそばにずっといるから、と言った。父の世話をすることが幸せなのだという。転換はもう起きていた。父は運転を母に任せるようになり、母は父の受診予定を組むようになった。

状態が悪化したら、そのときの目標はなんだろう、と私は尋ねた。

父は答える前にしばらく考えていた。ロータリーでの職務を果たしたいと望んでいた――六月中旬の任期の終わりまでと決めていた。インドの自分の大学と家族がちゃんとやれるようにしたい。できるならば見に行きたい。

私は父に、何を犠牲として差し出してもよいのか、今進行していることを止めようとはしないとしたら、それはどんな理由でなのか、と尋ねた。何を聞かれているのか、父にはわからないようだった。脊髄腫瘍があった、スーザン・ブロックの父親の話をした。彼女の父親はテレビでフットボールの試合を観戦しながら、チョコレートアイスクリームを食べられたら、それで十分だと言っていた。

私の父には、それで十分とはまったく思えなかった。他の人と共にいて交流することをもっとも大事にしたい、と父は言った。私はさらに理解しようとした――人との交わりを楽しめるのであれば、麻痺にも耐えられるという意味だろうか？

「ノー」と父は言った。身体が完全に麻痺し、完全介護が必要になった状態を受け入れることはできない。人と共にいられるだけでなく、自分の世界と生活について自分がコントロールできることも父が望んでいたことだった。

四肢麻痺の進行は父の望みが絶たれることでもあった。二四時間の介護から人工呼吸器、そして鼻腔栄養チューブを意味していた。そんなふうにはお父さんはなりたくないのだろうね、と私は言った。

「そうだ、ありえない」。父は言う。「そうなる前に死なせてくれ」

これは私が生まれてから今までにしたことがある質問の中で、もっとも厳しいものだった。質問するとき私は身を震わせていた——何なのか自分でもよくわからないのだが、父や母の怒りやうつ、この質問をすることで二人をさらに落ち込ませるのではないか、と恐れていた。しかし、後から三人が感じたものは安堵だった。霧が晴れたように感じた。

父の答えはベンゼル医師と手術について再び話し合うときがきたという意味だろうか、と私は言った。父は優しくうなずいた。

父はベンゼルに脊髄手術を受けると伝えた。父の今の心配は手術でどうなるかよりも、腫瘍でどうなるかの方だった。ロータリーの地区ガバナーの任期が終わる、二カ月後に手術を予約した。このときには父の歩行は不安定になりはじめていた。転倒したり、坐位から立ち上がるのに苦労するようになった。

二〇一〇年六月三〇日、私たち家族はついにクリーブランド・クリニックに到着した。母と妹、私は手術前の待機室で父にキスをし、手術帽を整え、みながどれだけ愛しているかを伝え、そしてベンゼルのチームに引き渡した。手術は丸一日かかる予定だった。

手術に入ってからちょうど二時間経ったとき、ベンゼルが家族待合室に出てきた。心拍の異常調律が起こったと言う。脈拍が毎分一五〇以上になった。血圧が著しく低下した。心電図モニターは心臓発作の兆候を示し、手術は中断された。薬物で心拍は正常調律に戻った。心臓内科医によれば脈拍が十分に下がったので、大きな心臓発作は起きないだろうという。しかし、何が原因で異常調律が起こったのかわからない。薬物で異常調律が再度起こるのは予防できると思われるが、他に何が起こるかはわからない。手術はもう引き返せないところまで進んだわけではない。そこで中止するか、進めるかを私たち家族に聞くためにベンゼルが出てきたのだった。

どうするべきか父がすでに教えてくれていたことに、このとき私は気づいた。ちょうどスーザン・ブロックの父親がしていたのと同じである。父は四肢麻痺になることを死ぬことよりも恐れていた。なので、これから二、三カ月の間に四肢麻痺になるリスクはどちらの方が高いのかベンゼルに質問した――中止か前進か？　中止だ、ベンゼルは答えた。私たち家族は進めてくれとお願いした。

ベンゼルが戻ってきたのは七時間も後だった。彼によれば父の心臓は安定していた。最初のトラブルの後は、すべてがこれ以上望めないほどうまくいった。除圧に成功し、腫瘍のかなりとは言わないが、その少しを切除することもできた。父の脊椎管の背部は首の上から下まで開かれた状態になり、腫瘍地ができた。しかし、腫瘍が具体的にどんなダメージを残しているのかは父が目を覚ますまでわからない。

私はICUで父のそばに座っていた。父は人工呼吸器に繋がれ、意識はなかった。エコー検査では心臓にダメージは見つからなかった――一安心である。それで医療チームは鎮静剤を減らし、父がゆっくり目を覚ますようにした。目を覚ましたとき、父はぼんやりした様子だったが、指示に従うことができた。レジデントが父の手を摑み、父にできるだけ強く手を握るように、体を父の足に当てて、父に足で押しかえすように、そして足をベッドから上に上げるように指示した。運動機能には特に大きな欠損はないとレジデントが言った。父がそれを聞いたとき、まわりの注意を惹きつけるような不器用なジェスチャーをした。呼吸チューブが口に入っているので、父が何を言おうとしているのかまわりにはわからなかった。父は自分の言わんとすることを指で空中に書こうとした。L・I・S？　T・A・P？　痛いのか？　何か困っている？　妹がアルファベットが書かれたボードを出して一つ一つ指しながら父に見せ、正しい字を妹が指したら指を上げるように言った。このやり方で父のメッセージを解読することができた。父のメッセージは〝HAPPY〟だった。

翌日、父はICUを出た。二日後、退院し、クリーブランドのリハビリテーション施設に三週間入院した。退院して、家に帰ったのは夏の暑い日だった。前のように強くなっていた。歩けた。首の痛みはまったくなかった。長く患った痛みを曲がらない硬い首と交換したように父は考えていた。回復に要した一カ月間のリハビリは大変だったが、得たものからみれば充分に苦労し甲斐があった。どの点からみても、ここに至るまでの父の選択は正しかった――手術を急がず先に伸ばす、外科医を卒業しなければならないときまで待つ、手術のリスクをとるまで四年弱待った、そのときには歩くことが困難になり、父にとっての生きる意味を保つ能力も失われようとしていた。しばらくして父は再び運転もできるようになった。

父はまさしく正しい選択をしたのだった。

しかし、選択はここでは終わらない。人生とは選択の連続であり、そして絶え間なく続く。一つ選び終えた途端、すぐ次の選択を迫られる。

腫瘍を生検した結果、父のそれは星状細胞腫、比較的ゆっくり成長するがんだった。父が回復した後、ベンゼルは父を放射線腫瘍医と神経腫瘍医に紹介し、結果を見てもらった。二人は放射線療法と化学療法を勧めた。二人はこの種のがんは治せないが、治療はできる、と言う。治療で何年間かは神経機能を維持できるだろうし、回復させることも可能かもしれない。父は躊躇した。手術から回復して自分のプロジェクトに再び手をつけはじめたばかりである。旅行の計画をまた立てはじめている。父にとって自分のプライオリティははっきりしていて、さらなる治療のためにそれを犠牲にするのはためらわれた。しかし、専門医たちは強く推した。治療によって父が得るものはとても大きい、と言い張る。放射線治療の新しい技術によって副作用はほぼ最小限になったという。私も推した。全部よい点ばかりのようだ、と私は言った。主な欠点と言えば、せいぜいその新しい治療を行える放射線治療施設が家の近くにはないことぐらいだ。放射線治療を毎日受けるためには、父と母とでクリーブランドに移らなければならず、六週間いろんなことが止まってしまう。でも、それだけのことだ、と私は言った。父にはなんとかできるだろう。

まわりに推されて父も受け入れた。しかし、こうした予測はどこまで外れれば気が済むのだろうか。ベンゼルと違って、二人の専門医は治療によるメリットが得られる可能性の不確かさを受け入れる用意ができていなかった。父のことを理解することや、放射線治療によって父がどんな経験をするかを理解するために時間をさく気もなかった。

最初は何事もないように見えた。放射線腫瘍医は父の体に合わせたモールドを用意した。その中で横になることで毎回の治療で正確に同じ場所に放射線が当たる。モールドの中に父は最長で一時間横たわり、放射線治療装置がカチカチと回転し、父の脳幹と脊髄にその日の量のガンマ線を照射する。その間に二ミリ以上は動かないように顔にはネットが被せられて固定された。しかし、何日か経つうちに父は背中と首に刺すような痙攣を起こすようになった。日を追うごとに、同じ姿勢を保つことが辛くなった。また放射線は次第に軽い吐き気を起こすようになり、飲み込むときに焼けるような咽頭痛が起きるようになった。薬で症状に耐えられるようになったが、薬のせいで疲労感と便秘が生じた。治療が終わった後、その日は寝て過ごすようになった。こんなことは父の人生ではいままでなかったことだ。治療を開始して二、三週間後、味覚が消えた。このことを腫瘍医は説明しておらず、父は味覚を失ったことをとても気にした。食べることが大好きだったのである。今は、無理をして食べなければならない。

帰宅したときの父の体重は一〇キロ弱落ちていた。耳鳴りがずっと止まなかった。左腕と左手には焼けるような電気が走るような痛みが新しく生じていた。味覚については、腫瘍医はすぐ戻るだろうと言っていたが、二度と戻ることはなかった。

結果的にはよくなったことは何もなかった。その年の冬、父はさらに痩せた。体重が六〇キロを切った。改善するだろうと期待していた左手のしびれと痛みは逆に肘より上までに広がった。足の痺れは膝の上まで広がった。耳鳴りとめまいも起こすようになった。顔の左半分が垂れ下がるようになった。首と背中の痙攣は止まらなかった。転ぶようになった。理学療法士は歩行器を勧めたが、父は使うのを嫌がった。負けたように見えるからだ。医師はメチルフェニデート――商品名リタリン――を出して食欲を刺激しようとした。麻酔剤のケタミンを出して痛みをコントロールしようとした。しかし、二つの薬は幻覚を起こした。

何が起こっているのか私たち家族には理解できなかった。専門医は腫瘍は縮小するはずで、一緒に症状も軽くなるはずだと言いつづけた。しかし、六カ月後のＭＲＩの後、父と母が私に電話をかけてきた。

「腫瘍が大きくなってきている」。静かな諦めたような口調で父は言った。放射線治療は無効だった。画像からは、腫瘍は縮小するどころか、成長しつづけ、脳の方へ上に広がってきていることがわかった。それで耳鳴りが続き、めまいも起きるようになったのだ。

私は悲しみにひしがれた。母は怒った。

「なんのための放射線治療だったの？」母は尋ねた。「これで小さくなるはずだったのに。医者は小さくなる場合がほとんどだと言ったのよ」

父は話題を変えることにした。この何週間かで初めて、父は突如としてその日の症状や問題について話すのを嫌がるようになった。父は孫のことを知りたがった――ハッティーの吹奏楽団のコンサートはどうだったか、ウォーカーはスキー部でうまくやれているのか、ハンターによろしく。父の地平線はまたもう一度、狭まってきた。

担当医は腫瘍医を受診して、化学療法の計画を立てることを勧めた。その二、三日後、クリーブランドでの診察に私も加わった。今度は腫瘍医が舞台の主役になったが、彼女にはベンゼルのような全体像を摑む能力が欠けていた。私と家族が切望したものがそれだったが、得られなかった。彼女は情報的モードのままで話を進めた。一〇分の間に、八、九種類の化学療法を説明したのである。一薬剤当たりの文字数は六・五字だった。一気に説明されて目が回った。ベバシズマブとカルボプラチン、テモゾロミド、サリドマイド、ビンクリスチン、ビンブラスチン、その他、私がノートにメモし損ねた薬がある。彼女はさらに各種の併用療法も説明した。説明したり、触れたりしなかった選択肢は何もしないことだけである。テモゾロミドとベバシズマブの併用療法が彼女のお勧めだった。彼女の考える治療反応率は――すなわち、これ以上腫瘍が成長しない可能性――三〇パーセント程度だった。落胆させたくなかったようで、彼女はさらに言葉を加えた、たいていの患者にとっては腫瘍とはいわば「悪性度の低い慢性疾患」のようなもので経過を見守ればよい。

「この夏にはまたテニスコートに戻れるかもしれません、うまくいけば」と腫瘍医は加えた。

彼女が本気でそう言ったとしたら信じられない。テニスコートにまた戻れるかもと考えるのは間抜けにもほどがある――遠い先のことだとしても非現実的な願望だ――そして父の目の前に彼女がそれをぶら下げたことに私は猛烈な怒りを覚えた。テニスコートのことを想像したときに父の表情も変わった。しかし、父自身が医師であることが、この瞬間、とても役に立った。父はすぐにこれは単なるファンタジーにすぎないと認識して、躊躇しながらではあるが、考えないようにしたのである。かわりに、父は治療が生活に及ぼす影響について尋ねた。

「今は頭の中に霞がかかったようだ。耳鳴りがする。腕に放散痛がある。歩行も困難だ。このせいで動けなくなっている。薬のせいでこうした症状が悪くなるだろうか？」

腫瘍医はその可能性はあるが、薬によりけりだとした。私も両親も医師なのだが、この後の話し合いにはついていくのが難しくなった。あまりにも選択肢が多く、あまりにも多くのリスクとメリットを一つ一つの時点で検討せねばならず、そして父が求めているところに会話が行き着くことは決してなかった。父は自分にとって価値のある生活を維持できるチャンスがもっとも高い道を探していたのである。彼女の話の進め方は、私自身が患者に昔よくやっていたやり方と同じで、今の私なら、もうやろうとは思わない。彼女はデータを提示して、父に選択を求める。赤い錠剤と青い錠剤のどちらが欲しいですか？　しかし、二つの選択肢の意味はまったくあいまいなままである。

私は父母のほうに向き直り、「もし腫瘍が進行したら、何が起こるか腫瘍医に尋ねてもいいか？」と言った。両親はうなずいた。聞いてみた。

彼女は率直に話した。上肢の筋力低下は徐々に進むだろう、と言う。下肢の筋力低下も進むだろうが、呼吸不全の方が――酸素を取ることが難しくなる――胸部の筋力低下で起こり、もっと大きな問題になるだろう。

父が、それは不快なことなのか？　と尋ねた。

ノーと彼女は答えた。疲れやすくて眠くなるだけだ。しかし、首を刺すような痛みは強くなりそうだ。腫瘍が重要な神経を侵すことで、さらに嚥下障害が生じるかもしれない。

私は治療した場合としなかった場合で、最終的なポイントに到達するまでの期間にどのくらいの幅があるのか、彼女に尋ねた。

この質問で彼女はそわそわしはじめた。「それに答えるのは難しい」と答えた。

私は押した。「今まで診たことがある患者の中で、治療を受けなかった場合で、もっとも短いときと、もっとも長いのは？」

最短で三カ月、最長で三年間、と彼女は答えた。

治療をした場合は？

ぼそぼそと彼女は小声になった。最終的に最長でも三年を越えていないと言った。しかし治療をすれば、平均は長い方にシフトするはずだ。

この答えの厳しさは私たちの予想以上だった。「気づいていなかった」と父は言ったが、語尾は聞き取れなかった。私はサラ・モノポリの腫瘍医、ポール・マルコーが自分の患者について言っていたことを思い出していた。「私の方は、この患者をまあよくて一年か二年もたせられるかな？　と考えるわけだ……患者の方は一〇年か二〇年を考えている」。私たち家族も一〇年か二〇年を考えていた。

父は家に持ち帰ってどうするかを考えることに決めた。腫瘍医はステロイドの錠剤を処方した。副作用は比較的少なく、腫瘍の成長を一時的に止められるかもしれない。その夜、両親と私とで食事に出かけた。

「このままの調子でいくと、二、三カ月で寝たきりになるかもしれないな」と父は言った。放射線治療は状況を悪化させただけだった。もし化学療法でも同じことになったら？　私たち家族にはガイドが必要だった。

今、手元にあるものだけでベストの生活を目指すのか、今の生活を犠牲にして未来の時間を得るおぼろげなチャンスにかけるのか、その二つに父は引き裂かれていた。

古いシステムの素晴らしさの一つは、こうした決断がシンプルだったことである。可能なかぎり積極的な治療法を選ぶ。これ自体は決断ですらない。これが初期設定なのである。自分の選択肢を慎重に検討すること——自身の優先順位を決め、それと治療をマッチさせるために医師と共同作業する——は複雑で努力を要する。不明な点やあいまいな点をえぐり出す手伝いをしてくれる専門家をもたない場合は特にそうである。このプレッシャーの結果、誰もがもっと治療をするという一方向だけを目指すようになっている。医師が恐れる医療ミスはもっと治療すべきだったところを、早めに諦めてしまうことだからだ。一方、ほとんどの人は別方向から見た同じように恐れるべき失敗の可能性には注意を払わない——すなわち、もっと治療することでその人の生活をもっと悲惨なものにしてしまうことである。

家に帰っても父は何をすべきかわからなかった。そのころ、転倒を数回繰り返した。両足の痺れが悪化していた。足下にあるべき自分の足がどこにあるのか、位置感覚がなくなりつつあった。一度、階下に降りるとき、父は強く頭を打ち、母に救急車を呼ばせた。サイレンを鳴らしながら救急隊が到着した。隊員たちは父をバックボードに載せ、首を堅いカラーで固定し、救急救命室へと急行した。かかりつけの病院だったのだが、レントゲン写真で骨折がないことを確認するまでに三時間かかり、首のカラーをとってもらい、父が椅子に座れたのはその後だった。それまでの間、堅いカラーと岩のように固いバックボードが父に激しい痛みを与えていた。痛みを抑えるために繰り返しモルヒネの注射が必要になり、深夜まで家に帰れなかった。父は母に、もう二度と同じ経験はしたくないと訴えた。

二日後の朝、母が私に電話してきた。母によれば、午前二時に父がベッドから出てトイレに行こうと立ち上がったときに、足が体を支えきれず、床に崩れ落ちてしまった。床は絨毯貼りだった。頭は打たず、怪我はないようだった。しかし、立ち上がれなかった。手足に力が入らなかった。母が父を抱え上げて、ベッドに戻そうとしたが、重すぎた。また救急車を呼ぶ気は父にはなかった。そこで翌朝まで助けを待つことにしたのである。母は毛布と枕をベッドから下ろし、父にかけて、自分も父のそばに横になった。父一人にしたくなかったのである。しかし、膝関節炎のために――母も七五歳になっていた――母も自分だけでは起き上がれなくなった。午前八時ごろに家政婦がやってきて、二人が床にいるのを発見した。彼女が手伝って母を立ち上がらせ、父をベッドに戻した。そのときに母が私に電話したのである。母の声は怯えていた。父を電話口に出すように母に頼んだ。父は泣き、取り乱し、早口で、何を言っているのか私には理解できなかった。

「怖くてたまらない」。父は言った。「麻痺になりつつある。こんなことはやってられない。本当に嫌だ。こんなふうになるのをやり過ごすなんて嫌だ。こんなふうになるぐらいなら、死ぬ方がましだ」

私の目から涙があふれた。私は外科医である。問題を解決するのが好きだ。しかし、これにはどうしたらいいのだろう？　二分間、私は父が嫌だ嫌だと繰り返すのをただ聞いていた。父は私に来れるかと尋ねた。

「イエス」と答えた。

「孫たちは連れてこれるか？」父は自分が死にかけていると思っていた。しかし、そうではないことが父を苦しめていた。これがしばらくの間続くかもしれない、と私は気づいた。

「最初に私だけがいくようにするよ」。父に伝えた。

オハイオの実家に帰る飛行機を取り、患者の予約とボストンでの仕事をキャンセルするようにした。二時間後、父がまた電話してきた。落ち着いていた。また立てるようになり、キッチンまで歩けた。「今、来る必要はない」、父は言った。「週末に来てくれ」。しかし、私は行くことに決めた――危機が迫ってきていた。

その日の夕方の早いうちにアテネに着いたとき、父と母はダイニングテーブルについて夕食を食べていて、寝室のフロアで麻痺状態になっていた六時間のことを笑いの種に変えていた。

「フロアに横になったのはもう何年ぶりのことかしら」、母は話した。

「なんだかロマンチックだったよ」。父も言い、私の目にはクスッと笑ったように見えた。

私は場に合わせようとした。しかし、私の目の前にいる男性は二、三週間前に見たばかりの男性とは違っていた。体重がさらに減っていた。弱々しげで、会話は途切れがちだった。食事を口に運ぶのに苦労していて、シャツの前は食べこぼしで汚れていた。椅子から立ち上がるのに手助けが必要だった。私の目には老いたように見えた。

トラブルが起こり出した。麻痺になることが父にとってどのような意味があるのかを私が現実的に把握できた最初の日が今日だった。麻痺は基本的なことが困難になることを意味する――立ち上がり、トイレに行き、入浴し、着替える――そして母では助けにはなりそうにない。話し合いが必要だった。

その夜遅くに、両親に向き合って尋ねた。「父さん、これから父さんの世話を家族でどうすればいいだろうか？」

「私にはわからない」、父が言った。

「呼吸が苦しくなることは？」

「お父さんは息はできますよ」。母が言った。

「正しい世話の仕方を家族でやっていこうと思うんだ」。私は母に言った。

「化学療法をお父さんにしてもらえるかも」。母が言った。

「ノー」、父が鋭く返事した。父は心を決めていた。ステロイドの副作用だけでも耐え難いものがあった

——発汗や不安、思考力の低下、気分の変動——そしてメリットはなにも感じられなかった。フルコースの化学療法によって決定的な改善が得られるとは父は考えなかったし、副作用を受けたくはなかった。

夜更けに、母を手伝って父をベッドに戻した。父にこれから必要になる援助について母と話した。父には介護や入院、褥創を防ぐためのエア・マットレス、筋肉の拘縮を防ぐための理学療法が必要になるだろう。ナーシング・ホームにあたってみるべきだろうか？

母は愕然とした。絶対に駄目、と言った。母の友人が近くのホームに入っていて、その様子にショックを受けていたのだった。父をそんなところに入れることは母には想像もつかないことだった。

私の家族は分岐点に来た。私が診てきた大勢の患者が迎えた分岐点であり、アリス・ホブソンが迎えたのも同じである。

私たちは治せないものに直面している。しかし、それは自分たちには扱いようがないものではないと信じようと必死になっている。しかし、次にトラブルが起こったときに、救急車を呼んだり、医学的解決の論理と習性にすべてを委ねたりしないとしたら、私たちは何をすべきだろうか？　両親と私の三人で合計一二〇年間の臨床経験があるのだが、答えは謎のままだ。まだまだ勉強が必要なのだ。

私たちには選択肢が必要だった。そしてボストンで私が見たような、要介護の高齢者に対する選択肢の芽生えをアテネで期待するような人は誰もいなかった。アパラチア山脈の麓にある小さな町である。地元のオハイオ大学が町の生命線である。住民の三分の一は貧困で、オハイオ州の中でももっとも貧しい地域である。[12]だから、まわりを尋ね回ったときに、こんなところでも医学や施設が高齢者に対して課す制限に対して反乱する人たちがいることを知って驚いた。

マーガレット・コーンと話したことがその一例だ。彼女と夫のノーマンは大学を退職した生物学者だ。ノーマンは強直性脊椎炎と呼ばれる劇症型の関節炎を患い、さらに振戦《しんせん》と若いころのポリオ感染も加わって、歩行が難しくなっていた。夫婦二人とも、自分たちだけでは家で暮らせなくなることを心配するようになっていた。遠くに離れ離れになっている三人の子どもたちの誰かと無理に同居することは、二人とも望むところではなかった。今の町に住みつづけたかったのである。しかし、アシステッド・リビングを地域で探してみたところ、とても二人の眼鏡にかなうようなものはなかった。「あんなところに住むぐらいなら、テントで暮らしたほうがましだわ」。マーガレットは言った。

彼女とノーマンは自分たちで解決することに決めた。年齢なんて関係ない。「自分たちでやらなければ、他の誰もやってはくれないと二人とも気づいたの」、彼女は言う。高齢者が自分の家に住みつづけられるような近隣のサポートを作り出したボストンでのプログラム、ビーコン・ヒル・ビレッジについての新聞記事をマーガレットが読み、ひらめいたのだった。コーン夫婦は友人を集め、二〇〇九年に同様なプログラムであるアテネ・ビレッジを創設した[13]。年会費四〇〇ドルの会員を七五人集めることができれば、基本的なサービスを立ち上げるのには十分だと二人で計算したのだった。一〇〇人が入会し、アテネ・ビレッジがスタートした。

最初に雇ったスタッフのうちの一人は素晴らしいまでに親しみやすく、何でもできる人だった。普通なら当然のようにやっている日常的な家回りの雑事は、できないとなると家の中で生きていくことも困難になる。壊れた錠前を治す、電球を交換する、湯沸かし器の故障をどうするか決める、そんな雑事をなんでも気安く引き受けた。

「彼はもうほとんど何でもできた。入会してくれた人は修理屋一人だけでも四〇〇ドルの価値があると思ってくれた」マーガレットは言った。

二人はパートの女性のマネージャーを雇った。彼女が会員を管理し、ボランティアを集め、電気が切れていたり、鍋がこわれたりしている会員の家を訪問させるようにした。地元の訪問看護ステーションが、事務所スペースを無料で貸してくれて、訪問介護スタッフの費用を割引してくれた。教会と市民団体が、ワゴン車による送迎を毎日してくれたり、必要な会員には食事配達サービスをしてくれたりした。少しずつアテネ・ビレッジのサービスと組織は充実し、会員の生活上の困難が増してきても、虚弱《フレイル》のまま放置されることがないようになった。それはコーン夫婦にとっても早すぎた展開ではなかった。創設から一年後、マーガレットは転倒し、そのために最後まで車いす生活をすることになった。八〇代半ばで二人とも障害者になったのだが、自宅で仕事を続けることができた。

両親と私とでアテネ・ビレッジに入会することを話し合った。他に可能な選択肢は自宅でのホスピス・ケアだけで、それを取り上げるのを私は躊躇した。そのことを口にするだけでも、目の前の食卓の上に死という語られざる暗黒を引き出すことになる。アテネ・ビレッジについて話し合うことで、父がこれから直面するのは、普通の老いと同じことだと私たちは装おうとしていた。しかし、私は心を鬼にすると決め、自宅ホスピスも考慮すべきかどうかも尋ねた。

結果としては、父もホスピスを検討することに前向きだった。母はそれほどではなかった。「まだ必要じゃないと思うわ」母は言った。しかし父は、誰か施設の担当者を呼んで、説明してもらうのは悪くないアイデアかもしれないと言った。

翌朝、アパラチア地域ホスピスの開業看護師が訪れた。母は紅茶を淹れ、みながダイニングテーブルを囲んで座った。正直に言えば、看護師にはあまり期待していなかった。ここはボストンではない。施設の名称は呆れたことに「アパラチア地域ホスピス」だった。しかし、この看護師に私は驚かされた。

「いかがですか?」彼女は父に言った。「痛みはかなりあるのですか?」

「今、現在はない」、父は言った。

「どこが痛むのですか?」

「首と背中だ」

この最初の質問で彼女がいくつかのことをはっきりさせたことに私は気づいた。父に話す気があることを彼女は確認した。彼女が気にしていることは、父自身と父がどうしているかについてであり、病気や診断ではないことを最初に明確にした。そして、医者に囲まれているかどうかとは関係なく、彼女がこれから何をするかは決まっていることを示した。

彼女の見た目は五〇歳前後、短く刈り込まれた白髪交じりの髪、バラの刺繡が施された白いコットン・セーターを羽織り、鞄からは聴診器が飛び出していた。言葉には地元の訛りがあった。そしてその言い方で核心に入った。

「ホスピスの書類をご希望だったので持ってきました」。父に向かって言った。「ホスピスについてどう思いますか?」

しばらくの間、父は黙っていた。この看護師も待っていた。彼女は沈黙の仕方を知っていた。

「それがベストだろうと思う」。父が言った、「化学療法は受けたくないから」。

「どんな問題を今、抱えていますか?」

「吐き気だ」。父は答えた。「疼痛抑制。疲労感。薬のせいで眠気がひどい。タイレノールとコデインを試した。トラドール錠も試した。今はケタミンを使っている」

父は続けた。「今朝起きたときに大きな変化があった。立てなかった。ベッドの枕を動かせなかった。歯磨きをするとき歯ブラシを動かせなかった。パンツや靴下を穿けなかった。上半身の力が弱っている。座っているのが難しくなった」

「ホスピスは緩和ケアのことです」。彼女は言い、そうした困難を抱えながら生活できるよう援助するケアだと説明した。さらに、父の場合にメディケアの範囲で使えるサービスについて説明した。緩和ケアの医師がついて、薬の量の調整や、吐き気や痛みなどの症状を可能なかぎり最小限にできるような治療をしてくれる。定期的な看護師の訪問と、緊急時には一日二四時間、看護師に繫がる電話サポートがある。入浴や着替え、家の清掃、その他医療以外の援助をしてくれる在宅介護を週に一四時間受けられる。ソーシャルワーカーとスピリチュアル・カウンセラーも使える。必要な医療機器も用意される。そして、いつでもキャンセルが――ホスピスのサービスを止めること――可能である。

彼女は父にこれらのサービスで今から始めたいものがあるか、考えたいものがあるか尋ねた。

「今からがいい」、父は言った。もうその気だった。私は母の顔を見た。無表情だった。

開業看護師は具体的な話に入った。父はDNR〔蘇生処置拒否〕指示を受けているか？　介護者を呼び出せるような小型モニターや呼び出しベルは？　毎日二四時間、誰か家に助けてくれる人は？

そして次の質問は、「どこの葬儀社を使いたいですか？」私は二種類のショックを受けた――本気で今この話をするのか？――そして、この看護師にとって、この質問は至極あたりまえ、常識的だったことである。

「イェイガーだ」、父は躊躇なく言った。ずっと前から父は考えていたことに私は気づいた。父は冷静だった。しかし、母は青ざめた。ここまでは母の心の準備ができていなかった。

看護師は母の方に向き直った。優しくではあるが、言葉にオブラートをかぶせることはまったくせずに言った。「ご主人が亡くなったときに、救急車は呼ばないでください。警察も駄目です。私たちを呼んでください。看護師が来ます。私たちのスタッフが医療用麻薬を処理し、死亡診断書を準備し、ご遺体を洗い、葬儀社に連絡を取ります」

「今の段階では、私たちは死ぬことは考えていません」、母は強く言った。「麻痺のことだけです」

「オーケー」、看護師は言った。

父にとって何が一番の気がかりかを彼女は父に尋ねた。父は可能なかぎり、強くありたいと言った。キーボードをタイプできるようにしたい、なぜなら、メールとスカイプで父は世界中の家族や友人と繋がっているからだ。痛みは避けたい。

「ハッピーでいたい」。父は言った。

ほぼ二時間、彼女は滞在した。父の体をチェックし、家の中に危険がないか調べ、ベッドの置き場所を考え、看護師と介護者の訪問スケジュールを立てた。二つ、大切なことをする必要があると父に伝えた。痛み止めの使い方が場当たり的で、どの薬をどのぐらいの量使うか、父があれこれいじくっているらしいと考えた。彼女は父に、使い方を一定にすることと痛みの記録を取ることを指示した。そうすれば薬の効果の評価が正確になり、ホスピスのスタッフは、痛みを最小限にしながら、眠気は起こさないちょうどいい処方を見つけることができる。そして、まわりに助けてくれる人がいないときには、一人で立ち上がろうとはしてはいけないと伝えた。

「今まで、立ち上がったり、歩いたりできているが」、父は言った。

「もし腰骨を折ったりされたら、ガワンデ先生、それは悲惨なことになります」と彼女は言った。

父は彼女の指示に同意した。

その後数日の間に、ホスピスの二つの単純な指示が生んだ変化には私は驚いた。父は処方をいじることを止められなかったが、以前よりは少なくなり、自分の症状と、どの薬をいつ使ったかの記録を取るようになった。看護師は訪問のたびに父と記録をチェックし、処方を調整した。傍からみていると父は、激しい痛みに苦しむときと、まるで酔っ払っているかのように薬でぼんやりしてろれつが回らず、会話は意味不明で手足もおぼつかなくなるときの間を行ったり来たりしていた。指示のおかげでこのぶれが次第に小さくなった。酔っ払い状態はすっかりなくなった。痛みは前よりも軽くなった。しかし完全ではなく、これは父にとっての不満で、怒り出すこともあった。

近くに助けてくれる人がいないときには動こうとしてはいけないという指示にも父は従った。ホスピスからの紹介を受けて、父が夜中に催したとき、トイレに行くのを手伝ってくれる、泊まり込みの介護者を個人で雇った。この後、転倒することはなくなり、そして一つ一つの積み重ねが、父を元に戻してくれることに徐々に気づいていった。転倒せずに過ごせる日々が続くにつれて、父の背中と首の痙攣が減り、痛みが軽くなり、筋力も戻ってきた。

今を犠牲にして未来の時間を稼ぐのではなく、今日を最善にすることを目指して生きることがもたらす結果を私たちは目の当たりにした。父はすっかり車いすの人になった。しかし、完全な四肢麻痺に進行するのは止まった。短い距離なら歩行器でなんとか移動できるようになってきた。手の自由と腕の筋力が改善した。電話をかけたり、ノートパソコンを使ったりするのが前よりも楽になった。一日の状態を予測できるようになり、訪問客を前よりも受け入れられるようになった。人を呼んで家でパーティーを開くことまで、またするようになった。忌まわしい腫瘍が残したわずかな隙間の中にも、父が生きられる場所があることに父は気づいた。

二カ月が経った、六月、私はボストンから実家に飛んだ。父に会うためだけでなく、オハイオ大学の卒業式でスピーチをするためでもある。一年前、私が招待されると聞いた瞬間から、父は式に列席することをとても楽しみにしていた。父は誇りに思い、私は両親が式にいる場面を思い浮かべていた。自分の故郷に呼ばれて錦を飾ること以上に嬉しいことはそうはない。しかし、しばらくの間、私は父がそこまで生き延びられないのではないかと心配していた。直前の二、三週間になり、父が生き延びられることがはっきりして、どうやって父を移動させるかが問題になった。

セレモニーは大学のバスケットボール・アリーナで行われた。卒業生はコート上におかれた折りたたみ椅子に、父兄は観覧席に座る。予定では外からの誘導路を通ってゴルフカートで父を移動させ、車いすに移し、コートの端で見守ってもらうことになっていた。しかし当日になり、ゴルフカートがアリーナのドアのところまで父を運んできたとき、父は頑固に、自分で歩く、車いすには乗らないと言い出した。

私は父が立ち上がるのを手助けした。父は私の腕を摑んだ。そして歩きはじめた。この半年間、父が居間を横切る以上の距離を歩くのを私は見たことがなかった。しかし、父はゆっくりと、両足を震わせながら、バスケットボールコートの長さを歩ききり、さらにコンクリートでできた二〇段の高い階段を登りきって、観覧席にいる父兄の列に加わった。この様子を見ているだけでも私は圧倒された。ケアの違いが何を起こせるのか――医療の違いである――を私は自分に問いかけた。厳しい会話をすれば何ができるか、それがここにある。

8　勇気

紀元前三八〇年、プラトンは『ラケス』（対話篇）を著した。[1] これはソクラテスと二人のアテネ人の将軍が、一見単純に見える問答を繰り返す、という内容である——たとえば、勇気とは何だろうか？　ラケスとニキアスの二人の将軍は軍事教練中の若者たちに鎧兜を着て戦闘することを教えるべきか否かについて意見が分かれ、解決を求めてソクラテスの許を訪れた。ニキアスはそうすべきだと考えた。ラケスはそうすべきではないと考えた。

ふむ、では教練の究極の目的とは何だろうか、とソクラテスが尋ねる。若者たちに勇気をうえつけるためだ、と彼らは結論した。

それならば、「勇気とはなんだろうか？」

勇気とは、ラケスが応じる、「逆境に耐えうる精神力のことだ」。

ソクラテスは懐疑的である。彼は何かに耐えることではなく、何かから撤退したり、さらに逃げ出したりすることであっても、勇気と呼べるときがあることを指摘する。愚かな辛抱というものもありはしないか。

ラケスは同意するが、もう一度反論を試みる。たぶん、勇気とは「賢い我慢」だ。

この定義はより適切に思える。しかし、ソクラテスは、勇気が知恵とそこまで密接に結びついている必要があるかどうかについて疑問を投げかける。愚かな理由だが何かを追求する人間を勇気があると尊敬することはないのだろうか？　と彼は尋ねる。

たしかに、そういうことはある、とラケスも認めた。

ここでニキアスが議論に参加してくる。彼が主張するには、勇気とは単純に、「何を恐れるべきか、何を望むべきかを見分ける知識であり、戦争中やそれ以外の場合も含む」。しかし、ここでもソクラテスは意見の矛盾を見つける。なぜなら、未来に対する完璧な知識がないときでも勇気は持つことができる。実際、そういうときにこそ勇気が必要なことが多い。

二人の将軍の意見はソクラテスによって論破された。この物語は勇気についての最終的な定義ができないまま終わる。しかし、読者は答えの候補にたどり着くだろう――勇気とは何を恐れ、何を望むかについての知識と向き合える強さである。知恵は分別の強さだ。

老いと病いにあっては、少なくとも二種類の勇気が必要である。一つ目は、死すべき定めという現実に向き合う勇気だ――何を恐れ、何に望みを持つかについての真実を探し求める勇気である。この勇気は難しく、持てないのも当然だ。真実から目を背けたい理由はいくらでもある。しかし、さらにもっと厳しいのは二つ目の勇気だ――得た真実に則って行動する勇気である。何が賢明な道なのかはしばしばあいまいであり、それが人を悩ませる。長い間、私はそれを不確実性のせいだと単純に考えていた。この先の予測が難しければ、何をすべきかを決めるのが難しくなる。しかし、いろいろ経験するうちに本当のハードルは不確実性よりももっと根本的なことだと気づいた。恐れか望みか、どちらが自分にとってもっとも大事なのかを決めなければならないのだ。

私はオハイオからボストンへ、自分の病院の仕事に戻った。その夜更けに呼び出しがあった。ジュウェル・ダグラスが食事をとれなくなり、また入院になった。がんは進行していた。それでも三カ月半、もったのである——私の予想よりは長かったが、彼女が望んでいたよりは短かった。この一週間、症状は悪化していた。腹部膨満から始まり、差し込むような腹痛が繰り返し生じるようになり、次に吐き気、最後は嘔吐に進んだ。担当の腫瘍医がダグラスを入院させたのである。CTスキャンでは、卵巣がんの播種と成長がみられ、小腸を部分的に閉塞していた。そして新たな問題として、腹腔に腹水が溜まっていた。体中に用水路のように張り巡らされ、腹腔の内張りが潤滑油として分泌している液を外に排出する役割を果たしているリンパ管をがん細胞の塊が埋めてしまったのだ。リンパ管が詰まると液体の行き先がなくなる。これが肺がんのサラ・モノポリと同じように横隔膜の上側で起こると、胸部は膨らんだペットボトルのようになり、呼吸が苦しくなる。ダグラスのようにリンパ管が横隔膜の下側で詰まると、腹部はゴムボールのように膨れあがり、そのままでは破裂するのではないかとまで思うようになる。

ダグラスの病室に歩み入ったとき、事前にCTスキャンの結果を見ていなければ、私は彼女を重病人とは思わなかっただろう。「まあ、誰がいらしたかと思ったら！」と彼女は言った。まるでカクテルパーティーに招待されたかのようだった。「お元気ですか？　先生」

「それをあなたにも聞こうと思っていたところですよ」と私は応じた。

彼女は明るく笑い、まわりを指差した。「私の夫のアーサーよ。あなたも知ってると思うけど、これが息子のブレット」。彼女は私ににこにこと話しかけてきた。夜の一一時になっていたが、彼女は一ccの水も飲めなかった。それでも口紅を引き、銀髪をブラッシングして整え、自分が家族を紹介すると譲らなかった。自分の苦境を忘れたわけではない。患者らしく厳粛にしていることが大嫌いだったのだ。

彼女にCTスキャンの結果を知らせた。事実と向き合うことを彼女はためらわなかった。しかし、それに対して何をするかは別の問題だ。私の父の担当医のように、彼女の腫瘍医と私には選択肢が多数ある。腫瘍による負担を軽くできるかもしれない新しい化学療法が多種多様ある。私の方からも彼女の状態に使える外科手術が何種類かあった。手術で腸の障害物を取り除くことはできないかもしれないが、迂回路を作ることができる。閉塞したループ部分を閉塞していない部分につなぐこともできるし、閉塞より上の腸を切り離し、回腸人工肛門を作ることもできる。この場合は人工肛門に慣れなければならない。二つのドレーンチューブも設置する——必要に応じて栓を開き、閉塞した腸内の液体を排出できる。外科手術には深刻な合併症のリスクがある——縫合跡の離開、腸内内容物の腹腔への漏出、感染症——しかし、手術は再び食べられるようにする唯一の方法でもある。さらに私は彼女に、化学療法も手術のどちらも必ずやらないといけないものではない、と伝えた。薬で痛みや吐き気をコントロールし、在宅ホスピスを準備することもできる。

どの選択肢も彼女を落ち込ませた。全部、おどろおどろしいものに聞こえた。どうしたらいいのか彼女にはわからなかった。私は恥ずかしながら、自分が〝情報提供的な医師〟に逆戻りしてしまったことに気がついた——さてこれが事実と数字です、あなたはどうしたいですか？　そこで私は一歩引いて、自分の父親にした質問に切り替えた。彼女にとってもっとも恐ろしいこと、もっとも心配なことは何か？　もっとも大事な目標は何か？　どのような犠牲なら進んで差し出すのか、そしてどのようなものなら応じないか？

全員がこのような質問に答えられるわけではないが、彼女は答えた。痛みや吐き気、嘔吐からの解放が彼女の願いだった。食べたかった。そして何よりも、自分の足で家に帰りたかった。彼女がもっとも恐れることは自分の人生を二度と生きられなくなり、楽しめなくなることだった——彼女は家に戻れず、大切な人たちと一緒に過ごせなくなることを一番恐れていた。

ダグラスが受け入れられる犠牲として、この先の時間を長くできる可能性のために、今、差し出してもいいことには何があるかを尋ねると、「そんなにはない」と言った。彼女の時間の感覚はシフトしつつあり、今現在や身近なことに目が向くようになっていた。私と話してくれたとき、彼女の心をもっとも占領していたものは、どうしても出席したいと思っていた週末の結婚式のことだった。「アーサーのお兄さんが私の親友と結婚するの」と彼女は言った。二人の最初のデートをお膳立てしたのはダグラスだった。結婚式はちょうど二日後の土曜日、午後一時にせまっていたのだ。「これが私のもっとも外せない用事ね」と彼女は言った。結婚式では夫のアーサーが指輪の持参人を務めることになっている。そして彼女も花嫁の付き人になるつもりだった。結婚式に出るためにはどんなことでも進んで受け入れる、と彼女は言っていた。

これからの方向性が急に明確になった。化学療法は今の状況を改善できる可能性はほんの少ししかなく、今現在の時間をかなり犠牲にする。手術をすれば決して結婚式には出られない。そこで、このままで彼女を出席させられるかどうかをまず考えることにした。そして彼女が戻ってきた後で、次のステップについて決めることにした。

長い針を刺して、お茶の色をした液体一リットルを彼女の腹部から抜いた。これで一時的だが、自覚症状が改善する。嘔気止めも処方した。脱水を起こさないために必要な水分を飲めるようになった。金曜日午後の三時、リンゴジュースより濃いものは飲まないこと、結婚式の後に受診することを指示して退院させた。

しかし、無理だった。その日の夜、彼女は病院に舞い戻ってきた。車に乗るだけで、横揺れや上下動を感じただけで、また嘔吐してしまった。差し込むような痛みが戻ってきた。家にいても悪くなるだけだった。

今は手術がベストだとみなが同意し、翌日に行うことが決まった。私は彼女がまた食べられるようにすることとドレーンチューブの設置を目標にした。それが終わってから、化学療法を続けるか、ホスピスに行くかを決めればいい。自分の目標とそれを達成するために何をしたいかについて、彼女は私が今までに担当した患者の中でもっとも明確な考えを持っていた。

しかし、彼女の気持ちはまだ揺らいでいた。翌朝、彼女は手術をキャンセルすると言ってきた。「こわいのです」、彼女は言った。治療を前に進める勇気がないと彼女は考えていた。一晩中眠れずに考え込んでいた。痛みやチューブ、人工肛門をつけた場合の恥ずかしさを想像し、さらに合併症に悩まされるかもという未知に対する恐怖も頭に浮かんだ。「リスクのある賭けはしたくない」と彼女は言った。

話し合ううちに、彼女の問題はリスクに向き合いながら行動する勇気が欠けているからではないとわかってきた。彼女の問題はリスクの整理の仕方にあった。もっとも恐れていることは苦しみだと、彼女は言った。苦しみを和らげるために手術しようとしたが、それは良くするよりもかえって悪くさせるだろうか？

イエス、その可能性はあると私は答えた。手術でまた食べられるようになる可能性があるし、吐き気を抑えられる確率はかなりあるが、何の改善も得られず、痛みを起こすだけで、何も変わらず、新しい悩みが加わる可能性はある。私の予想では、しばらくの間だけでも、良くなる確率が七五パーセント、かえって悪くなる確率が二五パーセントだった。

では彼女の正しい選択は何だろうか。なぜ選ぶことにそこまで悩むのだろうか。私はふと、選択はリスク計算よりもはるかに複雑なことに気づいた。吐き気の軽減と再び食べられるチャンスの足し算から、痛みと感染症、バッグに排泄する生活を引き算するのをどうやってやればいいのだろうか。

脳は苦しみのような経験を二つの方法で評価する——経験を起きている瞬間に理解することとその経験を

後から見直すこと――そしてこの二つの方法は根本的に相互矛盾する。[2] ノーベル賞を受賞した研究者であるダニエル・カーネマンが、代表作『ファスト&スロー――あなたの意思はどのように決まるか?』の中で、一連の実験を取り上げ、何が起こっているのかを詳らかにした。実験の一つに、彼とトロント大学の医師、ドナルド・リーデルマイヤーが意識を保ちながら大腸内視鏡検査と腎結石の処置を受けることになった二八七人の患者を対象に行ったものがある。患者の手にある装置が渡され、それを使って一点(まったく痛みはない)から一〇点(耐え難い痛みがある)まで、そのときに感じる苦痛を六〇秒ごとに評価するように求められた。この装置で苦痛の経験を瞬間・瞬間で計量化できる。そして、終了後に処置の間に経験した苦痛の総量を数値化するように求められた。検査・処置の長さは四分から一時間以上までさまざまだった。検査・処置の間、たいていの患者は低度から中等度の痛みを感じる長い期間の合間合間に強い痛みの瞬間を経験したと報告した。大腸検査を受けた患者の三分の一、腎臓結石の患者の四分の一は、この間に少なくとも一回は一〇点の痛みを経験したと報告した。

自然に考えれば、最終的な点数は瞬間・瞬間での点数の合計に近いものになると思うだろう。痛みの期間が長いほうが短いのよりも悪く、平均が高いほうが低いのよりも悪いと信じてしまう。しかし、実際の患者の報告はまったく違っていた。最終的な点数は痛みの期間をほぼ無視していた。そのかわりに、カーネマンが言うところの「ピーク・エンドの法則」でもっともよく予想することができた――二つの瞬間における痛みの点数の平均値――つまり検査・処置の間で最悪の瞬間と最後の瞬間の二つである。検査を実施した消化器科医も自分が患者に与えた痛みのレベルを患者のそれとよく似たやり方で評価していた。痛みの総量ではなく、最悪の瞬間の痛みと最後の瞬間の痛みのレベルの平均から決めていたのである。

人間は異質な二つの自己――それぞれの瞬間を等しく耐える経験する自己と、最悪の瞬間と最後の瞬間という二つの瞬間だけを取り出して、それですべての経験の軽重を判断する記憶する自己――を持っているようである。記憶する自己は終わり方が変則的であったとしてもピーク・エンドの法則に固執してしまうようだ。たとえ高いレベルの苦痛を三〇分以上も強いられたとしても、その後にたった二、三分間の無痛の時間があれば、患者の総合的な苦痛点数は著しく下がってしまう。「まあ、そんなにひどいもんじゃなかったね」と終わった後、患者は言う。最後の最後が悪ければ、苦痛点数は今度は著しく上がってしまう。

同様な研究をさまざまな状況で行った場合でも、ピーク・エンドの法則と苦痛の時間の長さの無視が確かめられた。また、この現象は快感を感じるような経験に対して点数をつける場合にも適用できることを研究が明らかにした。スポーツ観戦で、試合開始からほぼすべての時間でひいきのチームが素晴らしい戦い方をしていて、最後の最後でひっくり返されたときの経験を誰でも知っている。この最後のせいで、試合全体が駄目になったように感じる。しかし、このような判断には根本的な矛盾がある。経験する自己はほぼすべての時間、快感を感じていて、不快感は最後の瞬間だけである。しかし、記憶する自己はまったく快感がなかったかのように覚える。

経験する自己と記憶する自己が、同じ経験について根本的に違う意見を言い出したとしたら、どちらの言い分を聞くかは難しい問題になる。これがジュウェル・ダグラスの悩みの根底にあったし、彼女に助言する立場にあるとすれば、ある程度は私の悩みでもあった。記憶する自己――この場合は予期であるが――からくる、受けるかもしれない最悪の苦痛に注目した意見を聞くべきなのだろうか。それとも経験する自己の方の意見を聞くべきなのだろうか。単に家に帰るのではなく、手術を受けた場合、しばらくは苦痛の平均量が低くなるし、しばらくの間また口から食べられるかもしれない。

最期の時、人は自分の人生を単なる瞬間・瞬間の平均と見ることはしない――いろいろ言ってみても結局のところ、ほとんどの人生にはたいしたことは起こらず、ただ眠気を誘うだけのものだ。人間にとって人生が意味を持ちうるのは、それが一つのストーリーだからである。ストーリーには一貫性があり、何かの出来事が生じた重要な瞬間がその山場を形作る。瞬間・瞬間の快楽と苦痛の点数の平均を測定してしまうと、人の存在の根本的な一面を見逃すことになる。一見、幸せに見える生活というのは、実は空っぽの人生なのかもしれない。一見、困難に満ちた人生というのは大義に殉じた人生なのかもしれない。人は己自身よりも大きな目的を持つようにできている。経験する自己――瞬間・瞬間に吸い取られていく自己――とは違って、記憶する自己は、喜びの頂きと悲惨さの谷底だけでなく、人生のストーリーが全体としてどのようになっているかも認識しようとする。全体は最終結果から深い影響を受ける。なぜ、フットボールのファンは試合の最後のたった二、三分間のミスのために三時間にも及ぶ至福の時をぶち壊されたような気分になるのだろうか。それは、フットボールの試合もまた一つのストーリーだからだ。そしてストーリーでは結末が重要だ。

しかし、経験する自己も無視すべきではないとわかっている。頂点と最後だけが重要なのではない。安定した幸福よりも強烈な歓びの瞬間を選り好みするという点を考えると、記憶する自己は賢明とは言い難い。「私たちの脳はそれほど整合的なデザインにはなっていない」とカーネマンは述べる[3]。「私たちは、苦痛にしろ快楽にしろ、その持続時間についてはちゃんと好き嫌いがある。つまり、苦痛は短いほどよいし、快楽は長いほどよい。だが……私たちの記憶は、苦痛または快楽がもっとも強い瞬間（ピーク時）と終了時の感覚とで経験を代表させるように進化してきた。また、持続時間を無視するため、快楽を長く、苦痛を短くしたいという好みを満足させることはできない」

時間が限られていて、どうすれば本当に大切なことをできるかわからないとき、私たちは経験する自己と記憶する自己のどちらも大事だという事実に向き合わなければならなくなる。長時間の苦痛と短い快楽は欲しくない。しかし、ある種の快楽は苦痛を耐える甲斐のあるものにしてくれる。ピークは大事だが、結末もまたそうである。

ジュウェル・ダグラスは手術が起こすかもしれない苦痛に耐える自信がなかったし、悪化するまま放っておかれることも恐ろしかった。「リスクのある賭けはしたくない」と彼女は言った。そしてその言葉は、後から私も気づいたのだが、彼女の人生のストーリーがひっくりかえってしまうようなリスクの高いギャンブルはしたくない、という意味だったのだ。その一方で、彼女にはまだしたいことがたくさんあった。見た目にはありきたりことばかりである。入院したまさにその週、彼女は教会に行き、買い物をし、家族の夕食をつくり、アーサーと一緒にテレビを見て、家に来た孫に説教し、親友と結婚式の計画を立てた。もし、こうしたことのわずかでもまたできるならば——もし、彼女がしたいことを腫瘍が邪魔しなくなり、彼女にとって大切な人たちと後もう少し楽しい経験をできたならば——彼女は多大な苦痛でも進んで耐えるだろう。一方で、腸が絡んで詰まり、水道の水漏れのような腹水で腹が膨らむことで十分苦しんでいるのに、さらに苦痛を増す可能性があることはしたくなかった。このまま前に進む道はないようにみえた。しかし、土曜日の朝、階下の手術室は待機中で、家族も面会に来ているそのときに彼女の病室を訪れた私は、私が知るべきことを彼女が全部、話していることに気づいた。

私は彼女に手術すべきだと話したが、彼女が先ほど詳しく説明してくれた方向性に合わせるようにした——つまり、リスクを伴う賭けはせずに彼女を家と家族のもとへ帰れるようにすることである。手術では、小型の腹腔鏡を挿入し、中を見渡す。そして、容易にできるようにみえる場合だけ、腸閉塞の解除を試みる。もし、難しいかリスクを伴うように見えたら、バックアップ用にドレーンチューブを設置するだけにする。手術の目標は言葉の上では矛盾しているように聞こえる——緩和手術、つまり手術の最優先事項は、後からの危険なリスクがどれだけあったとしても、彼女の状態が今すぐによくなることだけをする、というものである。

彼女は黙ったまま考えていた。

娘は母親の手を握り、「お母さん、手術すべきよ」と言った。

「わかったわ」とダグラスは答えた。「でもリスクのある賭けはなしですよ」

「はい、リスクのある賭けはなしです」、私も言った。

麻酔で眠りについた後、彼女の臍の上を一・五センチほど切開した。血が薄くにじんだ液体が噴き出してきた。手袋をした指を差し入れて、内視鏡を挿入するためのスペースがあるかどうか触って確かめた。しかし、腫瘍に侵された腸の固いループが入口を邪魔していた。カメラを中に挿入することさえできなかった。レジデントにメスを取らせて、中が直接見えるように、手を入れられるように切開を上に拡げた。孔の底に、膨らんだ腸が動きやすい状態でとぐろを巻いているのが見えた——膨らみすぎたピンク色のチューブのようだった——これを腹壁まで引き出せるかもしれない、そのうえで回腸造瘻を施せば、彼女はまた食事ができるだろう、と考えた。しかし腸は腫瘍と癒着していた。それを剝がそうと試みるうちに、二度と治せない穴を腸に開けてしまうリスクを犯していることに気づいた。腸内容物が腹腔内に漏れ出したら悲惨なことになる。手術は中止した。彼女が私たちに課した目標は明確だった。リスクのある賭けはしない。手術の対象を変更し、二つの長いやわらかいドレーンチューブを設置した。一つは胃に直接接続し、胃に戻ってきた内容物を外に出し、胃を空にできるようにした。もう一本は腹腔内の開けた空間に設置し、内臓から出た腹水を出せるようにした。開口部を縫合して手術を終えた。

家族には私から、手術でまた食べられるようにはできなかったと伝えた。ダグラスが目を覚ましたときにも私から伝えた。彼女の娘は涙ぐんでいた。夫は私たち医療スタッフの努力に感謝してくれた。ダグラスは努めて平静な表情を装った。

「今まで食べ物にこだわったことはまったくなかったから、私は」と彼女は言った。

チューブのおかげで吐き気と腹部の痛みからかなり――「九〇パーセントぐらい」解放された、と彼女は言った。看護師が彼女に、気分が悪いときやお腹がきつく感じたときに胃のチューブを開けることを教えた。飲み物は欲しいものを何でも飲んでいいし、柔らかい食事も味見程度なら食べていいと伝えた。手術から三日後、ホスピスのサービスがついた自宅に帰った。退院前に、担当の腫瘍医と開業看護師がダグラスに会った。あとどのくらい自分がもつのかを二人に彼女が尋ねた。

「二人とも涙ぐんでいたのよ」と彼女は私に教えてくれた。「これが私への答えね」

ダグラスの退院から二、三日後、私が仕事の後に彼女の家に立ち寄ったとき、彼女と家族は家の中に入れてくれた。ドアはダグラス自身が開けてくれた。チューブだらけの身なのでローブを着ていて、ちゃんとした格好で応対できないことを私に詫びた。二人でリビングに座り、私は最近の様子を尋ねてみた。

大丈夫、と彼女は言った。「自分が砂浜の砂のように、さらさら、さらさらと流されていくような感じがする」と言うが、毎日絶えず昔からの友人や親戚の訪問があり、人に会うことを心から喜んでいた。「これがまさに私の生きる糧よね。本当に。だから人に会いたいの」。家族は、彼女が疲れ切ってしまわないように友人や親戚の訪問時間をずらしていた。

彼女は体から飛び出している器具を好きになれないと言っていた。いろんなチューブが彼女のお腹をつついているのが不快だった。「こんなにいつもいつもつつかれているなんて思いもよらなかった」と彼女は言った。しかし、チューブの栓を開けて吐き気がなくなったとたん、「チューブをみてこう言ったわ。そこに刺さっていてくれてありがとうって」。

彼女は痛み止めのタイレノールだけを服用していた。医療用麻薬は嫌いだった。眠気とだるさが生じ、人に会う楽しみが邪魔されるからだ。「私はたぶんホスピスの人を困らせているわね。だって一度、私は「だるくなることは何でも嫌よ、痛いのぐらいどんとこいという感じ」と言ったから」――これは医療用麻薬についてのことである。「でも、私はそこまで達していないわね」

話の大半は彼女の今までの思い出についてであり、よいことばかりだった。神とともに平安のうちにいると彼女は言った。彼女の家を出るとき、どうすることが正しいかを、少なくとも今回の場合だけでも私は学べたように感じた。ダグラスのストーリーの結末は彼女が思い描いていたものとは違ったが、それでも本人にとってもっとも有意義な終わり方を彼女自身が選ぶことができた。

二週間後、彼女の娘のスーザンが私に手紙を送ってきた。「母は金曜日の朝に亡くなりました。静かに眠りについて息を引き取りました。とても安らかでした。父は一人で母のそばにつき、他の家族はリビングにいました。まわりとの関係を保ちながら逝く、完璧な終わり方でした」

人の死をコントロールできると示唆する見方に対して私は懐疑的である。今までは本当に死をコントロールした者はいない。人の生の行方を究極的に決定するのは物理学と生物学、偶然である。しかし、私たちにまったく希望がないというわけではないことも忘れてはならない。勇気とは双方の現実に向き合う強さである。時が経つにつれて人生の幅は狭められていくが、それでも自ら行動し、自分のストーリーを紡ぎ出すスペースは残されている。このことを理解できれば、いくつかはっきりした結論を導き出せる――病者や老人の治療において私たちが犯すもっとも残酷な過ちとは、単なる安全や寿命以上に大切なことが人にはあることを無視してしまうことである――人が自分のストーリーを紡ぐ機会は意味ある人生を続けるために不可欠である――誰であっても人生の最終章を書き変えられるチャンスに恵まれるように、今の施設や文化、会話を再構築できる可能性が今の私たちにはある。

こうした可能性はどこまで拡張できるのか、という疑問が必然的に生じてくる――人の自律性とコントロールを保つべきだと考えるならば、患者が望むときには逝くことを早める手助けも必要になるかどうかである。「自殺幇助」という言葉は、その主唱者が「尊厳死」という婉曲表現を好んだにもかかわらず、学術用語になってしまった。私たちはすでに、この権利を一定の形式ではっきりと認めている。医療がまだ病気と闘っている最中であっても、患者に対して食事や水分の摂取、薬や治療を拒む権利を認める場合である。人工呼吸器や非経口栄養のチューブを患者から外すたびに、人の死期を早めていることになる。多少の抵抗があったものの、患者が望む場合にはペースメーカー――人工的に心拍をコントロールする装置――のスイッチをオフにする権利は患者にあることを現代の心臓医は認めている。[4] また、たとえ患者の死期を早めることになると知っていたとしても、痛みや不快感を和らげるために医療用麻薬や鎮静剤を多めに使用する必要性も認められている。自殺幇助支持者が求めているのは、苦しんでいる人たちにも同様な薬の処方箋を得られるようにしてほしいということだけである、ただし、この場合は死期を早めること自体が目的である。延命目的の外側からの人工的な装置を外す権利を与えることと、内側からの自然な死の過程を中断させる権利を与えることの間の区別を一貫性のある哲学に基づかせるという難題に私たちは向き合うようになった。

この議論の根本には私たちがもっとも恐れる過ちがある――苦痛を引き延ばしてしまう過ち・大切な命を縮めてしまう過ちだ。医療者は健康な人が自殺しないようにする、なぜなら精神的な苦しみはたいてい一時的なものだと見ているからだ。援助すれば、経験する自己とは違うものの見方を記憶する自己が後でしてくれるだろうと医療者は信じている――そして実際、自殺から救われた人のうちのごく一部だけが自殺を再度、試みる[5]――最終的には大半が生きていてよかったと述べる。しかし、これから苦しみが増すだけだとわかっている末期患者に対して、同情せずにいられるのは氷のような心の持ち主だけだ。

　同時に一方で、人の死を早めるのを積極的に助けることが医療行為の一部になったときに何が起こるかを考えると恐ろしい。この権利の濫用についてはさほど心配しないが、これに依存してしまうことは心配している。自殺幇助支持者たちは、自殺幇助において間違いと濫用が起こらないように厳しい制限を課す制度を作り上げている。医師が致命的な処方を出すのを認める場所――オランダやベルギー、スイスのような国、オレゴンやワシントン、バーモントのような州――において、処方が許されるのは末期の成人患者で耐え難い苦しみの中にあり、自殺幇助の要求が異なった状況下で繰り返され、うつ状態や他の精神疾患の影響によるものではないと確認されていて、さらに別の医師によるセカンド・オピニオンでも基準への合致が認められた場合だけである[6]。しかしながら、このような制度の運用には周囲の文化が必然的に影響する。たとえばオランダでは自殺幇助の制度が何十年も存在していて、その間に深刻な反対運動にあうことはなく、この制度の利用が相当に伸びている。しかし、二〇一二年で三五人のうち一人のオランダ人が自分が死ぬ前に自殺幇助を求めているという統計[7]は、自殺幇助制度の成功を示す数字ではない。むしろ、失敗を示す数字である。医療者の究極の目標とは、あれこれ言っても結局のところ、よい死を迎えさせることではなく、今際《いまわ》の際までよい生を送らせることなのだ。できないはずはないのに、オランダは他の国よりも緩和医療のプログラムの発展が遅い[8]。その理由の一つはおそらく、自殺幇助の制度があるゆえに、衰弱したり、深刻な病気にかかったりしたとき、他の方法で苦痛を軽減したり生活を改善させたりするのは非現実的だとする信念が強められているのだろう。

確かに、今際《いまわ》の際の苦痛は避けがたく耐え難いときがある。悲惨な状態を終わらせる援助も必要かもしれない。もし、そういう機会があるならば、私ならこうした薬の処方を苦しむ患者に出せるようにする法律に賛成するだろう。患者の約半数は出された処方を使わない。[9] 必要だと思ったときには、自分でコントロールできると患者に知らせるだけでよい。しかし、この権利ゆえに医療者が病者の生活の改善を怠るようになったとしたら、それは社会全体にダメージを与えたことになってしまう。生命幇助は自殺幇助よりもはるかに難しいことだが、それがもつ可能性ははるかに大きい。

断末魔の苦しみの中で、これを理解するのは難しいだろう。ある日、私の娘ハンターのピアノの先生であるペグ・バシェルダーの夫、マーティンから私に電話があった。「ペグは今病院にいる」と言った。

ペグが健康に深刻な問題を抱えていることは知っていた。二年半前、彼女の腰の右側に痛みが生じた。ほぼ一年間、その症状は関節炎と誤診されていた。腰痛が悪化したとき、内科医は精神科に行くように促し、『痛みを受け入れる方法』というハウツー本を勧めてしまった。しかし、画像診断の結果、ついに一三センチもの大きさの肉腫があることがわかった。軟部組織にできる珍しいがんの一種で、骨盤に食い込み、足に大きな凝血塊を作っていた。化学療法と放射線療法、根治手術によって骨盤の三分の一が削りとられて金属で再建された。彼女にとって地獄のような一年だった。合併症のために何カ月も入院した。彼女はサイクリングとヨガ、夫と一緒にシェットランド・シープドッグと散歩すること、音楽鑑賞、そして彼女を慕う生徒にピアノを教えることを楽しみにしていたが、そのすべてを手放さねばならなかった。

しかし、最後にはペグは回復し、ピアノ教師にも復帰できた。カナディアン・クラッチ——前腕のまわりにカフの腕支えがついたタイプ——が出かけるときに必要だった。しかし、優雅な所作はそのままで、ピアノ教師を再開したらすぐに生徒が戻ってきた。彼女は六二歳、上背があり、大きな丸眼鏡をかけ、豊かな栗毛のボブカットで、人あたりがよく穏やかで、大人気の先生だった。私の娘のハンターが音感や指使いの練習をぐずったとき、ペグは決してせかさなかった。生徒自身であれこれいろいろ試すようにさせ、そして娘がようやくコツをつかんだとき、ペグは素直な喜びを爆発させて娘をきつく抱きしめてくれた。

復帰して一年半が経ったころ、放射線療法によってできた白血病様の悪性腫瘍が見つかった。化学療法を再開したが、ピアノ教師の仕事は続けた。二、三週間に一度は、ハンターのレッスンのスケジュールを変更せざるを得ず、親の私が、当時まだ一三歳の娘に状況を説明しなければならなくなった。それでもペグはなんとかして教えつづけていた。

あるとき、二回連続してレッスンを延期することがあった。それがマーティンからの電話が私にかかってきたときだ。彼は病院から電話してきたのだった。何日間か前からペグは入院している。マーティンは携帯をスピーカー・フォンにして、彼女と話せるようにしてくれた。かなり弱っているような声だった――話と話の間がずいぶん長かった――しかし、今の状況についてははっきりと話してくれた。二、三週間前から白血病の治療の効果がなくなったと言う。免疫系が弱ったために発熱と感染が起こった。画像診断では、もともとあったがんが臀部と肝臓に再発した。再発によって生じた臀部の痛みのために動けなくなってしまった。さらに失禁するようになり、これが彼女にとって最後の一撃になった。この時点で入院したが、これから何をしたらいいのか彼女にもわからなかった。

医者はなにができそうだと言っている？　と私は尋ねた。

「あまりない」、彼女は言った。声に抑揚がなく、絶望しているようだった。医師は輸血し、鎮痛剤を処方し、腫瘍による発熱を抑えるためのステロイドを投与した。化学療法は中止した。

彼女が自分の状態をどう理解しているのか聞いてみた。

死ぬことはわかっていると答えた。これ以上、医者には何もできないと言い、その声には怒りが含まれていた。

目標は何かと尋ねたが、彼女にできそうなことで目標になるものは何もなかった。将来についての不安を聞くと、長々と話してくれた。痛みがもっと続くこと、体の自由が効かなくなるゆえの屈辱、病院から出られなくなること、などだった。しゃべりすぎで途中、息が続かなくなった。病院にいる数日間に、体調は悪くなるばかりで、これからもうあまり日がないことを恐れていた。ホスピスについて担当医が説明したかどうか、彼女に聞いてみた。ホスピスについて触れてはいたが、それがどう役に立つのかは彼女にはわかっていなかった。

彼女のような状況で「尊厳死」の提案を受けた患者の中には、他の選択肢はないことがはっきりしたとき、尊厳死だけが唯一の自律のチャンスだと思うことがある。マーティンと私はペグにホスピスを試してみるように説得した。少なくとも家には帰れるだろうと私は言い、そうすれば今、思っているよりもホスピスが役立つと思うかもしれないと付け加えた。少なくとも理屈の上では、ホスピスの目標は最期まで最良の日々を送れるように援助することだ、状況によって何が最良かがどう変わったとしても、と説明した。よい日というのをあなたはここしばらく経験していないようだから、と彼女に言った。

「その通りね――ずっと前からしばらく」。彼女は言った。

そういう日が欲しいですよね、私は言った――たった一日だけでも。

彼女は四八時間以内に家に戻ってホスピスのサービスを受けることになった。私たち夫婦は娘のハンターに、ペグはもうピアノのレッスンはできないこと、死にかかっていることを明かした。ハンターはショックを受けて落ち込んだ。ペグを慕っていたのである。もう一度だけペグに会えないかどうか聞いてきた。私たちはハンターに無理だ、と言い聞かせなければならなかった。
二、三日後、家にかかってきた電話で驚かされた。ペグからだった。もしハンターがいいなら、ピアノのレッスンを再開したいと言う。もし、嫌ならそれはそれで受け入れると言う。あと何回レッスンできるかわからないが、試してみたいと言った。
ホスピスがピアノレッスンの再開を可能にしてくれるなど、私の想像以上のことだったし、もちろんペグの想像も越えていた。しかし、ホスピス看護師のデボラがペグの家にきたときに行ったのは、ペグが人生でもっとも大切にしていること、最良の日を過ごすとは本当はどういうことなのかを二人で話し合うことだった。そしてデボラとペグは実現に向かって一緒に取り組んだのだ。

最初の目標は日々の困難を何とかすることだった。ホスピスのチームは病院用ベッドを一階に設置し、ペグが階段を登らなくてもいいようにした。移動洗面台をベッドのそばに置いた。入浴や更衣の介助サービスを契約した。モルヒネやガバペンチン、オキシコドンで痛みをコントロールし、これらの薬による昏迷を防ぐためにはメチルフェニデートの投与が役立った。

生活しやすくなることで、ペグの不安は霧消した。彼女は先を見るようになった。「妻は大事なチャンスを逃しませんでした」。後にマーティンが語ってくれた。「自分の残りの日々をどう過ごしたいかについての考えが明確になりました。妻は家に戻って、また教えるつもりだったんです」

毎回、レッスンできるようにするためには、計画性と豊富な経験が必要だった。デボラはペグに薬の量の調節法を教えた。「レッスン前にはモルヒネを追加していました。この方法であればレッスン中も楽で、倦怠感はそれほどひどくならずにすんでいました」。マーティンは回想していた。

倦怠感があったとしても、「妻はレッスンとなると生き生きとしだして、終わった後もその日は元気だったんです」。マーティンは言う。二人には子どもがいなかった——そのかわりをピアノの生徒が務めていた。そしてお別れする前に生徒たちに知ってほしいことが彼女の頭にあった。「親友に別れを告げることと、生徒たちに最後のアドバイスをすることが妻にとって大事だったんです」

ホスピスに入った後、ちょうど六週間をペグは生きた。ハンターは四回レッスンをつけてもらい、それから二回のファイナル・コンサートに出た。一回目は、米国中に知られるピアノ演奏者になった昔の生徒が出演した。二回目は、現在の生徒で、中学生から高校生の子どもたちばかりが出演した。ペグの家のリビングにみなが集まり、敬愛する先生のためにブラームス、ドボルザーク、ショパン、ベートーベンを弾いた。

現代のハイテク社会は、社会学者の言う「死にゆく者の役割」[10]が臨終で果たす重要性を忘れている。死にゆく人は記憶の共有と知恵や形見の伝授、関係の堅固化、伝説の創造、神と共にある平安、残される人たちの安全を願う。自分自身のやり方で自分のストーリーの終わりを飾りたい。調査報告によれば、この役割は死にゆく人にとっても残される人にとっても人生を通じてもっとも重要なことである。そして、もし本当にそうならば、私たちの鈍感さや怠慢さゆえに、この役割を否定してしまうことは恥辱を永遠に残すことにもつながる。人の人生の最期の時に底知れない深い傷を残しながら、終われば残した傷について無関心でいることを、私たち医療者は何度も繰り返している。

ペグは彼女の「死にゆく者の役割」を果たそうとした。終わりを迎えるまで三日間、せん妄状態に陥ったり、意識がなくなったり戻ったりしながら、最後まで役割を果たそうとした。

ペグについての私の最後の記憶は、彼女自身がステージに上がりお別れの演奏をし、その終わりかけのときのことである。彼女は聴衆のなかからハンターを呼び出し、形見にと音楽書を渡した。そして、ハンターの肩に腕を回した。

「あなたは特別よ」。ペグはハンターにささやいた。彼女にとって、ハンターには決して忘れないでいてほしい言葉だった。

ついに、父のストーリーにも結末の日がやってきた。私の家族は準備を万全にし、私も学習したと思っていたが、それでも備えが足りていなかった。早春に父がホスピスに入ったあとは、不完全だが何とかやっていける新たな状態で落ち着いていた。母と母が雇った介護者、父自身の固い意思の間でバランスをとりながら、何週間かはよい日を送ることができていた。

母や介護者、父のそれぞれが苦痛や恥を感じるときがあるのは確かだった。父には毎日の浣腸が欠かせなかった。ベッドも汚した。鎮痛剤のせいで頭が「ぼけた」り、「もやがかかった」り、「重くなった」りしたとぼやいていて、脳がそうなってしまうことを極端に嫌がっていた。鎮静下に置かれたくなかった——人に会い、交流できる状態でいたかった。しかし、痛みのせいでそれどころではなかった。薬の量を減らすと、ひどい頭痛と、首の下から背中にかけて刺すような痛みを感じることになった。痛みに襲われると、父の世界は痛み一色になった。痛まず、もやがかかったりもしないでいられるような配合をみつけようとして、父は薬の量を常にいじるようになった——転倒しはじめる前のような正常の状態にもどろうとした。しかし、薬の種類や量をどういじろうとも、正常な状態にはとても届かなかった。

しかし、そこそこよいときもあった。春から初夏にかけて、父はホーム・パーティーを開き、ホスト役を務めていた。インドの大学に新しい校舎を建てることを計画していた。手先が狂うようになっていたが、一日に何通ものメールを送った。母と一緒にほぼ毎晩のように映画を鑑賞し、ウインブルドンではノバク・ジョコビッチ選手を二週間後の勝利まで応援していた。私の妹はあたらしい彼氏を家に連れて来ていた。妹曰く、〝運命の人〟だと感じたそうで――最終的に結婚するのだが――父は彼女の幸せそうな様子に狂喜していた。一日一日、父は生きる意味のある瞬間を見出していた。そして日が週になり、週が月になるうちに、このような日々を父がいつまでも続けられるかのように思えてきた。

後から考えると、そうはならない兆候がいろいろあった。体重は落ちる一方だった。痛み止めの量は増える一方だった。八月の最初の週に、私は意味不明のメールを続けて受け取った。「親愛るアトリ　須賀好きで」ではじまるメールだった。メールの最後にはこう書かれていた。

「親愛なるアトゥール
暗号たいな手紙で住まない。もんだいgあr
gんきでえ　　　　　　　　　　　　父」

電話では、父の話し方は前よりもゆっくりで、文と文の間が間延びした。ときどき混乱して、コミュニケーションが難しくなるからだと説明してくれた。メールを見せると父にとっても意味不明だった。しかし、最初に書いたときは意味が通じていると思っていたと言う。父の世界は閉じられつつあった。

そして八月六日土曜日の午前八時、母がおびえた様子で電話してきた。「お父さんが起きてこないの」。呼吸はしていたが、目を覚まさせることができなかった。薬のせいだろうと母と私は考えた。前の晩、父は、今までのように半錠ではなく、まるまる一錠のブプレノルフィン〔医療用麻薬〕の錠剤を飲むと言ってきかなかったと母が説明してくれた。母が父に反論したら、痛いのは嫌なんだと言って、父は怒り出してしまった。母は医師モードになり、父の瞳孔が針の先端のように縮小しているのに気づいた。医療用麻薬の過量服用の症状である。母と私はそのまま待って、体から薬が抜けるのを待つことに決めた。

三時間後、母がまた電話してきた。ホスピスではなく、救急車を呼んだと言う。「アトゥール、父さんの顔が真っ青になったのよ」。母は病院の救急治療室にいた。「父さんの血圧は五〇。まだ目を覚まさない。血中酸素濃度も低い」。救急医は父に麻薬拮抗剤のナロキソンを投与した。もし医療用麻薬の過量投与ならば、これで覚醒するはずだ。しかし、父の反応はないままだった。胸部X線検査では左肺に肺炎の所見がみつかった。吸入マスクが父の顔に装着され、一〇〇パーセント酸素が流され、抗生物質が入った点滴が行われた。しかし、血中酸素濃度は七〇パーセントを上回ることはなく、このままでは生存不可能だった。そして母によれば、挿管と昇圧剤の点滴、ＩＣＵへの転科をすべきかどうかを救急医が尋ねてきたという。何をどうしたらいいのか母にはもう決められなくなっていた。

臨終が近づくと、何をするのか決定する責任が別の誰かに移る瞬間がやってくる。そして私たち家族はそういう瞬間に対しておおよそ備えをしていた。そのために厳しい話し合いを続けてきたのだ。自分の人生の物語の最後をどう書くかを父はすでにはっきりとさせていた。人工呼吸器も苦しみも望んでいなかった。父は家に留まり、愛する人と一緒に過ごしたいと願っていた。

しかし、できごとの重なりは穏やかに流れることを拒み、傍らにいる者の心に大洪水を起こす。たった一日前までは、父は数週間、いや数カ月はもちそうに見えた。今の母は時間は伸びたり縮んだりするものなのか、と思っているだろう。母の心は限界に達していたが、二人で話し合ううちに母も今、進もうとしている道がどこにいくのか気づいた。ＩＣＵによって永らえる命は父の本来の望みからは遠くかけ離れているのだ。終わり方は大切である、それはその人自身のためだけではない。おそらく、残される人たちのためにさらに大切なことなのである。母は、父に挿管をしないように救急医に頼んだ。私は妹に電話した。仕事で列車に乗る直前に捕まえることができた。妹もまた心の準備ができていなかった。

「どうして、そんなことになったの？」と妹は訊いてきた。「お父さんはもう昨日の状態には戻れないって本当なの？」

「まあ、無理だろうと思う」と私は言った。このような状況で家族全員が同じ見方をすることはほとんどない。父の最期という考えに家族の中で私が一番先に辿り着き、私がもっとも心配していたのは父の苦しみを長引かせるという過ちだった。私は祝福された平和な最期を父に迎えさせる機会を探していた。しかし、妹にとって、そして母にとっても、最期はまだ決まったことではないと思えていたし、二人にとってもっとも大きな過ちは、父の命を十分に長らえさせるのに失敗することだった。家族は蘇生処置をこれ以上は病院にさせないことで合意した。その一方で私と妹が病院に到着するまでは、父にもっていてほしいとも願っていた。二人の飛行機の便を探している間に、父は一人部屋の病室に移されることになった。

その日の午後、私が空港の出発ゲートにいるとき、母が電話をかけてきた。

「お父さん、目を覚ましたの！」と天に昇ったかのように母は言った。父は母に気がついた。意識ははっきりしていて、自分の血圧はどうかという質問までしてきた。私は父が意識を回復することはもうないと思っていたので、当惑していた。どれだけそばで見ていても、自然は予測を拒む。しかし、それ以上に私がずっと考えつづけていたことがある――父のそばにいよう。しばらくは大丈夫かもしれないから。

意識が回復したあと父はちょうど四日間生きた。私が父のベッドサイドに着いたとき、父の意識ははっきりしていて、病院の中で目を覚ましたことについて不満気だった。誰も話を聞いてくれないと、父は言った。激しい痛みで父は目が覚めたのだが、病院のスタッフはまた意識を失うことを恐れて、十分な量の痛み止めを投与しようとしなかった。父が家で服用していたのと同じ量の薬を服用できるように私は看護師に頼んだ。彼女は医師に電話をかけ、許可を申請してくれたが、半量しか認められなかった。

　午前三時、とうとう父は我慢できなくなり、叫びはじめた。点滴を抜いて、家に帰らせてくれと要求した。「なんでおまえたちは何もしてくれないんだ！」と叫んだ。「なぜ私は苦しんでいるのに放っとくんだ？」と。痛みのせいで支離滅裂になっていた。父は自分の携帯電話でクリーブランド・クリニックに電話をかけ——二百マイル以上も離れている——当惑している当直医に「なんとかしろ」と詰め寄った。担当の夜勤のナースがついに医療用麻薬を静脈注射する許可を医師から得た。しかし、父は拒否した。「その薬は効かない」と言う。最終的に午前五時、私たち家族が父を説得して静脈注射を受けさせ、痛みがようやく引きはじめた。父は静かになった。しかし、まだ家に帰りたがっていた。他を犠牲にして生き延びさせることだけが目的で建てられた病院の中では、他にはどうしたらよいのかわからないし、ここにいるかぎり、自分の自由には選択できないことを父は理解していた。

　私たちは病院側に掛けあって、父の朝の分の薬を決め、酸素吸入と肺炎治療のための抗生物質を中止し、後は家族に任せてもらうようにした。午前中には父は家の自分のベッドで落ち着いていた。

「苦しいのは嫌だ」。父は私と二人きりのときに、よくこうこぼした。「何が起こったとしても、苦しい目には合わせないように約束してくれるか？」

「イエス」。私は答えた。

　その約束を守るのは思ったより難しかった。排尿一つとっても問題があった。父の麻痺は先週から進行し、症状の一つとして自分で排尿することができなくなっていた。膀胱がいっぱいになったことを感じることはできたが何も出せなかった。私が介助して父をトイレまで行かせ、体を回して便座に座らせた。そして父が座っているのをじっと見ていた。三〇分経った。「今、出そうだ！」と父は言い張った。父は排尿のことを考えないようにした。今の便座は父が二カ月前に取りつけたローウェ社製のだと教えてくれた。電動式だ、と言う。父はこの便座が大好きだった。後ろをお湯のスプレーで洗浄し、乾かしてもくれる。お尻を誰かに拭きとってもらう必要がない。父でも自分の始末を自分ですることができた。

「これ試してみたかい?」と父が訊いてきた。

「その答えはノーだな」と答えた。

「使ってみるべきだね」と父は笑いながら言った。

しかし何も出ないのは相変わらずだった。父の膀胱が痙攣しはじめた。そして痙攣が来ると父は呻いた。「導尿しないといけないだろうな」と父は言った。このときが来ることを予測していたホスピスの看護師はカテーテルなどを用意し、使い方を母にも教えていた。だが私も何百回となく自分の患者にやってきたことである。私は父を立たせて、ベッドに戻し、導尿の準備をした。その間、父はずっと目を固く閉じていた。これは普通の人なら息子が親にすることだとは決して思わないだろう。尿意を催しているような顔ではなかった。それでも私は父の尿道にカテーテルを入れ、尿がほとばしった。大海原に出たかのように楽になった。

父の最大の苦闘の相手は相変わらず腫瘍による痛みだった――その理由は痛みをコントロールするのが難しいからではなく、どこまでコントロールするのかを決めるのが難しかったからである。三日目、また長い間、父は覚醒しなくなった。ここで起きた問題は、いつもとおなじ量の液体モルヒネを父の舌下に投与して粘膜から吸収させ、血中濃度を維持するかどうかだった。私と妹は父が痛みで目を覚ますことを恐れてそうすべきだと考えた。母は逆を恐れて、そうするのに反対した。

「ちょっとぐらい痛い方が、お父さんは目を覚ますかもしれないわ」と母は言った。目からは涙があふれ出た。「お父さんにはまだできることがたくさんあるのよ」

最後の二日間でも、母の言うことは間違いではなかった。体からの要求を無視できるときには、父は小さな喜びを得られるチャンスを貪欲に求めた。この状態でも父が楽しめる食事があり、しかも驚くほどよく食べた。チャパティや米飯、インゲン豆のカレー、芋、イエロー・スプリット・ピー〔エンドウ豆の皮をとって割ったもの〕のスープ、黒目豆のチャツネ、父が若いころから食べていた菓子であるシラを求めた。孫に電話をかけ話し込んだ。写真を整理した。未完了のプロジェクトへの指示を出した。摑めるかぎりのごくわずかな生《いのち》を父は生きていて、私たち家族はそのことで苦しんでいた。あと一日を父に与えられないだろうか？

それでも私は父に誓ったことを忘れず、予定通りに二時間ごとに父にモルヒネを投与した。不安を見せながら母も受け入れてくれた。何時間も父は荒々しい呼吸をする以外には静かに石のようにじっとしていた。父の吸気は鋭かった――いびきのような音で、蓋がばたんと閉まるように突然止まった――そして一秒後に長い呼気が始まった。父の気管の内側の粘膜を空気が通り過ぎるときの音は、まるで父の胸の中で誰かが小石の入った中空の管を振り回してガラガラ言わせているような感じだった。そして、呼吸サイクルがまた始まる前には永遠かと思うぐらいの長い無音状態があった。

家族は父の様子に慣れてきた。父は手を腹の上に置き、平和で穏やかだった。私たちはベッドのそばに何時間も座ったまま、母はアテネ・メッセンジャー紙を読み、お茶を飲み、私と妹がきちんと食事しているかどうかを心配していた。そこにいることが心地よかった。

亡くなる日の前日の午後遅く、父は突然汗びっしょりになった。妹の提案でシャツを替え、清拭することになった。家族で父の体を起こし、坐位にした。父には意識がなく、体重は完全に死人のそれだった。シャツを頭から脱がせにかかった。作業に手間取った。看護師ならどうするのか私は思い出そうとした。すると、父が目を開けていることに突然、気づいた。

「やあ、父さん」と言った。父はしばらく私を見つめ、観察しているようだった。息苦しそうだった。

「あぁ」と父は応じてくれた。

父は、家族が身体を濡らしたタオルでふき、新しいシャツに替えるのを見つめていた。

「どこか痛いところある？」

「ノー」。父は起き上がりたそうにもぞもぞしていた。私たちは父を車いすに乗せ、裏庭が見える窓際までつれていった。美しい夏の日、庭には花が咲き誇り、木々が枝を伸ばしていた。父の心がだんだんと晴れやかになっていくように見えた。

その後、私たちは父を食卓に移した。父はマンゴーとパパイヤ、ヨーグルトを食べ、薬を飲んだ。父は無口で、呼吸は正常にもどり、考えごとをしていた。

「何を考えているの？」と尋ねた。

「死ぬ過程の時間をどうすれば延ばさずにすむかを考えていたんだ。これが――この食事が過程を引き延ばしてしまう」

母はこんなセリフは聞きたくなかった。

「あなたの世話をするのが私たちの幸せなのよ、ラム」、母は言った。「愛してるわ」

父は顔を振った。

「それだけ大変なのよね、違う？」と妹が答える。

「そうだ、大変なんだ」

「もし、寝たままで逝けるのなら、それでお父さんはうれしいのだろうか?」私は尋ねた。

「そうだ」

「あなたはもう目を覚まさなくていいの? こんなふうに一緒にいて、私たちのことに気づかなくてもいいの?」母が尋ねた。

父はしばらく何も言わなかった。私たちは父を待った。

「これをまた経験するのが嫌なんだよ」。父は言った。

最後の日に父を苦しめたものは正確には肉体的なものではなかった。薬はうまく効いていて痛みはなかった。意識の満ち引きの合間で、父は時々浮かび上がってきて、家族の声を聞いて微笑んだ。しかしまだ此岸にいて、終わっていないことにも気づいた。過ぎて行ってほしいと願っていた不安に耐えることが、すべて相変わらず続いていることに気づいた——自分の体のこともそうだが、もっと難しいのは心の問題——昏迷と未完成の仕事、母のこと、どのように自分が人の記憶に残るのか、だった。意識がないときは父は平安だったが、覚醒しているときはそうではなかった。そして、父が自分の人生のストーリーの最後の行に求めていたものは平安だった。

最後に目を覚ましている間に、父は孫に会いたがった。その場に孫はいないので、私はiPadで写真を見せた。父は目を大きく開き、顔全体に笑顔が広がった。すべての写真を細かなところまで見ていった。

そして、父は意識を失った、呼吸は二、三〇秒ほど止まった。これで父は終わったと私は確信したが、また息を吹き返した。数時間続いた。

とうとう、午後六時一〇分ごろ、母と妹が話をしていて、私は本を読んでいたときに、父の呼吸が前よりも長い時間、止まっていることに私は気づいた。

「止まったと思う」と私は言った。

家族は父のそばに寄った。母が父の手を取った。みな、静かに耳をそばだてた。息を吹き返すことはなかった。

エピローグ

『死すべき定め』は生物としての限界、つまり遺伝子と細胞と肉と骨による限界に対処する葛藤についての本である。医科学は驚くべき能力でこの限界を先に延ばし、この能力がもつ可能性を信じて私は医師になった。しかし、医学の能力は有限であり、これからも常にそうだという事実を私も含めた医療者が見過ごしてしまったときに生じる害を、私は何度も何度も見てきた。

何が医療者の仕事なのかについて私たちは誤った認識をずっとひきずっている。自分たちの仕事は健康と寿命を増進することだと私たちは考えている。しかし、本当はもっと大きなことだ。人が幸福でいられるようにすることだ。そして、幸福でいるとは人が生きたいと望む理由のことである。こうした理由は、終末期や要介護状態になったときにだけではなく、一生を通じて必要なものだ。どのように重い病気や外傷に襲われたり、心身がどのように崩れたりしたとしても、中核にある疑問は常に同じである――おかれた状況とこれからの可能性を本人がどう理解しているか？　恐れていることと望んでいることは何なのか？　何を犠牲にしてもよく、何を犠牲にするのが駄目なのか？　そしてこの理解を深めるのに役に立つ最善の行動とは何か？

緩和ケアとはこうした考え方を死期が迫った患者のケアに持ち込むためにこの二、三〇年に芽生えた領域である。この専門分野は進歩を続け、生死とは無関係に他の重い病気の患者のケアにも同じアプローチが応用されるようになった。これは励みの理由になる。しかし、お祝いすることはできない。それができるのは、すべての医療者が担当するすべての患者にこのようなアプローチをとるようになったときだけだ。緩和ケアという専門分化が不要になったときだ。

もし人らしくあることに限界があるならば、対人援助の専門家や組織――外科医からナーシング・ホームまで――に求められる役割は限界と闘う人たちに対する援助にならなければならない。時には治し、時には慰めるだけで時にはそれすらできない。しかし、何ができるかどうかにはかかわらず、医療行為やそれに伴うリスクや犠牲が正当化されるのは、それらが患者のより大きな目標に役立つときだけである。それを忘れている場合、苦痛を伴う医療は野蛮な行為になる。それを心がけている場合は、医療にできるよいことはため息が出るほど素晴らしくもなる。

医師として――そして、実際のところ人間としても――医学で治せない病に罹った人を援助する場合に、治せる場合と同じような意味のある経験をできるとは私は今までまったく思わなかった。しかし、相手が誰であれ、ジュウェル・ダグラスのような患者やペグ・バシュルダーのような知人、また父のようなかけがえのない人であっても、意味のある経験ができると証明されたのだった。

父は忠誠心や自分自身を見失うことなく最期を迎えた。このことに私は感謝している。父は死後の自身の希望を明確にしていた。家族に残した遺言で、遺骸は荼毘に付し、父にとって大切な三つの場所――アテネと父が育った村、すべてのヒンズー教徒にとって聖なるガンジス川――に散骨するように指示していた。ヒンズー神話によれば、ガンジスに遺体の一部が触れることで、その人は永遠の救いを得られる。だから、何千年もの間、遺族はかけがえのない人をガンジスまで運び、亡骸を水面に撒くことを続けてきたのだ。

父の死から数カ月後、私たち家族はヒンズー教徒の伝統に従うことにした。ガンジス川の砂州の上にできた紀元前二〇世紀にまでさかのぼる古代宗教都市ワーラーナシーまで旅したのである。日の出前に起床し、大河の川岸に作られた壁のように険しい階段状のガートまで歩いた。サンスクリット学者であるパンディットによる儀式に遅れないよう早めに着いた。パンディットは私たちを櫂つきの小さな木舟に乗せ、漕ぎ手は夜明け前の川に舟を出した。

空気は冷たく爽やかだった。白いもやのとばりが街の家並みと川面を覆っていた。寺院の聖職者が唱える真言、マントラがノイズだらけの拡声器から響いていた。声は川も越えて、早朝から石鹼をもち沐浴する人々、石板の上で服を叩きつけている洗濯人の列、そして係留されている舟の上に佇むカワセミに届いていた。その日に火葬する多数の遺体を燃やすための薪が山のように積まれた河原の船着き場を通り過ぎた。川の中にかなり入ったところで、もやの中から太陽がようやく顔を出し、パンディットは真言を唱え、歌い出した。

一家の長男として、私が呼び出された。父が解脱――地上で永遠につづく輪廻転生から解放され、涅槃にいたること――ができるようにする儀式を手伝った。パンディットは紐を巻きつけた指輪を私の右手の薬指にねじってはめた。掌に入るぐらいの大きさの父の遺灰が入った真鍮製の骨壺を私に持たせ、その中に薬草と花、お供えの食物を入れた――ビンロウの実と米、スグリの実、氷砂糖、ウコンだった。次に他の家族にも同じことをさせた。みなで線香を焚き、その煙を遺灰にかけた。パンディットは舟首から身を乗り出して小さなコップでガンジス川の水を汲み、私に小さじ三杯ほどを飲ませた。そして骨壺の中の塵のようなものを右肩越しに後ろの川に投げるように私に命じた。遺灰の次に、骨壺自体と蓋も投げさせられた。〝ドント・ルック〟、見るなと、彼は私に英語で注意し、私も振りかえらなかった。

親がどれだけ努力しても、オハイオの小さな町で子どもをまともなヒンズー教徒に育てるのは難しい。神が人の運命を決めるという思想を私は信じる気にはならないし、これからやることで死後の世界にいる父に何か特別なことをできるとも思わない。ガンジス川は世界の大宗教の一つにとっての聖なる場所かもしれないが、医師である私にとっては、世界でもっとも汚染された川の一つとして注意すべき場所である。火葬が不完全なままに投棄された遺体がその原因の一つである。そうしたことを知りながら、私は川の水を一口飲まなければいけなかった。ネットでバクテリアの数を調べておいて、事前に抗生物質を服用しておいたのだった（それだけしてもジアルジア感染症を起こした。寄生虫の可能性を見落としていた）。

だが、そのとき私は自分の役割を果たせることに感動し、深く感謝もしていた。一つには、父がそう望んだからであり、母と妹も同じだったからだ。そしてそれ以上に、骨壺と灰白色の粉になった遺灰の中に父がいると感じることはなかったのだが、悠久の昔から人々が同じ儀式を営んできたこの場所にいることで私たちを越えた何か大きなものと父を繋ぐことができたように私は感じた。

子どものとき、父が私に教えてくれたことは粘り強さだった――障害にぶつかっても、もう限界だと諦めたりしてはいけない。大人になり、父の最期の数年を共にし、消えてくれと願うだけではどうしようもない限界とどう折り合いをつけるかを見てきた。限界を延ばしつづけることから、限界の中で最善を尽くすことに方向転換することはたやすいことではない。しかし、延ばすことによる損失が、メリットを上まわってしまう時点があるのは明らかだ。この時点をいつにするのか、それを決める葛藤を父が乗り越える手助けをしたのは、私の人生を通じて最大の苦痛であったと同時に最高の経験だった。

限界に直面したときに父がしたことの一つは、それを幻想抜きに見ることだった。状況によってはどうしようもなくなるときはあったが、限界を実際よりもよいと偽ることは決してしなかった。人生は短く、世界の中で一人が占めるスペースは狭いことを父は常にわかっていた。しかし、同時に父は自分を歴史の繋がりの中の一つの輪と見ていた。あらゆるものをのみ込む川の上に浮かんでいると、悠久の時間を越えて無数の世代が手を繋いでいるような感覚が私をとらえ、離さなかった。父は家族をここに連れてくることで、父も何千年にもわたる歴史の一部であることを私たちにわかるようにしてくれたのだった――私たち自身もその一部だ。

父からの遺言とお別れを聞くことができたのは家族にとって幸運だった。このチャンスが与えられたからこそ、今、平安にあることを父は家族に伝えることができた。それは私たちも平安に導いてくれる。

父の遺灰を散骨した後、しばらくの間、私たちは川の流れに任せて静かに漂っていた。日射しが強まり、もやが消えるにつれて、骨まで冷え切った私たちの身体も暖まってきた。私たちは漕ぎ手に合図し、彼は櫂を手に取った。舟は岸に向かって動き出した。

謝辞

本書刊行にあたって、感謝しなければならない人が大勢いる。最初に、そしてもっとも感謝しなければいけない相手は私の母、スシーラ・ガワンデと、私の妹ミータである。あまり振り返りたくない瞬間や私の記憶とは違うことを二人からわざわざほじくり返すことになると私もわかっていた。しかし、それでもいつも二人は私を助けてくれた。難しい質問に答え、記憶を辿り、備忘録から医療カルテまですべてを漁ってくれた。

アメリカや海外にいる他の親戚からも同様に不可欠なものを提供してもらった。たとえば、インドにいる私の叔父ヤダオラオ・ラウトは特に私の父や祖父の記憶を家族の記憶からたどるために、古い手紙や写真を送ってくれた。そして細かなできごとについての検証も手伝ってくれた。ナンとジム、チャック、アン・ホブソンも同様に、アリス・ホブソンの生涯についての多くの記憶や記録を提供してくれた。

自らの加齢に伴う経験や、深刻な病気についてインタビューで語ってくれた多くの人々、そしてそれにかかわった家族に対しても、私は恩を感じている。二百人を超える人々が私のために時間を割いてくれて、自分の話を語り、自分の人生について私に教えてくれた。この本の中で触れることができたのは彼らの中のわずかな人数だけだが、しかし、みな同じようにここに存在しているのだ。

高齢者向け施設の最前線で働くあらゆる職種のスタッフ、緩和ケアの専門家やホスピスのワーカー、ナーシング・ホームの改革者やパイオニア、周囲とは逆を行く人たちが、私が今までに見たことがないような場所を見せてくれたり、聞いたことがないようなアイデアを提供してくれた。特に感謝したい二人がいる――ロバート・ジェンケンズは高齢者介護を再発明している人々の大規模なコミュニティへの入り口を開き、私を招き入れてくれた。ダナ・ファーバーがん研究所のスーザン・ブロックは緩和ケアとホスピスケアの世界への入り口を開いてくれた。さらに加えて、ここで書いたような洞察を医療者が働く場やそれ以外の場所におけるケアの中にどう織り込むかを調べる研究のパートナーに私を加えてくれた。

ブリガム・アンド・ウィメンズ病院とハーバード大学公衆衛生大学院からは、一五年以上にわたって望外なほどよい研究環境を提供していただいた。そしてアリアドネ研究所、つまり私が率いているジョイント・イノベーション・センターの仲間のおかげで、手術と医療システムの研究、執筆をミックスさせることが実現可能になった上に、楽しみにもなった。この本はカリール・シーチャランとカイト・ハーレイ、クリスティーナ・ヴィテック、タニヤ・パリット、ジェニファー・ネイデルソン、ビル・ベリー、アーニー・エプスタイン、チップ・ムーア、マイケル・ジナーの特段の尽力がなければ、完成することはなかっただろう。ダリア・リットマンは事実関係の確認を手伝ってくれた。そして、もっとも必要不可欠な人物は、明晰かつ冷静沈着なアミ・カーレージであった。彼女は、執筆作業の最後の三年間、私のリサーチ・アシスタントとして、ストーリーボードのアーティストとして、清書者として、打てば響く反響板として、そして必要に応じてバーボン・ブランブル（バーボンウィスキーベースのカクテル）のバーテンダーとして働いてくれた。

ニューヨーカー誌は私の創造力のもう一つの源である。この素晴らしい雑誌に寄稿できるということはもちろん（デビッド・レムニックに感謝）、さらに、私の担当編集者であり、友人でもある偉大なるヘンリー・ファインダーに出会えたことは、過分なまでの幸運だと私は思っている。ヘンリーはこの雑誌に寄せた二本のエッセイの執筆を見守り、このエッセイがこの本のもとになり、そして多くのキーになるアイデアをさらに加えるように導いてくれた（たとえば、ジョサイア・ロイスの本を読むように勧めてくれたのは彼である）。

ティナ・ベネットは疲れを知らない代理人であり、努力を惜しまない保護者であり、大学時代にまで遡る親友である。書籍出版についてあらゆることが変化しているが、彼女は常に読者を惹き付ける方法を見つけだしてくれ、私が書きたいと思うことを書いてくれる。彼女に敵う人はいない。

ロックフェラー財団は、ゴージャスなベラージオセンターを静養先として提供してくれた。ここで私は本を書きはじめ、そしてまた戻って第一稿を書き終えた。そして、ヘンリーとティナ、デビッド・シーガル、ジェイコブ・ワイスバークと話し合うことで、この本への私の見方が一変し、最初から最後まで書き直すことになった。レオ・キャリーは最終原稿の行ごとの校正をしてくれた。彼の言語に対する感性と明確な表現によってこの本の文章は格段によくなった。リヴァ・ホッカーマンは最終原稿の読み通しも含めて、すべての段階で重要な手助けをしてくれた。グリゴリー・トビスとロシン・シュロスの二人からのかけがえのない貢献にも感謝している。

私の妻キャサリーン・ホブソンは、この本の執筆にあたって彼女が思っているよりももっと重要な役割を果たしてくれている。本の中のアイデアやストーリーはすべて、妻と一緒に話したり、生活している中で思いついたものだ。彼女はコンスタントに私のやる気を刺激してくれている。私はいままで一度も器用な作家であったことはない。そうした作家は言葉は自然に沸いてくるというが、私にはその意味がわからない。私にとって言葉は繰り返し頭の中をめぐらして、ゆっくりと出てくるものである。しかし、キャサリーンがいつも助けてくれて、私は言葉を見つけやすくなり、仕事が達成可能かどうか、どれだけ時間がかかってもすべきことなのかどうかが区別できるようになった。彼女と三人の素晴らしい子どもたち、ハンターとハティー、ウォーカーが一段一段、私を上に引き上げてくれた。

そして素晴らしい担当編集者サラ・バーシュテルにも言及しなければならない。彼女はこの本の編集をしているとき、家族に起こりうるもっとも困難な現実を乗り越えなければならなかった。編集から身を退くのも当然のことと思われた。しかし、この本に向けた彼女の献身は揺らぐことがなく、原稿のすべてに私と一緒に細かく目を通してくれて、各段落ごとに私の意図が誠実に正しく表現されるように確認してくれた。サラの献身ゆえに私の言いたいことがこの本に盛り込まれている。巻頭に彼女の名を挙げているのはそのためである。

訳者解説

『死すべき定め』は人を変える

ガワンデの本の翻訳を手がけるのはこれで二冊目である。『医師は最善を尽くしているか』（みすず書房、二〇一三年）のときのあとがきに私はこう書いた。

初校を校正しながら、私は読まされた。読まされるという感じで、ついつい先はどうなるかと読みたくなるのである。すべては自分が翻訳した自分で書いた文章である。先がどうなるかも知っている。なのに読みたくなる。

今回は校正しながら泣いた。先を読みつづけられなくなった。自分で書いたもので泣くなんてアホらしいが、正直そうだった。感情を交えず淡々と描かれた人の死をめぐるストーリーが涙腺を刺激する。社会情動的選択理論やピーク・エンドの法則、メタアナリシスや医療保険会社のデータのような医師にとっても難しい内容を紹介しながら、サラ・モノポリやペグ・バシェルダーの最期の日を生き生きと描いている。第7章「厳しい会話」を最後まで読めば、アトマラン・ガワンデがオハイオ大学の卒業式で階段を登って父兄席につく様子が脳裏に残るだろう。

この本は人を変える。読者の中には家族や親しい人を見送った経験があるか、その最中の人がいるはずだ。この本を読めばその人たちは前と同じ考え方ではいられないだろう。

私もいろいろ変わった。ガワンデほどではないが私も物書きである。今回の翻訳は私の文章スタイルを変えた。同じく医師でもあり、医学に対する考え方が変わったのは言うまでもない。精神科医として患者に向かう態度も変わった。社会情動的選択理論やピーク・エンドの法則を認知・行動療法の中で使うようになった。動機づけ面接のトレーナーでもある。「解釈的な医師」「問い、伝え、問う」（二〇五頁）はトレーニングにそのまま使える。

訳者としての感想はこれぐらいにして、ここではこの本を読んだ読者にぜひ、お勧めしたいことを紹介することにしよう。

『死すべき定め』は立体的に読める

米国公共放送の特別番組　この本は読んだだけではもったいない。ネット動画や本・論文などぜひ他にも触れて欲しいものがある。

まず、この動画は必見である。米国公共放送局、ＰＢＳが五〇分の番組をつくった（http://www.pbs.org/wgbh/frontline/film/being-mortal/）。

英語はわからなくてもよい。サラ・モノポリとリッチ夫婦、鼻に酸素チューブをつけながら赤ん坊のビビアンを抱いている病衣のサラの写真を見て欲しい。寡夫になったリッチをガワンデが訪れ、救急車で運ぶことになった金曜日のことを聞く場面がある。当時を思い出すときのリッチの表情を見て胸が詰まる思いをしない人はいないだろう。数年経っても妻を苦しめたことをリッチは後悔している。

ビデオでは、取材対象の患者や遺族とガワンデの間の関係性にも注目して欲しい。たとえば、遺族のリッチにガワンデは素直に"I am sorry"と言う。常識的な医師・患者関係とは違う、共感的な関係をこの番組が教えてくれている。

批判的読書による心理学・死生学への新しい視点　『死すべき定め』はガワンデの批判的読書の結果でもある。ガワンデは現代版「往生術」を新たにゼロから書き下ろそうとしている。死と聞けば宗教やスピリチュアルなことを想像する人が多いだろう。そういう場面はある。エピローグでのガンジス川での場面はまさしくそうである。しかし、ガワンデの思索が宗教や神秘に走ることは決してない。誰もが知る常識にも従わない。そうではなく科学的心理学・社会学に基づくようにしている。

死に方の指針になるような本は他にもたくさんある。この領域を専門にしているような心理学者や老年科医、介護関係者、宗教者がすでに多数著している。『死すべき定め』はそうした本とはまったく違う。一つには名前がついた人物は全員、実在の存在である。ガワンデがニューヨーカー誌のスタッフ・ライター、つまりジャーナリストであるからかもしれない。学者なら無視するような生活の具象を忠実に写実している。二つ目には、学者が盲従するような理論が捨て去られている。たとえば臨床心理学者が黙従するマズローの欲求五段階説は論破されている。死生学では必須項目になっている精神科医キュブラー・ロスの「死の受容五段階」は完璧に無視されている。ガワンデが死生学を講義するような学者ではなく、実際に人の体を切り刻む外科医だからだろう。がんの三大療法、手術・化学療法・放射線療法を専門にする腫瘍医にとっても、この本は耳に痛いはずだ。それはガワンデが甲状腺を専門にする外科医だからかもしれない。ガワンデは科学を正確に理解し、エビデンスに基づく心理学のみを選んで紹介している。

意思決定についてはカーネマンの行動経済学を紹介している。行動経済学については友野典男による入門書がある。[1]〝記憶する自己〟と〝経験する自己〟の対立とピーク・エンドの法則は以前から知っていたという読者はいるだろう。それをガワンデはエンド・オブ・ライフ（人生の終焉）の決断に結びつけた。幸福については、ローラ・カーステンセンの社会情動的選択理論を紹介している。ガワンデは「この二、三〇年間のこうした議論において、スタンフォード大学の心理学者であるローラ・カーステンセンによる創造的かつ重要な研究を越えるものはほとんどない」と評価する。彼女の本の和訳はまだない。それだけではない。私は長年日本認知・行動療法学会の学会誌「行動療法研究」の編集委員をしているが、一度としてカーステンセンの研究に触れた論文にお目にかかったことがなかった。知り合いの大学教授で老年学を専門にする心理学者が彼女の仕事を知っていたが、教授も社会情動的選択理論と終末期の医療を結びつけて考えたことはなかったという。

この本は新しい研究のアイデアを提供してくれている。「エデンの園の代わり」を始めたビル・トーマスはこう言う（一一五頁）。

> 文化による惰性は強力だ。だから、文化と呼ぶんだ。変わらないゆえに文化になる。文化は革新を揺り籠の段階で絞め殺してしまう。

介護・医療は介護保険・医療保険によって支えられている。これは逆から言えば、法律によって厳しい規制がかけられている市場であり、規制という防波堤に囲まれた規制産業である。革新は規制によって絞め殺される。だからこそ、ここに出てくるビル・トーマス、ジャックリーン・カーソンが面白い。日本のどこかにもいるはずだ。

米国における高齢者介護・医療との比較　正直に言えば、私自身も米国における高齢者介護・医療については偏った考えを持っていた。米国の医療費が異常に高いことはよく知られている。九〇年代にはグラニー・ダンピング（文字通りの姥捨て、足手まといになった身内の年寄りを病院の前やターミナル駅などに捨てに行くこと）が米国の流行語になった。私は一九九八―二〇〇七年に国立菊池病院で勤務した。この病院は一九七二年の有吉佐和子の『恍惚の人』が話題となり、認知症患者への取り組みを政策医療として行うこととなり、室伏君士先生を初代院長として迎えて発足した日本で最初の認知症専門病院である。老年期について学ぶチャンスはいくらでもあった。しかし、ここでいう先進国は北欧であり、米国はむしろ反面教師であった。米国での実践から学ぶものはないと思い込んでいた。読者の多くもそのような〝常識〟を持っているだろう。読んだ後、どう変わっただろうか？

結論から言えば、米国にも公的医療保険がある。無保険者が多いことはよく知られているが、それは高齢者には当てはまらない。米国に合法的に五年以上居住している六五歳以上のすべての人は連邦政府が管轄する社会保険、メディケアの対象になる。メディケアは一九六五年にスタートした。日本が国民皆保険を達成した四年後のことである。連邦政府から年金も支給される。一九二〇年にスタートした。日本の国民年金が始まったのは一九五九年である。

では、日米どちらが高齢者にとって住みよいのだろうか？　小澤[2]によれば、日本との比較の観点を考慮した場合、六〇歳以上の者（施設入所者を除く）を対象とした内閣府の「第六回高齢者の生活と意識に関する国際比較調査結果」（二〇〇五年）が参考になる。これによれば、「現在の生活に満足しているか」についてみると、「満足している」と「まあ満足している」の割合の合計は、アメリカでは九五・七パーセントと高い数値となっている（日本九一・三パーセント、ドイツ九二・九パーセント、フランス九一・七パーセント）。一方、「現在、日常生活で悩みやストレスがあるか」についてみると、「まったくない」の割合は、四七・二パーセントとなっている（日本は五五・二パーセント）。また、「経済的に日々の暮らしに困ることがあるか」について、「困っている」と「少し困っている」の割合を合計した数値をみると、アメリカで二七・六パーセントとなり、日本の一四・五パーセントよりも高い。

日本の病院はICUのように超急性期を専門にして、入院期間が一、二週間しかないところから、菊池病院のように月単位で入院できる慢性期の病院までさまざまである。米国の病院は急性期に専門化している。病院に長居することはない。介護が必要になればインディペンデント・リビングからアシステッド・リビング、最終的にはナーシング・ホームに入ることになる。ナーシング・ホームは日本で言えば老人病院から介護老人保健施設に相当することになるだろう。もっとも、日本での老年期の過ごし方は多様である。老人福祉法によれば老人デイサービスセンターや老人短期入所施設、養護老人ホーム、特別養護老人ホーム、軽費老人ホーム、老人福祉センター、老人介護支援センターがある。さらに介護保険法に基づく介護老人保健施設もある。菊池病院で一〇年近く働き、介護保険の主治医意見書もよく書いている私にもいったい、どの施設がどういう人にどう適しているのか、さっぱりわからない。ニューブリッジやサンボーン・

プレイスのようなところはあるのだろうか？　私自身が虚弱《フレイル》になったらどこに行けばいいのだろう？　私にはっきりわかるのは、法律が定めた施設基準だけではどの施設がどうなのかはさっぱりわからないということだけである。そしてビル・トーマスやジャック・クリーン・カーソンのような人が日本のどこにいるかは、私たちが自分自身で探すか、私たち自身がそうならなければならない。

翻訳にあたって

『医師は最善を尽くしているか』を翻訳した後、私はまたガワンデを訳す機会を探していた。それだけ前作によって私が受けた影響は大きかった。編集者の田所俊介さんから版権を取れたという連絡を受けたのが二〇一四年一一月二七日だった。この本はガワンデにとっては父の記憶を残すこともこの本を書いた理由の一つだろう。翻訳が決まったとき、私も大学文学部で近代中国史を勉強している息子、原井翔平に下訳を担当させることにした。一緒に訳す仲間があることは作業を孤独さから解放してくれた。ただし、最終的な訳の責任は私にある。

この本の校正をしているときに私の亡父の五回目の命日、四月一九日を迎えた。父は国立京都医療センターの窓のない病室で一人で亡くなった。東日本大震災の後、学会などの予定がなくなった私は名古屋から毎週見舞いに行っていた。もうダメでしょう、というときを父は何度か持ちこたえた。最後の最後の夜、私は病院から車で一五分ほど離れた実家で休んでいた。最後の息を引き取るときにそばにいなかったことを今、改めて思いだして悔やんでいる。一方、一二歳のときに広島で被爆した父の伝記[3]を残すのを手伝えた。父は〝死にゆく者の役割〟を見事に果たすことができた。その大事さをこの翻訳で改めて息子とともに味わえることが今、嬉しい。

原井宏明

1　友野典男『行動経済学――経済は「感情」で動いている』光文社新書、二〇〇六年。
2　小澤幸生「アメリカの高齢者の現状と課題」二〇一二年。http://www.ilcjapan.org/chojuGIJ/pdf/12_02_5.pdf
3　原井郁雄『被爆の思い出・戦争の無い世界を――原井郁雄オーラル・ヒストリー』二〇一一年。http://home.hiroshima-u.ac.jp/hua/news/110120harai_oral.html

原　注

序

1　Leo Tolstoy, *The Death of Ivan Ilyich*, 1886.（望月哲男訳『イワン・イリイチの死／クロイツェル・ソナタ』光文社，2006）

2　A. Gawande, *Complications* (Metropolitan Books, 2002).（小田嶋由美子訳『コード・ブルー——外科研修医救急コール』医学評論社，2004）

3　National Office of Vital Statistics, *Vital Statistics of the United States*, 1945 (Government Printing Office, 1947), p. 104, http://www.cdc.gov/nchs/data/vsus/vsus19451.pdf.

4　"Place of Death: U.S. Trends since 1980," *Health Affairs* 23 (2004): 194-200, http://content.healthaffairs.org/content/23/3/194.full.html.

5　A. Kellehear, A Social History of Dying (Cambridge University Press, 2007).

6　最近の外科医 Sherwin Nuland もこの本の最終章で述べている．S. Nuland, *How We Die: Reflections on Life's Final Chapter* (Knopf, 1993).（鈴木主税訳『人間らしい死にかた——人生の最終章を考える』河出書房新社，1995）

1　自立した自己

1　P. Thane, ed., *A History of Old Age* (John Paul Getty Museum Press, 2005).

2　D. H. Fischer, *Growing Old in America: The Bland-Lee Lectures Delivered at Clark University* (Oxford University Press, 1978). さらに C. Haber と B. Gratton が，高齢者と安全について研究者として述べている．*An American Social History* (Indiana University Press, 1994).

3　C. A. Kirk, *Emily Dickinson: A Biography* (Greenwood Press, 2004).

4　R. Posner, *Aging and Old Age* (University of Chicago Press, 1995), 第 9 章参照．高齢者は自分たちの価値をいまだに保持していると考えがちだが……一方で若い人間はしばしば高齢者の価値を大したことがないと思っている．

5　Fischer, *Growing Old in America.*

6　A. Achenbaum, *Old Age in the New Land* (Johns Hopkins University Press, 1979).

7　アメリカ合衆国国勢調査局, http://quickfacts.census.gov/qfd/states/00000.html.

8　世界銀行 http://data.worldbank.org/indicator/SP.POP.65UP.TO.ZS.

9　"China's Demographic Time Bomb," *Time*, Aug.31, 2011, http://www.time.com/time/world/article/0,8599,2091308,00.html.

10 Posner, ch. 9.

11 Haber and Gratton, pp.24–25, 39.

12 Haber and Gratton.

13 E. Arias, "United States Life Tables," *National Vital Statistics Reports* 62 (2014): 51.

14 L. E. Jones and M. Tertilt, "An Economic History of Fertility in the U.S., 1826–1960," *NBER Working Paper Series*, Working Paper 12796, 2006, http://www.nber.org/papers/w12796.

15 Fischer, appendix, table 6.

16 L. Rosenmayr and E. Kockeis, "Propositions for a Sociological Theory of Aging and the Family," *International Social Science Journal* 15 (1963): 410–24.

17 Haber and Gratton, p. 44.

18 E. Klinenberg, *Going Solo: The Extraordinary Rise and Surprising Appeal of Living Alone* (Penguin, 2012).

19 European Commission, *i2010: Independent Living for the Ageing Society*, http://ec.europa.eu/informationsociety/activities/ictpsp/documents/independentliving.pdf.

20 J. A. Trolander, *From Sun Cities to the Villages* (University Press of Florida, 2011).

2　形あるものは崩れ落ちる

1 J. R. Lunney et al., "Patterns of Functional Decline at the End of Life," *Journal of the American Medical Association* 289 (2003): 2387–92. この章のグラフはこの論文から引用している.

2 National Center for Health Statistics, *Health, United States, 2012: With Special Feature on Emergency Care* (Washington, DC: U.S. Government Printing Office, 2013).

3 J. R. Lunney, J. Lynn, and C. Hogan, "Profiles of Older Medicare Decedents," *Journal of the American Geriatrics Society* 50 (2002): 1109. Lunney の "Patterns of Functional Decline" なども見よ.

4 G. Gibson and L. C. Niessen, "Aging and the Oral Cavity," in *Geriatric Medicine: An Evidence-Based Approach*, ed. C. K. Cassel (Springer, 2003), pp. 901–19. I. Barnes and A. Walls の "Aging of the Mouth and Teeth," *Gerodontology* (John Wright, 1994) も見よ.

5 J. R. Drummond, J. P. Newton, and R. Yemm, *Color Atlas and Text of Dental Care of the Elderly* (Mosby-Wolfe, 1995), pp. 49–50.

6 J. J. Warren et al., "Tooth Loss in the Very Old: 13–15-Year Incidence among Elderly Iowans," *Community Dentistry and Oral Epidemiology* 30 (2002): 29–37.

7 "Progression of Aortic Calcification Is Associated with Metacarpal Bone Loss during Menopause: A Population-Based Longitudinal Study," *Arteriosclerosis, Thrombosis, and Vascular Biology* 20 (2000): 1926–31.

8 H. Yoon et al., "Calcium Begets Calcium: Progression of Coronary Artery

Calcification in Asymptomatic Subjects," *Radiology* 224 (2002): 236–41; Hak et al., "Progression of Aortic Calcification."

9 N. K. Wenger, "Cardiovascular Disease," in *Geriatric Medicine*, ed. Cassel (Springer, 2003); B. Lernfeit et al., "Aging and Left Ventricular Function in Elderly Healthy People," *American Journal of Cardiology* 68 (1991): 547–49.

10 J. D. Walston, "Sarcopenia in Older Adults," *Current Opinion in Rheumatology* 24 (2012): 623–27; E. J. Metter et al., "Age-Associated Loss of Power and Strength in the Upper Extremities in Women and Men," *Journal of Gerontology: Biological Sciences* 52A (1997): B270.

11 E. Carmeli, "The Aging Hand," *Journal of Gerontology: Medical Sciences* 58A (2003): 146–52.

12 R. Arking, *The Biology of Aging: Observations and Principles*, 3rd ed. (Oxford University Press, 2006); A. S. Dekaban, "Changes in Brain Weights During the Span of Human Life: Relation of Brain Weights to Body Heights and Body Weights," *Annals of Neurology* 4 (1978): 355; R. Peters, "Ageing and the Brain," *Postgraduate Medical Journal* 82 (2006): 84–85; G. I. M. Craik and E. Bialystok, "Cognition Through the Lifespan: Mechanisms of Change," *Trends in Cognitive Sciences* 10 (2006): 132; R. S. N. Liu et al., "A Longitudinal Study of Brain Morphometrics Using Quantitative Magentic Resonance Imaging and Difference Image Analysis," *NeuroImage* 20 (2003): 26; T. A. Salthouse, "Aging and Measures of Processing Speed," *Biological Psychology* 54 (2000): 37; D. A. Evans et al., "Prevalence of Alzheimer's Disease in a Community Population of Older Persons," *JAMA* 262 (1989): 2251.

13 R. E. Ricklefs, "Evolutionary Theories of Aging: Confirmation of a Fundamental Prediction, with Implications for the Genetic Basis and Evolution of Life Span," *American Naturalist* 152 (1998): 24–44; R. M. Zammuto, "Life Histories of Birds: Clutch Size, Longevity, and Body Mass among North American Game Birds," *Canadian Journal of Zoology* 64 (1986): 2739–49.

14 C. Mobbs, "Molecular and Biologic Factors in Aging," in *Geriatric Medicine*, ed. Cassel; L. A. Gavrilov and N. S. Gavrilova, "Evolutionary Theories of Aging and Longevity," *Scientific World Journal* 2 (2002): 346.

15 S. J. Olshansky, "The Demography of Aging," in *Geriatric Medicine*, ed. Cassel; Kellehear, *A Social History*.

16 Michel de Montaigne. *The Essays*, sel. and ed. Adolphe Cohn (G. P. Putnam's Sons, 1907), p. 278.

17 G. Kolata, "Live Long? Die Young? Answer Isn't Just in Genes," *New York Times*, Aug. 31, 2006; K. Christensen and A. M. Herskind, "Genetic Factors Associated with Individual Life Duration: Heritability," in J. M. Robine et al., eds., *Human Longevity, Individual Life Duration, and the Growth of the Oldest-Old Population* (Springer, 2007).

18 Gavrilov and Gavrilova, "Evolutionary Theories of Aging and Longevity."

19 A. K. Freeman and M. Gordon, "Dermatologic Diseases and Problems," in *Geriatric Medicine*, ed. Cassel, 869.

20 A. Terman and U. T. Brunk, "Lipofuscin," *International Journal of Biochemistry and Cell Biology* 36 (2004): 1400–4; Freeman and Gordon, "Dermatologic Diseases and Problems."

21 R. A. Weale, "Age and the Transmittance of the Human Crystalline Lens," *Journal of Physiology* 395 (1988): 577–87.

22 Olshansky, "The Demography of Aging." US Census Bureau data for 1950, http://www.census.gov/ipc/www/idbpyr.html. も参照．また補助的なデータは Population Pyramid online, http://populationpyramid.net/ を見よ．

23 M. E. Pollack, "Intelligent Technology for an Aging Population: The Use of AI to Assist Elders with Cognitive Impairment," *AI Magazine* (Summer 2005): 9–25. Federal Deposit Insurance Corporation, *Economic Conditions and Emerging Risks in Banking: A Report to the FDIC Board of Directors*, May 9, 2006, http://www.fdic.gov/deposit/insurance/risk/200602/Economic200602.html. も見よ．

24 アメリカ医学専門委員会とアメリカ内科医学委員会の老人病学の証明データによる．

25 M. Gillick, *The Denial of Aging: Perpetual Youth, Eternal Life, and Other Dangerous Fantasies* (Harvard University Press, 2006).

26 "A Randomized Clinical Trial of Outpatient Geriatric Evaluation and Management," *Journal of the American Geriatrics Society* 49 (2001): 351–59.

27 American Board of Medical Specialties, American Board of Psychiatry and Neurology; L. E. Garcez-Leme et al., "Geriatrics in Brazil: A Big Country with Big Opportunities," *Journal of the American Geriatrics Society* 53 (2005): 2018–22; C. L. Dotchin et al., "Geriatric Medicine: Services and Training in Africa," *Age and Ageing* 41 (2013): 124–28.

28 D. C. Grabowski, C. M. Campbell, and M. A. Morrissey, "Elderly Licensure Laws and Motor Vehicle Fatalities," *JAMA* 291 (2004): 2840–46.

29 J. Spano, "Jury Told Weller Must Pay for Killing 10," *Los Angeles Times*, Oct. 6, 2006, http://articles.latimes.com/2006/oct/06/local/me-weller6.

3 依 存

1 M. L. Nassau, *Old Age Poverty in Greenwich Village: A Neighborhood Study* (Fleming H. Revell Co., 1915).

2 M. Katz, *In the Shadow of the Poorhouse* (Basic Books, 1986); M. Holstein and T. R. Cole, "The Evolution of Long-Term Care in America," in *The Future of Long-Term* Care, ed. R. H. Binstock, L. E. Cluff, and O. Von Mering (Johns Hopkins University Press, 1996).

3 Illinois State Charities Commission, *Second Annual Report of the State Charities Commission*, 1912, pp. 457–508; Virginia State Board of Charities and Corrections, *First*

Annual Report of State Board of Charities and Corrections, 1909.

4 Haber and Gratton, *Old Age and the Search for Security*.

5 M. Barber, "Crotchety Harry Truman Remains an Icon of the Eruption," *Seattle Post-Intelligencer*, March 11, 2000; S. Rosen, *Truman of Mt. St. Helens: The Man and His Mountain* (Madrona Publishers, 1981). 2つのバンドがトルーマンに触発されて曲を発表している. R. W. Stone's 1980 country rock hit, "Harry Truman, Your Spirit Still Lives On," http://www.youtube.com/watch?v = WGwa3N43GB4, and Headgear's 2007 indie rock single, "Harry Truman," http://www.youtube.com/watch?v = JvcZnKkMDE.

6 L. Thomas, *The Youn gest Science* (Viking, 1983).

7 A. P. Chung, M. Gaynor, and S. Richards-Shubik, "Subsidies and Structure: The Last Impact of the Hill-Burton Program on the Hospital Industry," National Bureau of Economics Research Program on Health Economics meeting paper, April 2013, http://www.nber.org/confer/2013/HEs13/summary.htm.

8 ナーシング・ホームの歴史に関する重要な情報源は B. Vladeck, *Unloving Care: The Nursing Home Tragedy* (Basic Books, 1980). Holstein and Cole, "Evolution of Long-Term Care," ボストン市の救貧院の記録: https://www.cityofboston.gov/Images Documents/Guide%20to%20the%20Almshouse%20recordstcm3-30021.pdf. も見よ.

9 前述の Vladeck, *Unloving Care*.

10 E. Goffman *Asylums* (Anchor, 1961) (石黒毅訳『アサイラム――施設被収容者の日常世界』誠信書房, 1984). Corroborated by C. W. Lidz, L. Fischer, and R. M. Arnold, *The Erosion of Autonomy in Long-Term Care* (Oxford University Press, 1992).

4 援 助

1 G. Spitze and J. Logan, "Sons, Daughters, and Intergenerational Social Support," *Journal of Marriage and Family* 52 (1990): 420–30.

2 K. B. Wilson, "Historical Evolution of Assisted Living in the United States, 1979 to the Present," *Gerontologist* 47, special issue 3 (2007): 8–22.

3 K. B. Wilson, R. C. Ladd, and M. Saslow, "Community Based Care in an Institution: New Approaches and Definitions of Long Term Care" paper presented at the 41st Annual Scientific Meeting of the Gerontological Society of America, San Francisco, Nov. 1988. Wilson, "Historical Evolution." における引用.

4 A. H. Maslow, "A Theory of Human Motivation," *Psychological Review* 50 (1943): 370–96.

5 D. Field and M. Minkler, "Continuity and Change in Social Support between Young-Old, Old-Old, and Very-Old adults," *Journal of Gerontology* 43 (1988): 100–6; K. Fingerman and M. Perlmutter, "Future Time Perspective and Life Events across Adulthood," *Journal of General Psychology* 122 (1995): 95–111.

6 L. L. Carstensen et al., "Emotional Experience Improves with Age: Evidence Based

on over 10 Years of Experience Sampling," *Psychology and Aging* 26 (2011): 21–33.

7 L. L. Carstensen and B. L. Fredrickson, "Influence of HIV Status on Cognitive Representation of Others," *Health Psychology* 17 (1998): 494–503; H. H. Fung, L. L. Carstensen, and A. Lutz, "Influence of Time on Social Preferences: Implications for Life-Span Development," *Psychology and Aging* 14 (1999): 595; B. L. Fredrickson and L. L. Carstensen, "Choosing Social Partners: How Old Age and Anticipated Endings Make People More Selective," *Psychology and Aging* 5 (1990): 335; H. H. Fung and L. L. Carstensen, "Goals Change When Life's Fragility Is Primed: Lessons Learned from Older Adults, the September Ⅱ Attacks, and SARS," *Social Cognition* 24 (2006): 248–78.

8 Center for Medicare and Medicaid Services, *Nursing Home Data Compendium, 2012 Edition* (Government Printing Office, 2012).

9 C. Hawes et al., "A National Survey of Assisted Living Facilities," *Gerontologist* 43 (2003): 875–82.

訳注 1　ロマンス作品で有名な米国の女性作家．代表作『サウンドレス・ラブ』『愛のカレイドスコープ』．

5　よりよい生活

1 W. Thomas, *A Life Worth Living* (Vanderwyk and Burnham, 1996).

2 J. Rodin and E. Langer, "Long-Term Effects of a Control-Relevant Intervention with the Institutionalized Aged," *Journal of Personality and Social Psychology* 35 (1977): 897–902.

3 J. Royce, *The Philosophy of Loyalty* (Macmillan, 1908).

4 M. P. Calkins, "Powell Lawton's Contributions to Long-Term Care Settings," *Journal of Housing for the Elderly* 17 (2008): 1–2, 67–84.

5 R. Dworkin, "Autonomy and the Demented Self," *Milbank Quarterly* 64, supp. 2 (1986): 4–16.

訳注 1　E・L・ジェイムズによるイギリスの官能小説．もとはオンライン書籍．2012年に書籍化され，世界で1億部を超える大ベストセラーになった．日本語版は池田真紀子訳，早川書房，2015年．女子大生の主人公が，若く有能だがサディストの性的嗜好を持つ大富豪の男性と知り合い，SM の主従契約を結ぶという内容の恋愛小説で，主婦が書いた女性向けのエロティックな小説として「マミー・ポルノ」の嚆矢となった．

6　定めに任せる

1 C. M. Rudin et al., "Lung Cancer in Never Smokers: A Call to Action," *Clinical*

Cancer Research 15 (2009): 5622–25.

2 C. Zhou et al., "Erlotinib versus Chemotherapy for Patients with Advanced EGFR Mutation-Positive Non-Small-Cell Lung Cancer," *Lancet Oncology* 12 (2011): 735–42.

3 C. P. Belani et al., "Maintenance Pemetrexed plus Best Supportive Care (BSC) versus Placebo plus BSC: A Randomized Phase III Study in Advanced Non-Small Cell Lung Cancer," *Journal of Clinical Oncology* 27 (2009): 18s.

4 G. F. Riley and J. D. Lubitz, "Long-Term Trends in Medicare Payments in the Last Year of Life," *Health Services Research* 45 (2010): 565–76.

5 L. R. Shugarman, S. L. Decker, and A. Bercovitz, "Demographic and Social Characteristics and Spending at the End of Life," *Journal of Pain and Symptom Management* 38 (2009): 15–26.

6 A. B. Mariotto, K. R. Yabroff, Y. Shao et al., "Projections of the Cost of Cancer Care in the United States: 2010–2020," *Journal of the National Cancer Institute* 103 (2011): 117–28. M. J. Hassett and E. B. Elkin, "What Does Breast Cancer Treatment Cost and What Is It Worth?," *Hematology/Oncology Clinics of North America* 27 (2013): 829–41も見よ.

7 A. A. Wright et al., "Associations Between End-of-Life Discussions, Patient Mental Health, Medical Care Near Death, and Caregiver Bereavement Adjustment," *Journal of the American Medical Association* 300 (2008):1665–73.

8 P. A. Singer, D. K. Martin, and M. Kelner, "Quality End-of-Life Care: Patients' Perspectives," *Journal of the American Medical Association* 281 (1999): 163–68; K. E. Steinhauser et al., "Factors Considered Important at the End of Life by Patients, Family, Physicians, and Other Care Providers," *Journal of the American Medical Association* 284 (2000): 2476.

9 J. Lynn, *Sick to Death and Not Going to Take It Anymore* (University of California Press, 2004).

10 J. Shinners, ed., *Medieval Popular Religion 1000–1500: A Reader*, 2nd ed. (Broadview Press, 2007).

11 D. G. Faust, *This Republic of Suffering* (Knopf, 2008), pp.10–11.

12 M. Heron, "Deaths: Leading Causes for 2009," *National Vital Statistics Reports* 61 (2009), http://www.cdc.gov/nchs/data/nvsr/nvsr61/nvsr6107.pdf. Organisation for Economic Cooperation and Development, *Health at a Glance 2013*, http://www.oecd.org/els/health-systems/health-at-a-glance.htm.も見よ.

13 N. A. Christakis and E. B. Lamont, "Extent and Determinants of Error in Doctors' Prognoses in Terminally Ill Patients: Prospective Cohort Study," *BMJ* 320 (2000): 469–73.

14 E. J. Gordon and C. K. Daugherty, "'Hitting You Over the Head': Oncologists' Disclosure of Prognosis to Advanced Cancer Patients," *Bioethics* 17 (2003): 142–68; W. F. Baile et al., "Oncologists' Attitudes Toward and Practices in Giving Bad News: An Exploratory Study," *Journal of Clinical Oncology* 20 (2002):2189–96.

15　S. J. Gould, "The Median Isn't the Message," *Discover*, June 1985.

16　R. A. Rettig, P. D. Jacobson, C. Farquhar, and W. M. Aubry, *False Hope: Bone Marrow Transplantation for Breast Cancer* (Oxford University Press, 2007).

17　Centers for Diseases Control, "State Laws Relating to Breast Cancer," 2000.

18　E. A. Stadtmauer, A. O'Neill, L. J. Goldstein et al., "Conventional-Dose Chemotherapy Compared with High-Dose Chemotherapy plus Autologous Hematopoietic Stem-Cell Transplantation for Metastatic Breast Cancer," *New England Journal of Medicine* 342 (2000): 1069–76. Rettig et al., *False Hope* も見よ.

19　R. Krakauer et al., "Opportunities to Improve the Quality of Care for Advanced Illness," *Health Affairs* 28 (2009): 1357–59.

20　C. M. Spettell et al., "A Comprehensive Case Management Program to Improve Palliative Care," *Journal of Palliative Medicine* 12 (2009): 827–32. Krakauer et al. "Opportunities to Improve" も見よ.

21　Spettel et al., "A Comprehensive Case Management Program."

22　Wright et al., "Associations Between End-of-Life Discussions."

23　J. S. Temel et al., "Early Palliative Care for Patients with Metastatic Non-Small Cell Lung Cancer," *New England Journal of Medicine* 363 (2010): 733–42; J. A. Greer et al., "Effect of Early Palliative Care on Chemotherapy Use and End-of-Life Care in Patients with Metastatic Non-Small Cell Lung Cancer," *Journal of Clinical Oncology* 30 (2012): 394–400.

24　S. R. Connor et al., "Comparing Hospice and Nonhospice Survival among Patients Who Die Within a Three-Year Window," *Journal of Pain and Symptom Management* 33 (2007): 238–46.

25　B. J. Hammes, *Having Your Own Say: Getting the Right Care When It Matters Most* (CHT Press, 2012).

訳注 1　PF0231006は2011年に一部の肺がんに対する適応があるとしてFDAによって承認され，上市されている．商品名はXalkori，一般名はcrizotinibである．2012年に日本でもALK融合遺伝子陽性非小細胞肺がんに対する適応をとり，ザーコリとして市販されている．

訳注 2　1839–1876年．アメリカ陸軍軍人．南北戦争で北軍の士官として軍功を重ね，23歳の若さで少将に昇進した．損害を恐れずに猛然と突撃する勇猛さと戦争中に一度も怪我を負わなかった強運で知られていた．さらに西部開拓時代にインディアンに対する戦争に参加した．1876年，1800人を上まわる数のインディアンに対して，200人程度で攻撃した結果，本人を含む全部隊が全滅した．戦死後，アメリカのヒーローとしてもてはやされた．

訳注 3　1807–1870年．アメリカ陸軍軍人．南北戦争では南部連合の司令官．物量・兵力において圧倒的に強大だった北軍を大いに苦しめた．1865年4月，北軍のグラント総司令官に降伏した．降伏後は南軍の兵士たちにゲリラ戦などに走らず投降するように呼びかけた．戦後はバージニア州ワシントン大学学長を務めた．

7 厳しい会話

1 世界銀行が2013年にデータ解析を行っている．http://www.worldbank.org/en/publication/global-economic-prospects.

2 Ernst & Young, "Hitting the Sweet Spot: The Growth of the Middle Class in Emerging Markets," 2013.

3 J. M. Lazenby and J. Olshevski, "Place of Death among Botswana's Oldest Old," *Omega* 65 (2012): 173-87.

4 K. Hanson and P. Berman, "Private Health Care Provision in Developing Countries: A Preliminary Analysis of Levels and Composition," *Data for Decision Making Project* (Harvard School of Public Health, 2013), http://www.hsph.harvard.edu/ihsg/topic.html.

5 H. Ddungu, "Palliative Care: What Approaches Are Suitable in the Developing World?," *British Journal of Haemotology* 154 (2011):728-35. D. Clark et al., "Hospice and Palliative Care Development in Africa," *Journal of Pain and Symptom Management* 33 (2007):698-710; R. H. Blank, "End of Life Decision-Making Across Cultures," *Journal of Law, Medicine & Ethics* (Summer 2011): 201-14も見よ．

6 D. Gu, G. Liu, D. A. Vlosky, and Z. Yi, "Factors Associated with Place of Death Among the Oldest Old," *Journal of Applied Gerontology* 26 (2007): 34-57.

7 National Center for Health Statistics, "Health, United States, 2010: With Special Feature on Death and Dying," 2011. National Hospice and Palliative Care Organization, "NHPCO Facts and Figures: Hospice Care in America, 2012 Edition," 2012も見よ．

8 J. C. Weeks et al., "Patients' Expectations about Effects of Chemotherapy for Advanced Cancer," *New England Journal of Medicine* 367 (2012): 1616-25.

9 E. J. Emanuel and L. L. Emanuel, "Four Models of the Physician-Patient Relationship," *Journal of the American Medical Association* 267 (1992): 2221-26.

10 "Ovarian Cancer," online American Cancer Society guide, 2014, http://www.cancer.org/cancer/ovariancancer/detailedguide.

11 A. Back, R. Arnold, and J. Tulsky, *Mastering Communication with Seriously Ill Patients* (Cambridge University Press, 2009)を見よ．

12 Office of Research, Ohio Development Services Agency, *The Ohio Poverty Report, February 2014* (ODSA, 2014), http://www.development.ohio.gov/files/research/P7005.pdf.

13 さらなる情報が欲しければ，http://www.theathensvillage.org.を見よ．

訳注 1 ガバナーとは地区内（日本の場合は34地区ある）における国際ロータリーの管理役員である．地区内クラブによって指名され，国際大会での選挙で選出される．所属クラブからの尊敬と信頼を得ていること，経営能力と職業上の評価が高いことが必要である．

8 勇 気

1 *Laches*, trans. Benjamin Jowett, 1892, Perseus Digital Library, Tufts University, http://www.perseus.tufts.edu/hopper/text?doc=Perseus%3atext%3a1999.01.0176%3atext%3dLach. から閲覧できる.

2 D. Kahneman, *Thinking, Fast and Slow* (Farrar, Straus, and Giroux, 2011). D. A. Redelmeier and D. Kahneman, "Patients' Memories of Painful Treatments: Real-Time and Retrospective Evaluations of Two Minimally Invasive Procedures," *Pain* 66 (1996): 3-8も見よ.

3 Kahneman, *Thinking, Fast and Slow*, p. 385.

4 A. E. Epstein et al., "ACC/AHA/HRS 2008 Guidelines for Device-Based Therapy of Cardiac Rhythm Abnormalities," *Circulation* 117 (2008): e350-e408. See also R. A. Zellner, M. P. Aulisio, and W. R. Lewis, "Should Implantable Cardioverter-Defibrillators and Permanent Pacemakers in Patients with Terminal Illness Be Deactivated? Patient Autonomy Is Paramount," *Circulation: Arrhythmia and Electrophysiology* 2 (2009): 340-44.

5 S. Gibb et al. "Mortality and Further Suicidal Behaviour After an Index Suicide Attempt: A 10-Year Study," *Australia and New Zealand Journal of Psychiatry* 39 (2005): 95-100.

6 E.g., the state of Washington's Death with Dignity Act, http://apps.leg.wa.gov/rcw/default.aspx?cite =70.245.

7 Netherlands Government, "Euthanasia Carried Out in Nearly 3 Percent of Cases," *Statistics Netherlands*, July 21, 2012, http://www.cbs.nl/en-GB/menu/themas/gezondheid-welzijn/publicaties/artikelen/archief/2012/2012-3648-wm.htm.

8 British Medical Association, *Euthanasia: Report of the Working Party to Review the British Medical Association's Guidance on Euthanasia*, May 5, 1988, p. 49, n. 195. A.-M. The, *Verlossers Naast God: Dokters en Euthanasie in Nederland* (Thoeris, 2009) も見よ.

9 たとえば *Oregon Health Authority, Oregon's Death with Dignity Act, 2013 Report*, http://public.health.oregon.gov/ProviderPartnerResources/EvaluationResearch/DeathwithDignityAct/Documents/year16.pdf. のデータ.

10 L. Emanuel and K. G. Scandrett, "Decisions at the End of Life: Have We Come of Age?," *BMC Medicine* 8 (2010): 57.

著者略歴

(Atul Gawande, 1965-)

ブリガムアンドウィメンズ病院勤務，ハーバード大学医学部・ハーバード大学公衆衛生大学院教授．全世界の外科手術の安全性向上を目指すNPO法人Lifeboxとアリアドネ研究所の技術革新センターの部長を務めている．「ニューヨーカー」誌の医学・科学部門のライターを務め，執筆記事はベスト・アメリカン・エッセイ2002に選ばれる．2010年に「タイム」誌で「世界でもっとも影響力のある100人」に選出されている．著書 *Complications: A Surgeon's Notes on an Imperfect Science*（Picador 2003;『コード・ブルー』医学評論社 2004,『予期せぬ瞬間』みすず書房 2017), *Better: A Surgeon's Notes on Performance*（Picador 2007;『医師は最善を尽くしているか』みすず書房 2013), *The Checklist Manifesto: How to Get Things Right*（Metropolitan Books 2009;『アナタはなぜチェックリストを使わないのか？』晋遊舎 2011).

訳者略歴

原井宏明〈はらい・ひろあき〉 原井クリニック院長，株式会社原井コンサルティング&トレーニング代表取締役．精神保健指定医．日本認知・行動療法学会代議員・専門行動療法士．MINTメンバー．日本動機づけ面接協会代表理事．1984年岐阜大学医学部卒業，ミシガン大学文学部に留学．国立肥前療養所精神科，国立菊池病院精神科，医療法人和楽会なごやメンタルクリニックを経て現職．著書『対人援助職のための認知・行動療法』（金剛出版 2010)『方法としての動機づけ面接』（岩崎学術出版社 2012)『図解 やさしくわかる強迫性障害』（共著 ナツメ社 2012)『「不安症」に気づいて治すノート』（すばる舎 2016）ほか多数．訳書 ガワンデ『医師は最善を尽くしているか』（みすず書房 2013).

アトゥール・ガワンデ
死すべき定め
死にゆく人に何ができるか
原井宏明訳

2016年 6 月24日 第 1 刷発行
2019年11月18日 第17刷発行

発行所 株式会社 みすず書房
〒113-0033 東京都文京区本郷 2 丁目 20-7
電話 03-3814-0131(営業) 03-3815-9181(編集)
www.msz.co.jp

本文印刷所 精文堂印刷
扉・表紙・カバー印刷所 リヒトプランニング
製本所 松岳社

ISBN 978-4-622-07982-8
［しすべきさだめ］